互联网+乡村医生培训教材

总主编　何清湖　宋春生

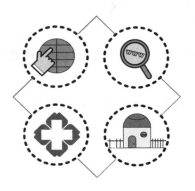

中草药辨识与应用

（供乡村医生、全科医生等基层医护人员用）

主编　周日宝

全国百佳图书出版单位

中国中医药出版社

·北 京·

图书在版编目（CIP）数据

中草药辨识与应用 / 周日宝主编 . —北京：中国
中医药出版社，2021.2
互联网＋乡村医生培训教材
ISBN 978-7-5132-6498-3

Ⅰ . ①中… Ⅱ . ①周… Ⅲ . ①中草药—辨识—职业培
训—教材 Ⅳ . ① R282

中国版本图书馆 CIP 数据核字（2020）第 211079 号

中国中医药出版社出版
北京经济技术开发区科创十三街 31 号院二区 8 号楼
邮政编码 100176
传真 010-64405721
三河市同力彩印有限公司印刷
各地新华书店经销

开本 787×1092 1/16 印张 15.5 字数 309 千字
2021 年 2 月第 1 版 2021 年 2 月第 1 次印刷
书号 ISBN 978-7-5132-6498-3

定价 56.00 元
网址 www.cptcm.com

社 长 热 线 010-64405720
购 书 热 线 010-89535836
维 权 打 假 010-64405753

微信服务号 zgzyycbs
微商城网址 https://kdt.im/LIdUGr
官 方 微 博 http://e.weibo.com/cptcm
天猫旗舰店网址 https://zgzyycbs.tmall.com

如有印装质量问题请与本社出版部联系（010-64405510）

《中草药辨识与应用》编委会

前　言

习近平总书记指出："没有全民健康，就没有全面小康。"2020 年 10 月，中国共产党第十九届中央委员会第五次全体会议审议通过了《中共中央关于制定国民经济和社会发展第十四个五年规划和二〇三五年远景目标的建议》，其中明确指出："坚持把解决好'三农'问题作为全党工作重中之重，走中国特色社会主义乡村振兴道路，全面实施乡村振兴战略。"

随着社会主义新农村建设的不断推进、医药卫生体制改革的日益深化和农村疾病流行模式的逐步改变，农村居民对乡村医生的整体素质寄予了新的期待，农村卫生工作对乡村医生提出了更高要求。乡村医生是我国医疗卫生服务队伍的重要组成部分，是最贴近亿万农村居民的健康"守护人"，是发展农村医疗卫生事业、保障农村居民健康的重要力量。长期以来，受多种历史条件影响，我国乡村医生业务素养整体不高，乡村医疗服务水平比较低下，与乡村经济蓬勃发展、农村居民医疗卫生服务需求日益增长的速度不相适应。因此，全面加强乡村医生队伍建设，提升乡村医疗服务水平，构建和谐稳固的基层医疗服务体系，是新时代发展对乡村医疗服务提出的新要求，是达到全面实施乡村振兴战略目标的重要内容。

立足国情，紧扣需求，尊重规律，制定实施全面建成小康社会阶段的乡村医生教育规划，强化素质能力培养培训，加快乡村医生队伍向执业（助理）医师转化，提高整体服务水平，逐步缩小城乡基层卫生服务水平的差距，已经成为当前和今后一段时期深化医改、加强农村卫生工作、推进新农村建设、保障和改善民生的一项重要而紧迫的任务。

为全面落实党中央重要决策部署，中国中医药出版社和湖南中医药大学共同策划了《互联网＋乡村医生培训教材》的编写出版工作。旨在通过编写规范化教材，以互联网＋网络远程教学、面授讲座和临床辅导教学相结合等方式，提升乡村医生专业理论水平和临床操作技能，以满足新时代基层人民的健康需求。

为了编写好本套教材，我们前期做了广泛的调研，充分了解了基层乡村医生的切实需求，在此基础上科学设置了本套教材内容体系和分册章目。本套教材共设置了《中医基本理论》《经方临床应用》《中医经典名句》《中医适宜技术》《名医医案导读》《中医名方名药》《中草药辨识与应用》《健康教育中医基本内容》《初级卫生保健》《西医诊疗技能》《常见疾病防治》《危急重症处理》12本分册，编写过程中注重突出以下"五性"特色。

1. 科学性。力求编写内容符合客观实际，概念、定义、论点正确，论据充分，实践技能操作以卫生部门标准或规范、行业标准、各学会规范指南等为依据，保证内容科学性。

2. 实用性。《互联网＋乡村医生培训教材》主要是针对在职的乡村医生，在教材编写的基本要求和框架下，以实际需求为导向，充分考虑基层医疗"简、便、廉、验"的客观要求，根据乡村医生的切实需求设置教材章目，注重技能水平的提高和规范化。

3. 先进性。医学是一门不断更新的学科，在本套教材的编写过程中尽可能纳入最新的诊疗理念和技术方法，避免理论与实践脱节。

4. 系统性。在明确培训的主要对象是在职乡村医生的基础上，有针对性地设置了培训章节和条目，内容强调六位一体（预防、医疗、康复、保健、计划生育、宣传教育），并充分考虑到学科的知识结构和学员认知结构，注意各章节之间的衔接性、连贯性及渗透性。

5. 启发性。医者意也，要启发悟性，引导乡村医生在培训教育和工作实践中不断发现问题、解决问题，从而在工作中不断提高自己的医疗实践能力。

另外，本套教材在整体展现形式上也有较大创新：以纸质教材为主体，辅以多元化的数字资源，如视频、音频、图片、PPT等，涵盖理论阐述、临床操作等内容，充分体现互联网＋思维。

为了尽可能高标准地编写好全国首套基层医生规范化培训教材，我们公开在全国进行了各分册编写人员的遴选，参编人员主要来自全国各大高校和三级甲等医院中学验俱丰的医学专家、学者。全体编写人员肩负使命与责任，前后历时两年余，反复打磨，在完成教材基本内容的基础上，又完善了教学大纲和训练题库，并丰富了数字教学资源，力求编写出一套以在职乡村医生为主要对象、线上线下相融合的基层医生继续教育精品教材，填补乡村医生规范化培训教材的空白。

习近平总书记指出：当今世界正经历百年未有之大变局，我国正处于实现中华民族伟大复兴的关键时期。当前，我国医疗卫生事业发展迎来历史机遇期，进一步转变医学目的，实现我国医疗卫生工作重心下移、战略目标前移，需要全体医务工作者的共同努力。我们真诚希望本套教材的出版和使用，能够为我国乡村医生系统规范化培训提供教材蓝本，为全面提升乡村医疗卫生水平提供助力。

由于我们是首次系统编写乡村医生培训教材，加之融合互联网技术的应用，没有太多经验可以借鉴，本套教材的内容和形式尚有不足之处，希望广大读者能不吝指出，以便我们及时修订和完善，不断提高教材质量。也真诚希望广大乡村医生能够有所收获，在充满希望的美丽乡村建设中，更加有所作为！

何清湖　宋春生

2020 年 11 月孟冬

编写说明

  《互联网＋乡村医生培训教材》是为贯彻落实《国务院办公厅关于深化医教协同进一步推进医学教育改革与发展的意见》（国办发〔2017〕63号）《国务院关于印发"十三五"卫生与健康规划的通知》（国发〔2016〕77号）和《国务院关于印发中医药发展战略规划纲要（2016—2030年）的通知》（国发〔2016〕15号）等文件以及2018年两会精神，以加强全科医生队伍建设，提升乡村医疗服务水平，尤其是基层中医药服务能力，构建和谐稳固的基层医疗服务体系为目的，由中国中医药出版社组织编写的规范化系列教材，旨在提升乡村医生的专业理论水平和临床操作技能，满足新时代基层百姓的健康需求。

  《中草药辨识与应用》是《互联网＋乡村医生培训教材》之一，适合全国广大的乡村医生培训使用，也可供广大中医药爱好者作为自学用书。

  数千年来，我国劳动人民在同自然做斗争的过程中，发现了许多能治病的药物，并积累了丰富的用药经验。在传统的中医药学里医药是不分家的。古语有云："行医者必先识药，采药者必懂医，行医不识药则不灵，采药不懂医者无效。"中药主要由植物药、动物药和矿物药组成，因植物药占中药的大多数，所以中药也称中草药，其在中国古籍中通称"本草"。以往，行医者大多自己采药用药，因而能辨识并合理应用中草药，发挥好中草药的最佳疗效，对药物的把握远远强于只用药不辨药的医者。

  《中草药辨识与应用》研究的是中草药的形态结构、分类鉴定、性味功效及应用，反映了中草药的基础知识、基本理论和基本规律，目的是让乡村医生系统掌握中草药的形态特征、中草药分类的基本知识、重点科等类群的基本特征以及中草药辨识的基本方法和技术；认识常用中草药并掌握其性味功效和主要应用，提高乡村医生中草药文献查阅、资源调查、分类检索、真伪辨识、野外采集、临床应用等方面的能力。

本教材分为上、中、下篇和附录四大部分。上篇药用植物学基础，共两章，第一章药用植物形态学基础，介绍药用植物根、茎、叶、花、果实、种子的形态特征。第二章药用植物分类学基础，介绍药用植物分类的基本知识和药用植物辨识的基本方法和技术。中篇常用中草药的辨识与应用，共7章，分别介绍了藻类植物、真菌门、地衣植物门、苔藓植物门、蕨类植物门、裸子植物门和被子植物门等各类群植物的特征和常见的药用植物资源。下篇常用动物药和矿物药的辨识与应用，共两章，第十章简单介绍了药用动物分类、重要动物类群和常用药用动物的辨识；第十一章简单介绍了药用矿物分类和重要药用矿物的辨识。附录包括中草药按功效分类，药用植物资源调查简介，药用植物标本的采集、制作和保存方法简介。

本教材主编周日宝负责整体设计和绪论的编写；第一章药用植物形态学基础由李先宽、刘湘丹和刘笑蓉编写；第二章药用植物分类学基础、第三章藻类植物、第四章真菌门、第五章地衣植物门、第六章苔藓植物门、第七章蕨类植物门由高德民、程铭恩和宋艳梅编写；第八章裸子植物门和第九章被子植物门双子叶植物纲的离瓣花亚纲由石晋丽、宋军娜和刘计权编写；第九章被子植物门双子叶植物纲的合瓣花亚纲、单子叶植物纲由张水利、白吉庆和胡生福编写；第十章动物药的辨识与应用、第十一章矿物药的辨识与应用、附录、主要参考文献由袁媛、齐伟辰和张琳编写；所有附图由张水利提供。

本教材以纸质为主体，辅以多元化的课件资源，如PPT、视频、音频、图片和习题等，涵盖理论阐述、实际操作等内容，充分体现了互联网＋思维。

本教材编写过程中，自始至终得到中国中医药出版社和编者单位各级领导的鼓励和大力支持，在此深表感谢。因水平有限，虽经反复审阅、校正，疏漏和不妥之处在所难免，恳切希望读者提出宝贵意见，以便今后进一步修订提高。

《中草药辨识与应用》编委会

2020 年 5 月 18 日

目 录

绪 论

数千年来，我国劳动人民在同自然做斗争的过程中发现了许多能治病的药物，并积累了丰富的用药经验。中医药是中华民族的瑰宝，几千年来为中华民族的繁衍昌盛和全人类的健康作出了重要贡献。在传统中医学里医药是不分家的。古语有云："行医者必先识药，采药者必懂医，行医不识药则不灵，采药不懂医者无效。"中药主要由植物药、动物药和矿物药组成，因植物药占中药的大多数，所以中药也称中草药（Chinese Traditonal drug），其在中国古籍中通称"本草"。

以往，行医者大多自己采药用药，他们对药物的把握，远远比我们现代只用药不辨药的医生强非常多。因而能辨识并合理应用中草药对发挥好中草药的最佳疗效及弘扬中国传统医药文化具有十分重要的意义。

一、中草药发展简史

我国是世界上植物资源最丰富的国家之一，药用植物种类繁多，中草药在我国的应用历史悠久。其中，早在 3000 年前的《诗经》和《尔雅》中就分别记载了 200 种和 300 种植物，其中 1/3 左右为中草药。

本草是我国历代记载药物知识的著作。我国现存的历代本草著作有 400 多部，是中医药宝库中的璀璨明珠。《神农本草经》是我国现存的第一部记载药物的专著，收载药物 365 种，其中植物药 237 种。南北朝·梁代由陶弘景编著的《本草经集注》，收载药物 730 种。唐代（659 年）苏敬等人编著的《新修本草》（又称《唐本草》）载药 844 种，新增药物 114 种，其中包括郁金、诃子、胡椒等许多外来植物药。该书是以政府名义组织编写和颁布的，被认为是我国第一部国家药典。宋代（1082 年）由唐慎微编著的《经史证类备急本草》（简称《证类本草》）收载药物 1746 种，为我国现存最早的一部完整本草。明代药圣李时珍经 30 多年的努力，于 1578 年完成了《本草纲目》的编纂。全书共 52 卷，200 余万字，载药 1892 种，其中包括藻、菌、地衣、苔藓、蕨类和种子植物 1100 余种。《本草纲目》是一部集我国历代药学之大成而精深的本草学专著和植物分类学巨著。清代（1765 年）赵学敏编著的《本草纲目拾遗》，共收载药物 921 种，是《本草纲目》的补充和续编。清代（1848 年）吴其濬编著的《植物名实图考》及《植物名实图考长编》，共载植物 2252 种，是一部论述植物药的专著。该书内容丰富，记述确实，插图精美，为研究和鉴定中草药的重要文献。

中华人民共和国成立后，党和政府高度重视继承和发展中医药，十分重视中医药的研究和人才的培养，陆续成立了许多中医药院校和研究机构，培养了大批中医药研究人才，开展了中草药资源的基础研究，先后出版了《中国药用植物志》《中国药用动物志》《中药志》《全国中草药汇编》《中药大辞典》《新华本草纲要》《中国中药资源志要》《中华本草》《中国植物志》《原色中国本草图鉴》《中华人民共和国药典》等举世瞩目的重要本草著作。此外，还出版了不少地方性中药志、药用植物志、民族药志以及资源学专著等，创办了《中草药》《中国中药杂志》《中药材》等中药研究期刊。

二、中草药辨识与应用的主要任务

中草药的应用历史悠久，历代医家和劳动人民一起积累了丰富的临床经验。近年来，随着人类返璞归真、崇尚自然的心态日益增强，世界范围内"回归自然"思潮的兴起，以及人类医疗模式已由单纯的疾病治疗转变为预防、保健、治疗、康复相结合的模式；随着人们生活水平的提高，医疗保障体系不断完善和多样化；加上化学药品的研究与开发难度大、成本高、周期长、毒副作用大，化学药品对世界范围内 2/3 以上的疾病束手无策，国际社会对中草药和天然药物的需求日益扩大。因此，加大对中草药的开发应用，既是对传统文化的继承发展，也是对人类的医疗保健事业作出新的贡献。如何准确辨识中草药是其产品开发和推广应用的前提。

1. 研究和鉴定中草药物种，确保用药基原准确。 我国幅员辽阔，中草药种类繁多，历代本草著作共记载了近 3000 种药物，其中常用 800 余种中药，来源十分复杂，加上中药历史沿革的原因，造成各地用药习惯差异以及药材名称不尽相同。使得常用的中药中多品种、多来源、同名异物、同物异名的混乱现象比较普遍，如同名为"贯众"的蕨类植物有 9 科 17 属 49 种及变种，当作中药贯众使用的有 5 科 25 种之多；如中药大黄，《中华人民共和国药典（2015 年版）》（以下简称《药典》）确定的基原植物为大黄属掌叶组掌叶大黄 *Rheum palmatum* L.、唐古特大黄 *R. tanguticum* Maxin.et Balf. 或药用大黄 *R. officinale* Baill.，三者均具有良好的泄热通便作用；而波叶组的波叶大黄 *R. undulatum* L.、河套大黄 *R. hotaoense* C.Y. Cheng et Kao、华北大黄 *R. franzenbachii* Munt. 等则几乎无泄热作用，不能当作中药大黄用，也经常造成临床上"病准、方对、药不灵"的问题，甚至会发生严重的中毒事故，危及患者生命。如有的地区把含有毒性成分莽草毒素（anisatin）和 2- 氧 –6– 去氧新莽草毒素的野八角 *Illicium simonsii* Maxim. 的果实当作八角茴香 *I. verum* Hook. f. 使用，从而导致中毒。所以，必须加强对中草药原植物的分类鉴定，澄清混乱品种。在鉴定中草药品种时，应运用分类学知识和现代科技手段确定中药基原的种类，保证其来源的准确性，确保临床用药的安全。

2. 调查和整理中草药资源，为利用和保护资源奠定基础。随着生命科学的发展、医疗模式的改变和"回归自然"思潮的兴起，中草药越来越受到全世界的青睐，市场需求量越来越大。中草药资源的可持续利用是 21 世纪中药产业生存与发展的关键，已经成为中医药的主要任务之一。

我国是世界上药用资源最丰富的国家之一，药物种类繁多，应用历史悠久。中华人民共和国成立以来，全国开展了 3 次大规模的中药资源调查，基本摸清了我国的中药资源状况。调查结果表明：有药用记载的植物、动物和矿物共计 12694 种，其中药用植物有 11020 种，约占中药资源总数的 87%；药用动物 1581 种，两者统称药用生物，占中药资源的 99%；药用矿物有 80 种。通过调查研究，摸清了中草药资源的分布、生态环境、资源蕴藏量、濒危程度、利用状况，为中草药资源的开发、保护和可持续利用提供了科学依据。

3. 利用学科知识和规律寻找及开发新的药物资源。我国许多中草药资源尚未得到开发利用。如何运用现代科学技术，发挥中医药优势，更好地合理利用我国特有的中草药资源，发现新的药源、新的活性成分，进而研制出高效新药，满足人民医疗、保健需要，促进经济发展，已成为医药工作者的重要任务。

20 世纪 50 年代，科研人员采用系统学方法，通过资源普查，找到了降压药萝芙木 *Rauvolfia verticillata*（Lour.）Baill.，取代了进口蛇根木 *R. serpentina*（L.）Benth. Ex Kurz. 生产降压灵；70 年代，在广西、云南找到了可供生产血竭的剑叶龙血树 *Dracaena cochinchinensis*（Lour.）S. C. Chen，填补了国内生产血竭的资源空白。

中药、民间药和民族药是我国珍贵的医药遗产，医药工作者从本草记载治疗疟疾的青蒿（黄花蒿）*Artemisia annua* L. 中分离得到高效抗疟成分青蒿素；从本草记载的多品种来源中药如黄芩、贝母、细辛、柴胡等中发现同属多种具有相同疗效的中草药资源。

三、中草药辨识与应用的学习方法

1. 密切联系实际，采用多观察、多比较、反复实践 中草药辨识与应用实践性很强，因此学习时必须密切联系实际，多观察，多比较，反复实践，多到大自然中细致观察各种中草药，增强对中草药形态结构和生活习性的认识，然后结合理论知识，正确理解和熟练运用中草药辨识与应用的专业术语，正确掌握中草药的特征。学习中切勿死记硬背，要抓住重点、难点，带动一般，如科的主要特征，要通过代表植物来掌握它。

2. 系统比较、纵横联系 "有比较才有鉴别"，通过系统比较、纵横联系，找出中草药形态结构的异同点，汇同解异，准确理解。对相似中草药、动植物类群、药用部位、性状特征，既要比较其相同点，也要比较其不同点。还要把中草药的形态构造、生态环境、特征性化学成分等纵向联系起来学习，注意某些内容的横向联系，如叶序、花的构造、果实类型等。通过不同角度的联系和比较，加深理解，牢固掌握。

3. 反复实践，循序渐进，逐步深入 综合运用所学知识，通过反复实践，循序渐进，逐步深入，达到牢固掌握的目的。提高正确鉴别中草药种类、中药材真伪及质量优劣的能力，为以后的学习和工作奠定基础。

教材仅为入门参考，要想正确辨识中草药，做到合理应用，还要多看参考书，开阔视野，启迪思维，拓宽知识面，充分利用中草药网络资源拓展教材内容，如中国在线植物志（http://frps.iplant.cn/）、中国植物图像库（http://ppbc.iplant.cn/）、中国数字植物标本馆（http://www.cvh.ac.cn）、中国自然标本馆（http://www.cfh.ac.cn）、中国生物志库（zgswz.lifescience.com.cn）等，提高中草药辨识能力。

上 篇

药用植物学基础

第一章 药用植物形态学基础

扫一扫看课件

第一节 根

根（root）是植物的营养器官，通常是植物体向土壤中伸长的部分，具有向地性、向湿性、背光性等生长特点，有吸收、固着、支持、贮藏等功能。根从土壤中吸收水分、无机盐等，输送到植物体其他部分，满足其生长需要。根能合成植物氨基酸用来构成蛋白质，还能合成生长激素、植物碱等，对植物生长、发育有重要作用。根中贮藏有丰富的营养物质和次生代谢产物，许多植物的根可供药用，如人参、黄芪、白芷、地骨皮、牡丹皮等以根或根皮入药。

一、根的形态和类型

（一）根的形态

根多呈圆柱形，向下逐渐变细，多级分枝，形成根系。根无节与节间，通常不生芽、叶和花，细胞内不含叶绿体。

（二）根的类型

1. 主根和侧根　植物种子的胚根直接发育形成的根，称主根（main root）。当主根生长到一定长度时，侧向生出许多支根，称为侧根（lateral root）。侧根与主根往往形成一定角度，并可逐级发生。在主根和侧根上均可形成小分枝称纤维根（fibrous root）。

2. 定根和不定根　由胚根直接或间接发育而来的主根、侧根、纤维根，有着固定的生长部位，称为定根（normal root）。有些植物受环境影响或主根生长受损，由胚轴、茎、叶或其他部位发生的根，没有固定的生长部位，称为不定根（adventitious root）。

二、根系的类型

一株植物地下部分的根的总和称为根系（toot system）。由于根的发生和形态不同，根系可分为直根系（tap root system）和须根系（fibrous root system）两类（图1–1）。

（一）直根系

主根发达，主根与侧根界限明显的根系称为直根系。其外形上可见粗壮的主根和逐渐变细的各级侧根。直根系是裸子植物和大多数双子叶植物的主要根系类型，如甘草、丹参等的根系。

（二）须根系

主根不发达，或早期死亡，在茎的基部生出许多粗细长短相仿的不定根，形成没有主次之分的根系，称为须根系。须根系是单子叶植物的主要根系类型，如百合、稻等的根系。

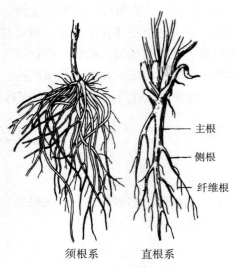

须根系　　　直根系

图1–1　直根系和须根系

三、根的变态类型

有些植物的根，由于长期适应生长环境的变化，其形态结构和生理功能发生了特化，其过程被称作根的变态。常见根的变态类型有以下几种（图1–2、图1–3）。

（一）贮藏根

贮藏根（storage root）可为植物的生长或开花结果提供足够的能量。根的一部分或全部因贮藏营养物质而呈肉质肥大状，称为贮藏根。依据其形态又可分为圆锥根、圆柱根、圆球根和块根。主根肥大呈圆锥状，如白芷、桔梗等；主根肥大呈圆柱状，如丹参、菘蓝；主根肥大呈圆球状，如芜菁的根。块根主要是由侧根或不定根膨大发育而成，形状不一，如何首乌、天门冬、百部、麦冬等。

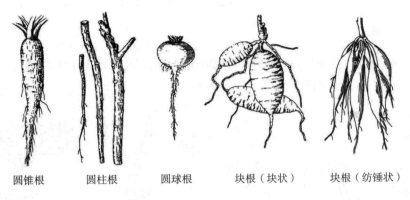

圆锥根　　　圆柱根　　　圆球根　　　块根（块状）　　块根（纺锤状）

图1-2　根的变态类型（一）

（二）支持根

有些植物常自茎节上产生一些不定根深入土中，能从土壤中吸收水分和无机盐，并显著增强对植物体的支持作用，使植物体直立于地面，这样的根称支持根（prop root）。如薏苡、玉米、甘蔗等在接近地面茎节上所生出的并扎入地下的不定根。

（三）攀缘根

攀缘植物在其地上茎干上生出不定根，能攀附于树干、石壁、墙垣或其他物体，使植物体向上生长，称攀缘根（climbing root），如常春藤、络石、薜荔等植物的攀缘根。

（四）气生根

由茎上产生并暴露在空气中的不定根，称气生根（aerial root），具有在潮湿空气中吸收和贮藏水分的能力。气生根多见于热带植物，如石斛、榕树、吊兰等植物的气生根。

（五）寄生根

一些寄生植物产生的不定根伸入寄主植物体内吸取水分和营养物质，以维持自身的生活，称为寄生根（parasitic root）。如菟丝子、列当、桑寄生、槲寄生等。寄生植物有两种类型，一种植物体内不含叶绿体，不能自制养料而完全依靠吸收寄主体内的养分维持生活的，称全寄生植物或非绿色寄生植物，如菟丝子、无根藤、列当等；另一种植物，因含叶绿体既能自制部分养料又依靠寄生根吸收寄主体内的养分的，称为半寄生植物或绿色寄生植物，如桑寄生、槲寄生等。

（六）水生根

水生植物的根一般呈须状，垂直漂浮在水中，纤细柔软并常带绿色，称水生根（water root）。如浮萍、睡莲、菱等的根。

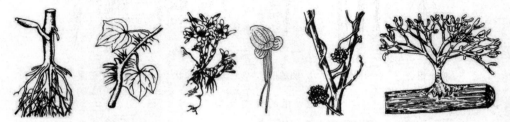

支持根（玉蜀黍）　攀援根（常春藤）　气生根（石斛）　水生根（青萍）　寄生根（菟丝子）　　寄生根（槲寄生）

图1-3　根的变态类型（二）

第二节　茎

茎是种子植物重要的营养器官，由种子中的胚芽发育而成，通常生长在地面以上，但有些植物的茎或部分茎生长在地下，如姜、黄精、藕等。当种子萌发成幼苗时，其主茎是由胚芽连同胚轴开始发育，经过顶芽和腋芽的背地生长，重复产生分枝，形成植物体整个地上部分的茎。

茎有输导、支持、贮藏和繁殖的功能。根部吸收来的水分和无机盐以及有机物质，通过茎输送到植物体各部分以供给各器官生活需要。植物的叶、花、果实都是依靠茎给以支持。有些植物的茎有贮藏水分和营养物质的作用，如仙人掌的肉质茎贮存大量的水分，甘蔗的茎贮存蔗糖，半夏的块茎贮存淀粉。此外，有些植物的茎能产生不定根和不定芽，如柳、桑、马铃薯等，所以常用茎来进行繁殖。

许多植物的茎（或茎皮）可作药材，如麻黄、桂枝、天仙藤、首乌藤、忍冬藤、杜仲、合欢、半夏等。

一、茎的形态

（一）茎的外部形态

茎一般呈圆柱形，也有呈方形的，如唇形科植物薄荷、紫苏、益母草的茎；有的呈三角形，如莎草科植物荆三棱、香附的茎；有的呈扁平形，如仙人掌的茎。茎常为实心，也有些植物的茎是空心的，如芹菜、胡萝卜、南瓜的茎等；而稻、麦、竹等禾本科植物的茎的节间中空，节是实心的，且具有明显的节与节间，特称它为秆。茎具有节、节间、叶痕、托叶痕、芽鳞痕和皮孔等特征。

1. 节和节间 茎的顶端有顶芽，叶腋有腋芽，茎上着生叶和腋芽的部位称节（node），节与节之间称节间（internode），木本植物的茎枝上还分布有叶痕（leaf scar）、托叶痕（stipule scar）、芽鳞痕（bud scale scar）和皮孔（lenticel）等。节与节间是茎的形态主要特征，而根无节和节间之分，且根上不生叶，这是根与茎在外形上的主要区别。

一般植物的茎节仅在叶着生的部位稍膨大，而有些植物茎节特别明显，成膨大的环，如牛膝、石竹、玉米；也有些植物茎节处特别细缩，如藕。各种植物节间的长短也很不一致，长的可达十几厘米（cm），如竹、南瓜；短的还不到1毫米（mm），如蒲公英。着生有叶和芽的茎称为枝条（shoot），有些植物具有两种枝条，一种节间较长，称长枝（long shoot）；另一种节间很短，称短枝（spur shoot）。一般短枝着生在长枝上，能够开花结果，所以又称果枝，如苹果、梨和银杏等。

2. 叶痕、托叶痕、芽鳞痕 在叶的着生处，叶柄和茎之间的夹角处称叶腋。叶痕是叶从茎上脱落后留下的痕迹；托叶痕是托叶脱落后留下的痕迹；芽鳞痕是包被芽的鳞片脱落后留下的瘢痕。有些茎枝表面可见各种形状的浅褐色点状凸起的皮孔（图1-4）。这些特征常作为鉴别木本植物和茎木类、皮类药材的依据。

（二）芽

芽（bud）是尚未发育的枝条、花或花序。根据芽的生长位置、发育性质、有无鳞片包被及活动能力等可分为以下几种类型（图1-5）。

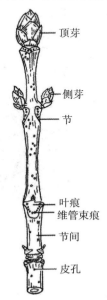

正常茎的外部形态

- 顶芽
- 侧芽
- 节
- 叶痕
- 维管束痕
- 节间
- 皮孔

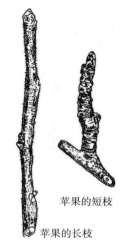

长枝和短枝

苹果的短枝

苹果的长枝

图1-4 茎的外形

1. 根据芽的生长位置分

（1）定芽（normal bud） 芽在茎枝上有固定的生长位置。定芽又分为顶芽、腋芽和副芽。生于茎枝顶端的芽称顶芽（terminal bud）。生于叶腋的芽称腋芽（axillary bud）或侧芽。有的植物腋芽生长位置较低，被覆盖在叶柄的基部内，直到叶脱落后才显露出来，称柄下芽，如刺槐、悬铃木（法国梧桐）、黄檗。一些植物顶芽或腋芽旁边又可生出 1 ~ 2 个较小的芽，称副芽（accesory bud），如桃、葡萄等，在顶芽或腋芽受伤后可代替它们发育。

（2）不定芽（adventitious bud） 芽的生长无一定位置，不是从叶腋或枝顶发出，而是发在茎的节间、根、叶及其他部分上的芽，称不定芽。

2. 根据芽的发育性质分

（1）叶芽（leaf bud） 发育成枝与叶的芽，又称枝芽。

（2）花芽（flower bud） 发育成花和花序的芽。

（3）混合芽（mixed bud） 能同时发育成枝叶和花或花序的芽。

3. 根据芽鳞的有无分

（1）鳞芽（scaly bud） 芽的外面有鳞片包被，如杨、柳、樟等。

（2）裸芽（naked bud） 芽的外面无鳞片包被，多见于草本植物，如茄、薄荷；木本植物的枫杨、吴茱萸。

4. 根据芽的活动能力分

（1）活动芽（active bud） 正常发育的芽，即当年形成，当年或第二年春天萌发的芽。

（2）休眠芽（潜伏芽）（dormant bud） 长期保持休眠状态而不萌发的芽。但休眠期是相对的，在一定的条件下可以萌发，如树木砍伐后，树桩上往往由休眠芽萌发出许多新枝条。

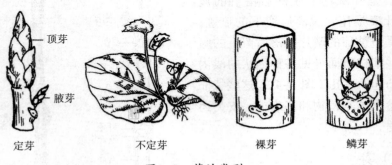

定芽　　　　　　　不定芽　　　　　　裸芽　　　　鳞芽

图1-5　芽的类型

二、茎的类型

根据茎的质地或生长习性的不同，可以分为不同类型（图 1-6）。

（一）根据茎的质地分

1. 木质茎 茎显著木质化，质地坚硬，木质部发达称木质茎（woody stem）。具木质茎的植物称木本植物。一般有 3 种类型，若植株高大，具明显主干，下部少分枝，高度多在 5m 以上，称乔木（tree），如厚朴、杜仲。若主干不明显，植株矮小，在近基部处发出数个丛生的植株称灌木（shrub），如夹竹桃、木芙蓉。若介于木本和草本之间，仅在基部木质化的称亚灌木或半灌木，如草麻黄、牡丹、草珊瑚。

2. 草质茎 茎质地柔软，木质部不发达称草质茎（herbaceous stem）。具有草质茎的植物称草本植物。常分为 3 种类型。若植物在一年之内完成其生长发育过程的称一年生草本（annual herb），如红花、马齿苋；若在第二年完成其生长发育过程的称二年生草本（biennial herb），如白菜、萝卜；若生长发育过程超过二年的称多年生草本（perennial herb），其中地上部分每年枯萎死亡，而地下部分仍保持活力的，当年或者第二年又可抽出新苗，称宿根草本，如人参、黄连、白及、黄精；若植物体保持常绿若干年不凋的称常绿草本，如麦冬、万年青、吉祥草。

3. 肉质茎 茎的质地柔软多汁，肉质肥厚的称肉质茎（succulent stem），如芦荟、仙人掌、垂盆草、景天。

（二）根据茎的生长习性分

1. 直立茎 直立生长于地面，不依附他物的茎称为直立茎（erect stem），如紫苏、杜仲、松、杉。

2. 缠绕茎 细长，自身不能直立，而依靠茎自身缠绕他物呈螺旋状上升的茎称为缠绕茎（twining stem），如五味子、葎草呈顺时针方向缠绕；牵牛、马兜铃呈逆时针方向缠绕；何首乌、猕猴桃则无一定规律。

3. 攀缘茎 细长，自身不能直立，而依靠攀缘结构依附他物上升的茎称为攀缘茎（climbing stem），如栝楼、葡萄攀缘结构是茎卷须；豌豆的攀缘结构是叶卷须；爬山虎的攀缘结构是吸盘；钩藤、葎草的攀缘结构是钩、刺；络石、薜荔的攀缘结构是不定根。

4. 匍匐茎 匍匐茎（stolon）细长且平卧地面，沿地面蔓延生长，节上生有不定根，如连钱草、积雪草、红薯。

5. 平卧茎 与匍匐茎相似，平卧茎（prostrate stem）细长平卧于地面，节上无不定根，如蒺藜、地锦、马齿苋。

另外，缠绕茎、攀缘茎和匍匐茎根据其质地又可称为草质藤本或木质藤本。

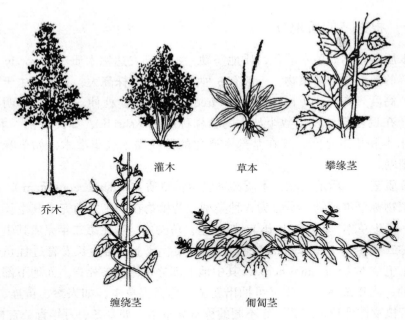

乔木　　灌木　　草本　　攀缘茎

缠绕茎　　　匍匐茎

图1-6　茎的类型

三、茎的变态

茎和根一样，由于植物长期适应不同的生活环境，产生了变态，可分为地上茎的变态（图1-7）和地下茎的变态两大类。

（一）地上茎（aerial stem）的变态

1. 叶状茎（leafy stem）或叶状枝（leaf shoot）　茎变为绿色的扁平状或针叶状，易被误认为叶，如仙人掌、竹节蓼、天门冬等。

2. 刺状茎（枝刺或棘刺）（shoot thorn）　茎变为刺状，常粗短坚硬不分枝，如山楂、酸橙等。皂荚、枸橘的刺常分枝。刺状茎生于叶腋，可与叶刺相区别。月季、花椒茎上的刺是由表皮细胞凸起形成，无固定的生长位置，易脱落，称皮刺，与刺状茎不同。

3. 钩状茎（hook-like stem）　通常钩状，粗短，坚硬，无分枝，位于叶腋，由茎的侧轴变态而成，如钩藤。

4. 茎卷须（stem dendril）　常见于具攀缘茎植物，茎变为茎卷须状，柔软卷曲，多生于叶腋，如栝楼，但葡萄的茎卷须由顶芽变成，而后腋芽代替顶芽继续发育，使茎成为合轴式生长，而茎卷须被挤到叶柄对侧。

5. 小块茎（tubercle）和小鳞茎（bulblet）　有些植物的腋芽常形成小块茎，形态与块茎相似，如山药的零余子（珠芽）。也有的植物叶柄上的不定芽也形成小块茎，如半夏。有些植物在叶腋或花序处由腋芽或花芽形成小鳞茎，洋葱、大蒜花序中花芽形成小鳞茎。小块茎和小鳞茎均有繁殖作用。

6. 假鳞茎（false bulb） 附生的兰科植物茎的基部肉质膨大呈块状或球状部分，此种茎称假鳞茎。如石仙桃、石豆兰、羊耳蒜等。

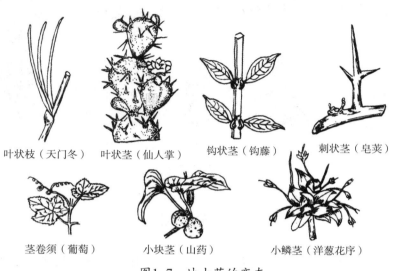

叶状枝（天门冬）　　叶状茎（仙人掌）　　钩状茎（钩藤）　　刺状茎（皂荚）

茎卷须（葡萄）　　　小块茎（山药）　　　小鳞茎（洋葱花序）

图1-7　地上茎的变态

（二）地下茎的变态

生长在地面以下的茎，称为地下茎（subterraneous stem）。地下茎也具有节和节间，鳞叶及顶芽、侧芽等茎的一般特征，可和根区分。地下茎多贮藏各种营养物质而发生变态，常见的有下列四种类型（图1-8）。

1. 根状茎（根茎）（rhizome） 常横卧地下，节和节间明显，节上有退化的鳞片叶，具顶芽和腋芽。有的植物根状茎短而直立，如人参、三七的根状茎；有的植物根状茎呈团块状，如姜、苍术、川芎的根状茎。根状茎的形态及节间的长短随植物而异，如白茅、芦苇的根状茎细长，黄精、玉竹的根状茎具明显的茎痕。

2. 块茎（tuber） 肉质肥大呈不规则块状，与块根相似，但有较短的节间，节上具芽及鳞片状退化叶或早期枯萎脱落，如天麻、半夏、马铃薯等。

3. 球茎（corm） 肉质肥大呈球形或扁球形，具明显的节和缩短的节间；节上有较大的膜质鳞片；顶芽发达；腋芽常生于其上半部，基部具不定根，如慈菇、荸荠等。

4. 鳞茎（bulb） 球形或扁球形，茎极度缩短称鳞茎盘，被肉质肥厚的鳞叶包围；顶端有顶芽，叶腋有腋芽，基部生不定根。百合、贝母鳞叶狭，呈覆瓦状排列，外面无被覆盖的称无被鳞茎；洋葱鳞叶阔，内层被外层完全覆盖，称有被鳞茎。

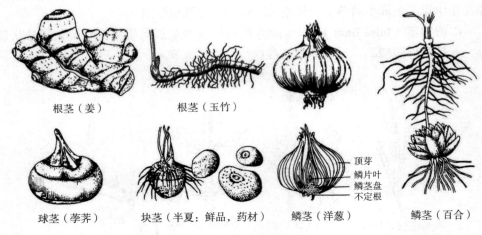

根茎（姜）　　　根茎（玉竹）

球茎（荸荠）　　块茎（半夏：鲜品，药材）　　鳞茎（洋葱）　　鳞茎（百合）

顶芽
鳞片叶
鳞茎盘
不定根

图1-8　地下茎的变态

第三节　叶

叶（leaf）一般为绿色扁平体，含有大量叶绿体，具有向光性。叶是植物进行光合作用、气体交换和蒸腾作用的重要器官。有的植物叶具有贮藏作用，如贝母、百合的肉质鳞片叶等；尚有少数植物的叶具有繁殖作用，如秋海棠、落地生根的叶。

药用的叶有大青叶、番泻叶、枇杷叶、侧柏叶、紫苏叶、艾叶等。也有的叶只以某一部位入药，如黄连的叶柄基部入药，称剪口连；全叶柄入药称千子连。

一、叶的组成

发育成熟的叶一般由叶片（blade）、叶柄（petiole）和托叶（stipules）3部分组成（图1-9），如桃、梨、山楂等；有的植物有叶柄和叶片，但无托叶，如连翘、女贞等；有的植物只有叶片，如龙胆、石竹等。

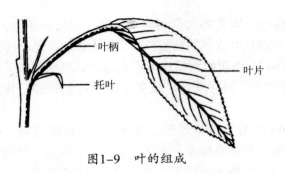

叶柄

托叶

叶片

图1-9　叶的组成

（一）叶片

叶片是叶的主要部分，一般为绿色而薄的扁平体，有上表面（腹面）和下表面（背面）之分。叶片的顶端称为叶端或叶尖（leaf apex），基部称为叶基（leaf base），周边称为叶缘（leaf margin），叶内分布着叶脉（veins）。叶脉是叶片中的维管束，起着输导和支持作用。

（二）叶柄

叶柄是茎与叶片的连接部位。一般为圆柱形、半圆柱形或稍扁平，上表面（腹面）多有沟槽。其形状随植物种类不同而异，如水浮莲、菱等水生植物的叶柄上具膨胀的气囊（airsac），其结构利于浮水；有的植物叶柄基具膨大的关节，称为叶枕（leaf cushion,pulvinus），能调节叶片的位置和休眠运动，如含羞草；有的叶柄能围绕各种物体螺旋状扭曲，起着攀缘作用，如旱金莲；亦有的植物叶片退化，叶柄变成绿色叶片状，以代替叶片的功能，称为叶状柄（phyllode），如台湾相思树、柴胡等（图 1-10）。

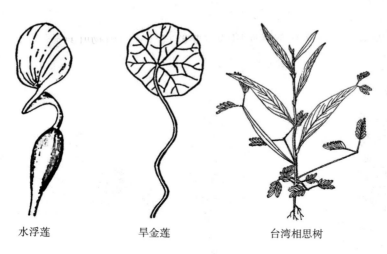

水浮莲　　　　　　　旱金莲　　　　　　　台湾相思树

图1-10　特殊形态的叶柄

有些植物的叶柄基部或全部扩大成鞘状，部分或全部包裹着茎秆，称为叶鞘（leaf sheath），如白芷、小茴香等伞形科植物。禾本科植物的叶鞘由相当于叶柄的部位扩大形成，有保护茎的居间生长、加强茎的支持作用及保护叶腋内幼芽的功能，如小麦、水稻等。禾本科植物的叶鞘与叶片连接处还有膜状的突起物，称为叶舌（ligulate），能够使叶片向外弯曲，使叶片更多地接受阳光，同时可以防止水分、病虫害进入叶鞘。有些禾本科植物的叶鞘与叶片连接处的边缘部分形成突起，称为叶耳（auricle）。叶舌、叶耳的有无、大小及形状，常作为识别禾本科植物的依据之一。

有些植物的叶不具叶柄，叶片基部包围在茎上，称为抱茎叶（amlpexicaul leaf），如苦荬菜；若无柄叶的基部或对生无柄叶的基部彼此愈合，被茎所贯穿，称贯穿叶或穿茎叶（perfoliate leaf），如元宝草。

（三）托叶

托叶是叶柄基部的附属物，常对生于叶柄基部的两侧。托叶的有无、形态是鉴定药用植物的依据之一，如桑科、木兰科、豆科、蔷薇科、茜草科等具有托叶，其中有的植物早期具有托叶，叶长成后脱落，如桑、玉兰；有的植物托叶很大，呈叶片状，如茜草、豌豆等；有的托叶与叶柄愈合成翅状，如金樱子、月季；有的托叶细小呈线状，如桑、梨。植物的托叶也常发生变态，有的变成卷须，如菝葜、小果菝葜；有的呈刺状，如刺槐；有的联合成鞘状，包围在茎节的基部，称为托叶鞘（ocrea），如大黄、何首乌、野荞麦等蓼科植物（图1-11）。

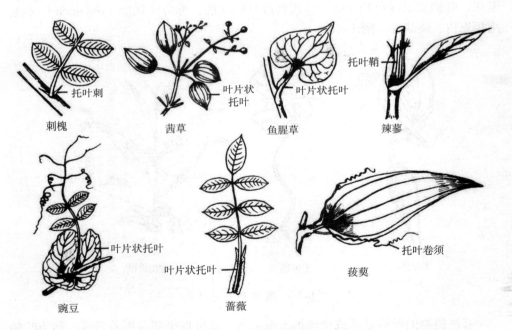

图1-11　各种形态的托叶

凡具备叶片、叶柄和托叶3部分的叶称完全叶（complete leaf），如桃、桑、天竺葵的叶；缺少任何一部分或两部分的叶称不完全叶（incomplete leaf），如女贞、樟树的叶无托叶，烟草、荠菜无叶柄，莴苣的茎生叶无叶柄及托叶等。

二、叶的形态

叶的形状通常是指叶片的形状。若要比较准确地描述叶的形状应该首先描述叶片的全形，然后分别描述叶的尖端、叶的基部、叶缘的形状和叶脉的分布等各部分的形态特征。

（一）叶片的全形

叶片的大小和形状变化很大，随植物种类而异，甚至在同一植株上，其形状也有不一样的，但一般同一种植物叶的形状是比较稳定的，在分类学上常作为鉴别植物的依据。叶片的形状主要是根据叶片的长度和宽度的比例以及最宽部分的位置来确定（图 1-12）。

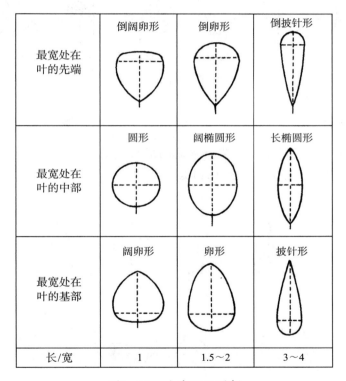

	倒阔卵形	倒卵形	倒披针形
最宽处在叶的先端			
	圆形	阔椭圆形	长椭圆形
最宽处在叶的中部			
	阔卵形	卵形	披针形
最宽处在叶的基部			
长/宽	1	1.5～2	3～4

图1-12 叶片形状图解

常见的叶形有多种，如针形、披针形、椭圆形等。但植物的叶片千差万别，故在描述时也常使用"广""长""倒"等字样放在前面，如广卵形、长椭圆形、倒披针形等。有许多植物的叶并不属于上述的其中一种类型，而是两种形状综合，这样就必须用不同的术语予以描述，如卵状椭圆形、椭圆状披针形等（图1-13）。

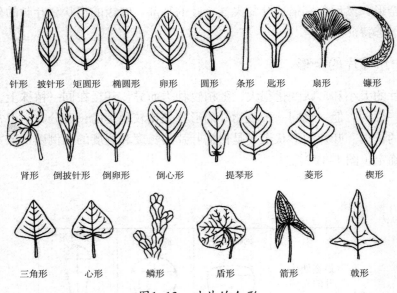

图1-13 叶片的全形

（二）叶端

叶片的尖端简称叶端或叶尖。常见的形状有尾尖、渐尖、钝形、微凹、微缺、倒心形、截形、芒尖等（图1-14）。

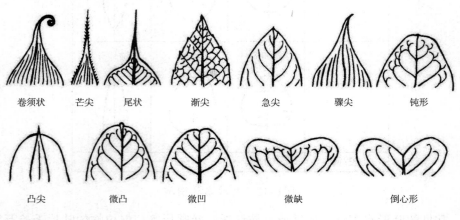

图1-14 叶端的形状

（三）叶基

叶片的基部简称叶基。常见的形状有钝形、心形、楔形、耳形、渐狭、歪斜、抱茎、穿茎等（图1-15）。

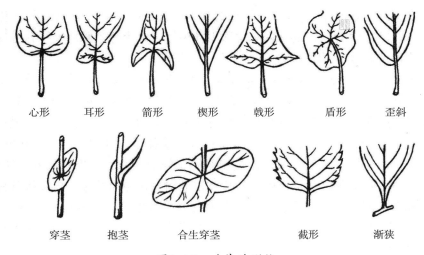

心形　　耳形　　箭形　　楔形　　戟形　　盾形　　歪斜

穿茎　　抱茎　　合生穿茎　　截形　　渐狭

图1-15　叶基的形状

（四）叶缘

叶片的边缘称叶缘。当叶片生长时，叶片的边缘生长若以均一的速度进行，结果叶缘平整，出现全缘叶；如果边缘生长速度不均，有的部位生长较快，而有的部位生长较缓慢或很早停止生长，则使叶缘不平整，出现各种不同的形态，常见的有全缘、波状、齿状、锯齿状、重锯齿状、圆齿状等（图1-16）。

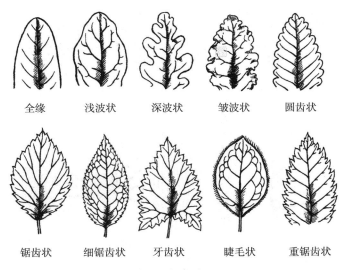

全缘　　浅波状　　深波状　　皱波状　　圆齿状

锯齿状　　细锯齿状　　牙齿状　　睫毛状　　重锯齿状

图1-16　叶缘的形状

（五）叶脉和脉序

叶脉（veins）即叶片中的维管束，有输导和支持作用。其中最大的叶脉称为主脉或中脉（midrib），主脉的分枝称为侧脉（lateral vein），侧脉的分枝称为细脉。叶脉在叶片中的分布及排列形式称为脉序，可分为分叉脉序、平行脉序和网状脉序三种主要类型（图1-17）。

1. 分叉脉序（dichotomous venation） 每条叶脉呈多级二叉状分枝，是比较原始的一种脉序，在蕨类植物中普遍存在，在种子植物中少见，如银杏叶。

2. 网状脉序（netted venation） 具有明显的主脉，经多级分枝后，最小细脉相互连接形成网状。大多数双子叶植物具有网状脉序。其中有一条明显的主脉，两侧分出许多侧脉，侧脉间又多次分出细脉交织成网状，称羽状网脉，如桂花、桃等。有的由叶基分出多条较粗大的叶脉，呈辐射状伸向叶缘，再多级分枝形成网状，称掌状网脉，如南瓜、蓖麻、萝藦等。少数单子叶植物也具有网状脉序，如薯蓣、天南星，但其叶脉末梢大多数是连接的，没有游离的脉梢。此点有别于双子叶植物的网状脉序。

3. 平行脉序（parallel venation） 叶脉多不分枝，平行分布。大多数单子叶植物具有平行脉。其中主脉和侧脉自叶片基部平行伸出直到尖端者，称直出平行脉序，如淡竹叶、麦冬等。有的主脉明显，其两侧有许多平行排列的侧脉与主脉垂直，称横出平行脉，如芭蕉等。有的各条叶脉均自基部以辐射状态伸出，称射出平行脉，如棕榈。有些植物的叶脉从叶片基部直达叶尖，中部弯曲呈弧形，称弧形脉，如车前、黄精等。

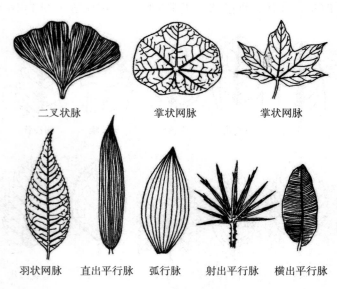

二叉状脉　　掌状网脉　　掌状网脉

羽状网脉　直出平行脉　弧行脉　射出平行脉　横出平行脉

图1-17　脉序的种类

（六）叶片的质地

常见的有膜质（membranaceous），叶片薄而半透明，如半夏，有的膜质叶干薄而脆，不呈绿色，称干膜质，如麻黄的鳞片叶；草质（herbaceous），叶片薄而柔软，如薄荷、商陆、藿香叶等；革质（coriaceous），叶片厚而较强韧，略似皮革，如枇杷、山茶、夹竹桃叶等；肉质（succulent），叶片肥厚多汁，如芦荟、马齿苋、红景天叶等。

（七）叶的表面附属物

叶和其他器官一样，表面常有附属物而呈各种表面形态特征。光滑的如冬青、枸骨等；被粉的如芸香等；粗糙的如紫草、蜡梅等。有的植物体叶片表面还存在有多种类型的毛茸，有的毛茸可长期存在，也有的毛茸很早脱落。毛茸具有保护、减少水分过分蒸发、分泌物质等作用。此外，毛茸还有保护植物免受动物啃食和帮助种子散播的作用。根据毛茸的结构和功能常可分为腺毛和非腺毛两种类型。

1. 腺毛　能分泌挥发油、树脂、黏液等物质的毛茸，由多细胞构成，有腺头和腺柄之分。腺头通常膨大呈圆球形，由1个或几个分泌细胞组成；腺柄也有单细胞和多细胞之分，如莨菪、车前等叶上的腺毛。在薄荷等唇形科植物叶上还有一种无柄或短柄的腺毛，头部常呈扁球形，由8个或6～7个细胞排列在同一平面上，称为腺鳞。还有一些较为特殊类型的腺毛，如广藿香茎、叶和绵马贯众叶柄及根状茎中的腺毛存在于薄壁组织内部的细胞间隙中，称为间隙腺毛。食虫植物的腺毛能分泌多糖类物质以吸引昆虫，同时还可分泌特殊的消化液，能将捕捉到的昆虫消化掉（图1-18）。

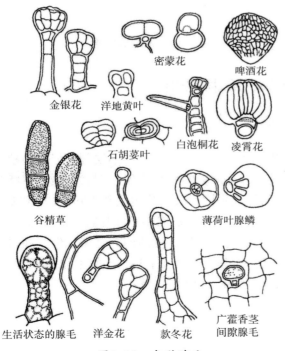

密蒙花
啤酒花
金银花
洋地黄叶
石胡荽叶
白泡桐花
凌霄花
谷精草
薄荷叶腺鳞
生活状态的腺毛
洋金花
款冬花
广藿香茎间隙腺毛

图1-18　各种腺毛

2. 非腺毛　无头、柄之分，末端通常尖狭，不能分泌物质，单纯起保护作用。组成非腺毛的细胞数目有 1 个或多个，形状有线状、分枝状、丁字形、星状、鳞片状等，有的非腺毛的细胞内有晶体沉积（图 1-19）。

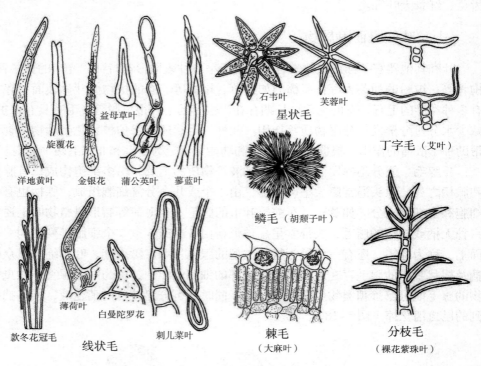

图1-19　各种非腺毛

三、叶片的分裂、单叶和复叶

（一）叶片的分裂

植物的叶片常是全缘或仅叶缘具齿或细小缺刻，但有些植物的叶片叶缘缺刻深而大，形成分裂状态，常见的叶片分裂有羽状分裂、掌状分裂和三出分裂 3 种。依据叶片裂隙的深浅不同，又可分为浅裂（lobate）、深裂（parted）、全裂（divided）。浅裂，即叶裂深度不超过或接近叶片宽度的 1/4，如药用大黄、南瓜等。深裂，叶裂深度一般超过叶片宽度的四分之一，但不超过叶片宽度的 1/2，如唐古特大黄、荆芥等。全裂，叶裂几乎达到叶的主脉基部或两侧，形成数个全裂片，如大麻、白头翁等（图 1-20）。

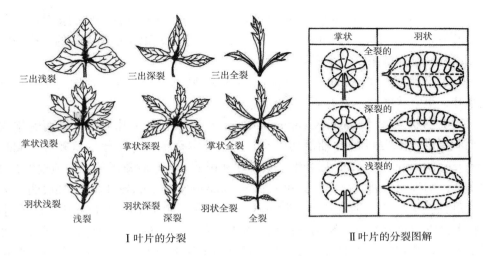

Ⅰ叶片的分裂　　　　　　　Ⅱ叶片的分裂图解

图1-20　叶片的分裂

（二）单叶和复叶

植物的叶有单叶（simple leaf）和复叶（compound leaf）两类，是植物类群的鉴别依据之一。

1. 单叶　1个叶柄上只生1枚叶片，称单叶，如厚朴、女贞、樟树等。

2. 复叶　1个叶柄上生有2枚或2枚以上叶片，称复叶，如五加、白扁豆等。复叶的叶柄称总叶柄（common petiole），总叶柄以上着生叶片的轴状部分称叶轴（rachis），复叶上的每片叶称小叶（leaflet），其叶柄称小叶柄（petiolule）。

根据小叶的数目和在叶轴上排列的方式不同，复叶又可分为以下几种（图1-21）。

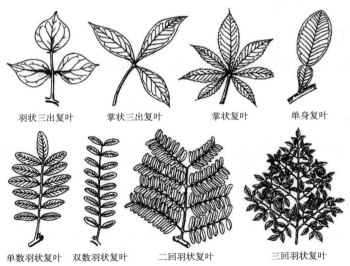

羽状三出复叶　　掌状三出复叶　　掌状复叶　　单身复叶

单数羽状复叶　双数羽状复叶　二回羽状复叶　三回羽状复叶

图1-21　复叶的类型

（1）三出复叶（ternately compound leaf） 叶轴上生有 3 片小叶的复叶。若顶生小叶有柄称为羽状三出复叶，如大豆、胡枝子等；若顶生小叶无柄的，称为掌状三出复叶，如酢浆草、半夏等。

（2）掌状复叶（palmately compound leaf） 叶轴缩短，在其顶端集生 3 片以上小叶，呈掌状展开，如五加、人参等。

（3）羽状复叶（pinnately compound leaf） 叶轴长，小叶片在叶轴两侧排成羽毛状。若羽状复叶的叶轴顶端生有 1 片小叶则称单（奇）数羽状复叶（odd-pinnately compound leaf），如苦参、黄檗、槐树等。若羽状复叶的叶轴顶端生有 2 片小叶，则称双（偶）数羽状复叶（ even-pinnately compound leaf），如决明、皂荚、落花生等。若叶轴做一次羽状分枝，形成许多侧生小叶轴（rachilla），在小叶轴上又形成羽状复叶，称为二回羽状复叶（bipinnate leaf），如合欢、云实、含羞草等；若叶轴作二次羽状分枝，第二级分枝上又形成羽状复叶的，称三回羽状复叶（tripinnate），如南天竹、苦楝。

（4）单身复叶（ unifoliate compound leaf） 叶轴上只具有 1 枚叶片，是一种特殊形态的复叶，可能是由三出复叶两侧的小叶退化成翼状形成，其顶生小叶与叶轴连接处具一明显关节，如柑橘、柠檬、柚等芸香科柑橘属植物的叶。

复叶易和生有单叶的小枝相混淆，在识别时首先应分清叶轴和小枝。第一，叶轴的顶端无顶芽，而小枝的先端具顶芽；第二，小叶的腋内无侧芽，总叶柄的基部才有芽，而小枝上的每一单叶叶腋均有芽；第三，通常复叶上的小叶在叶轴上排列在同一平面上，而小枝上的每一单叶与小枝常成一定的角度；第四，复叶脱落时整个复叶由总叶柄处脱落，或小叶先脱落，然后叶轴连同总叶柄一起脱落，而小枝不脱落，只有叶脱落。具全裂叶片的单叶其裂口虽可达叶柄，但不形成小叶柄，故易与复叶区分。

四、叶序

叶在茎枝上排列的次序或方式称叶序（phyllotaxy）。常见的叶序有下列几种（图 1-22）。

（一）互生

互生（alternate）指在茎枝的每个节上只生 1 枚叶子，各叶交互而生，常沿茎枝作螺旋状排列，如桑、桃、白英等的叶序。

（二）对生

对生（opposite）指在茎枝的每个节上相对着生 2 枚叶子，有的与相邻的两叶成十字排列成交互对生，如薄荷、忍冬、龙胆等的叶序；有的对生叶排列于茎的两侧成二列状对生，如女贞、红豆杉、萝藦等的叶序。

（三）轮生

轮生（whorled，verticillate）指每个节上轮生 3 枚或 3 枚以上的叶，如夹竹桃、直立百部、轮叶沙参、茜草等的叶序。

（四）簇生

簇生（fascioled）指 2 枚或 2 枚以上的叶着生在短枝上成簇状，如银杏、落叶松、枸杞等的叶序。有些植物的茎极为缩短，节间不明显，其叶似从根上长出，称基生叶（basal leaf），基生叶常集生而成莲座状，称莲座状叶丛（rosette），如蒲公英、车前等。

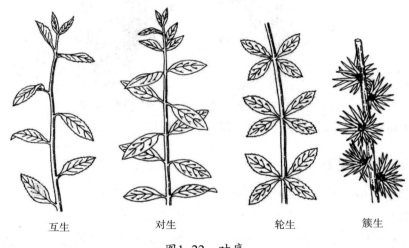

互生　　　　　　对生　　　　　　轮生　　　　　　簇生

图1-22　叶序

同一株植物可以同时存在两种或两种以上的叶序，如桔梗的叶序有互生、对生及 3 叶轮生，栀子的叶序有对生和 3 叶轮生。

叶在茎枝上无论以哪一种方式排列，相邻两节的叶片都不重叠，总是以相当的角度而彼此镶嵌着生，称叶镶嵌（leaf mosaic）。叶镶嵌使叶片不致相互遮盖，有利于进行光合作用。叶镶嵌现象比较明显的有爬山虎、常春藤等。

五、异形叶性和叶的变态

（一）异形叶性

一般情况下，每种植物的叶具有一定形状，但有的植物在同一植株上却有不同形状的叶，这种现象称为异形叶性（heterophylly）。异形叶性的发生有两种情况，一种是由于植株发育年龄的不同，所形成的叶型各异，如人参，一年生的只有 1 枚 3 片小叶组成的复叶，二年生的为 1 枚掌状复叶，三年生的有 2 枚掌状复叶，四年生的有 3 枚掌状复叶，以后每年递增 1 叶，最多可达 6 枚复叶；蓝桉幼枝上的叶为对生、无柄的椭圆形叶，而老枝上的叶则是互生、有柄的镰形叶。另一种是由于外界环境的影响，引起叶的形态变化，如慈菇的沉水叶是线形，浮水叶呈椭圆形，挺水叶则呈箭形（图 1-23）。

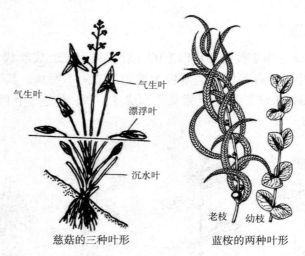

气生叶　　　气生叶

漂浮叶

沉水叶

慈菇的三种叶形　　　老枝　幼枝　蓝桉的两种叶形

图1-23　异形叶性

（二）叶的变态

叶的变态种类有很多，常见的如下（图 1-24）。

1. 苞片（bract） 生于花序中或花序基部的变态叶，称苞片；位于花序基部 1 至多层的苞片合称为总苞（involucre），总苞中的各个苞片称总苞片；花序中每朵小花的花柄上或花的花萼下较小的苞片称小苞片（bractlet）。苞片的形状多与普通叶不同，常较小，绿色，也有形大而呈各种颜色的。总苞的形状和轮数的多少常为种、属的鉴别特征，如板栗等壳斗科植物的总苞常在果期硬化成壳斗状，成为该科植物的主要特征之一；菊科植物的头状花序基部则由多数绿色总苞片组成总苞；鱼腥草花序下的总苞是由四片白色的花瓣状苞片组成；天南星科植物的花序外面常围有一片大型的总苞片，称佛焰苞（spathe）。

2. 鳞叶（scale leaf） 叶特化或退化成鳞片状，称鳞片或鳞叶。可分为膜质和肉质两种，膜质鳞叶菲薄，一般不呈绿色，如姜的根状茎和荸荠球茎上的鳞叶，以及木本植物的冬芽（鳞芽）外的褐色鳞片叶；肉质鳞叶肥厚，能贮藏营养物质，如百合、洋葱等鳞茎上的肥厚鳞叶。

3. 刺状叶（acicular leaf） 刺状叶是由叶片或托叶变态成坚硬的刺状，如小檗的叶变成三刺，通称"三棵针"；仙人掌的叶亦退化成针刺状；红花、枸骨上的刺是由叶尖、叶缘变成的；刺槐、酸枣的刺是由托叶变成的。

4. 叶卷须（leaf tendril） 叶卷须是指叶的全部或一部分变为卷须，借以攀缘其他物体，如豌豆的卷须是由羽状复叶先端的小叶片变成的，菝葜、小果菝葜的卷须是由托叶变成的。根据卷须的生长部位也可与茎卷须区别。

5. 捕虫叶（insectivorous leaf）　捕虫叶是指食虫植物的叶，叶片形成囊状、盘状或瓶状等捕虫结构，当昆虫触及时立即能自动闭合将昆虫捕获，后被腺毛或腺体内的消化液所消化。如捕蝇草、猪笼草等。

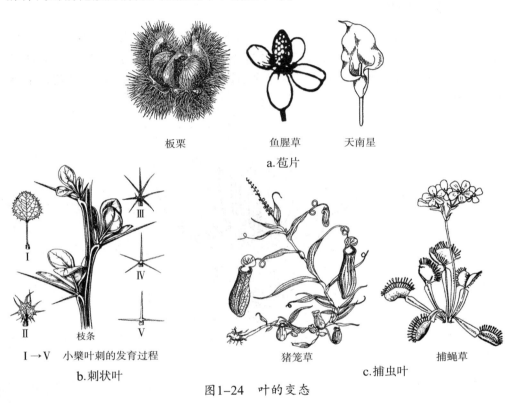

板栗　　　　　鱼腥草　　　　天南星
a.苞片

I→V　小檗叶刺的发育过程
b.刺状叶

猪笼草　　　　捕蝇草
c.捕虫叶

图1-24　叶的变态

第四节　花

　　花（flower）由花芽发育而成，通过传粉、受精，形成果实和种子，繁衍后代延续种族，是种子植物特有的繁殖器官。花是适应生殖，节间极度缩短、不分枝的变态短枝。花梗和花托是枝条的变态，着生在花托上的花被、雄蕊和雌蕊均是变态叶。花是种子植物特有的繁殖器官，种子植物花的特化程度不同，裸子植物的花原始，无花被、单性、形成雄球花和雌球花；被子植物的花高度进化，常有鲜艳的颜色或特异的香气。通常所讲的花，是指被子植物的花。

　　花的形态和构造随植物种类而异。花的形态构造特征比其他器官稳定，变异较小，往往能反映植物在长期进化过程中所发生的变化。因此掌握花的特征，对研究植物分类、药材原植物的鉴别以及花类药材的鉴定等都有重要意义。

植物的花很多可供药用，且来源各异。花类药材中有的是花序，如菊花、旋覆花等；有的是已开放的花，如洋金花、金莲花等；有的是植物的花蕾，如金银花、丁香、辛夷、槐米等；只用花的某一部分，如莲房是花托、莲须是雄蕊、松花粉是花粉粒、番红花是柱头、玉米须是花柱等。

一、花的组成

被子植物的花由花梗、花托、花被、雄蕊群和雌蕊群组成（图1-25）。雄蕊和雌蕊是花中的能育部分，具有生殖功能。花被、花梗、花托为花中的不育部分。花被常分为花萼和花冠，具有保护和引诱昆虫传粉等作用。花梗和花托主要起支持作用。

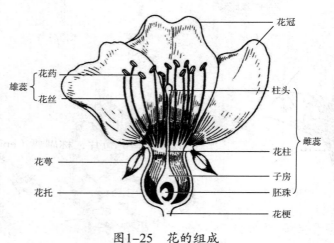

图1-25　花的组成

（一）花梗

花梗（pedicel）又称花柄，是着生花的小枝，也是花与茎的连接部分，通常绿色、圆柱形，与茎的构造大致相同。花梗的有无、长短、粗细、形状等因植物的种类而异。果实形成时，花梗成为果柄。

（二）花托

花托（receptacle）是花梗顶端略膨大的部分，花被、雄蕊群、雌蕊群按一定方式着生其上，形状随植物种类而异。一般植物的花托平坦或稍凸起的圆顶状；有的呈圆柱状，如木兰、厚朴；有的呈圆锥状，如草莓；有的呈倒圆锥状，如莲；有的凹陷呈杯状，如金樱子、蔷薇、桃。柑橘、卫矛、枣等的花托在雌蕊基部或在雄蕊与花冠之间形成肉质增厚部分，称花盘（flower disc），呈扁平垫状、杯状或裂瓣状结构，常可分泌蜜汁。黄连、落花生等的花托在雌蕊基部向上延伸成一柱状体，称雌蕊柄（gynophore）。白花菜、西番莲等的花托在花冠以内的部分延伸成一柱状体，称雌雄蕊柄（androgynophore）。

（三）花被

花被（perianth）是花萼和花冠的总称。着生于花托的外围或边缘，由扁平状瓣片组成，主要起保护作用，有些花的花被还可帮助花粉传送。多数植物的花被明显分化为花萼和花冠。有些植物花被无明显分化，形态相似，没有花萼和花冠区分，统称为花被，如厚朴、黄精、五味子，百合等。也有一些植物不存在花被，如胡桃等。

1. 花萼（calyx）　花萼是一朵花中所有萼片（sepals）的总称，位于花的最外层。萼片一般呈绿色的叶片状，其形态和构造与叶片相似。一朵花的萼片彼此分离的称离生萼（chorisepalous），如毛茛、菘蓝等；萼片中下部联合的称合生萼（gemosepalous），如丹参、桔梗等，其联合的部分称萼筒或萼管，分离的部分称萼齿或萼裂片。有些植物的萼筒一边向外凸起成伸长的管状，称距（spur），如旱金莲、凤仙花等。一般植物的花萼在开花后才脱落。有些植物的花萼在开花前即脱落，称早落萼（caducous calyx），如延胡索、白屈菜等。也有些花萼开花后不脱落并随实一起增大，称宿存萼（persistent calyx），如柿、酸浆等。萼片一般排成一轮，如在花萼下方另有一轮类似萼片状的苞片，称副萼（epicalyx），如棉花、蜀葵等。有的萼片大而颜色鲜艳呈花瓣状，称瓣状萼，如乌头、铁线莲。此外，菊科植物的花萼常变态成羽毛状，称冠毛，如蒲公英等；苋科植物的花萼常变成膜质半透明，如牛膝、青葙等。

2. 花冠（corolla）　花冠是一朵花中所有花瓣（petals）的总称，位于花萼的内侧。花瓣多具各种鲜艳的颜色。花瓣基部常有分泌蜜汁的腺体，可分泌蜜汁和香味。花冠除具有保护雄蕊、雌蕊的作用外，它的色泽、芳香以及蜜汁有利于招引昆虫传播花粉。

花瓣彼此联合的称合瓣花冠（synpetalous corolla），为合瓣花亚纲植物所具有，其下部联合的部分称花冠筒，上部分离的部分称花冠裂片，如丹参、桔梗等。花瓣彼此分离的称离瓣花冠（choripetalous corolla），为离瓣花亚纲植物所具有，如甘草、仙鹤草等。有些植物的花瓣基部延长成管状或囊状亦称距，如紫花地丁、延胡索等。有些植物的花瓣片前段宽大，中部急剧变窄并下延，下延的部分称爪（claw），如油菜、石竹等。有些植物的花冠上或花冠与雄蕊之间生有瓣状附属物，称副花冠（corona），如徐长卿、水仙等。

花冠有多种形态，多为普通常见类型，如离瓣的桃花、梨花，花瓣5枚，辐射状排列；合瓣的连翘，花冠管上部分为4个裂片，均属于普通类型，自然界中以普通类型居多。同种植物花瓣及花冠裂片的数目、形态排列等特征突出且稳定，形成不同的花冠类型。有些植物花冠形成特殊类型，可作为植物分类鉴定的重要依据，可为某类植物独有的特征。常见类型有下列几种（图1-26）。

（1）十字形（cruciform） 花瓣4枚，分离，上部外展呈十字形排列，如菘蓝、萝卜、油菜等十字花科植物的花冠。

（2）蝶形（papilionaceous） 花瓣5枚，分离，上面1枚位于最外方且最大称旗瓣，侧面二枚较小称翼瓣，最下面二枚最小且位于最内侧，顶端部分常联合，并向上弯曲称龙骨瓣，如甘草、槐花等豆科植物的花冠。

（3）唇形（labiate） 花冠下部联合成筒状，上部分裂成两部分，上下排列为二唇形，上唇常2裂，由2枚裂片联合而成，下唇由3枚裂片联合而成，如益母草、丹参等唇形科植物的花冠。

（4）管状（tubular） 花冠合生，花冠筒细长呈管状，如红花、菊花等菊科植物的管状花。

（5）舌状（liguliform） 花冠基部联合呈一短筒，上部向一侧延伸成扁平舌状，如蒲公英、向日葵等菊科植物的舌状花。

（6）漏斗状（funnel-form） 花冠筒较长，自下向上逐渐扩大，上部外展呈漏斗状，前端一般无明显裂片，有时会有微凸或小缺刻，如牵牛等旋花科植物和曼陀罗等部分茄科植物的花冠。

（7）高脚碟状（salverform） 花冠下部细长呈管状，上部水平展开呈碟状，如水仙花、长春花等植物的花冠。

（8）钟状（companulate） 花冠筒宽而较短，上部裂片扩大外展似钟形，如沙参、桔梗等桔梗科植物的花冠。

（9）辐状或轮状（wheel-shaped） 花冠筒甚短而广展、裂片由基部向四周扩展，形如车轮状，如龙葵、枸杞等部分茄科植物的花冠。

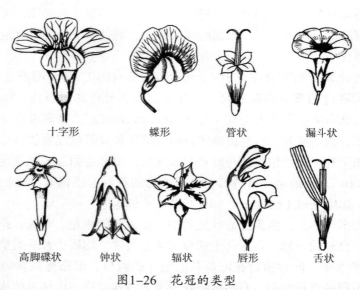

| 十字形 | 蝶形 | 管状 | 漏斗状 |

| 高脚碟状 | 钟状 | 辐状 | 唇形 | 舌状 |

图1-26 花冠的类型

3.花被卷迭式花被卷迭式 是指花被各片的排列方式，在花蕾即将绽开时进行观察尤为明显。常见的花被卷迭式有（图1-27）：

（1）镊合状（valvate） 花被各片的边缘彼此互相接触排成一圈，但互不重叠，如桔梗、葡萄的花冠。若花被各片的边缘稍向内弯称内向镊合，如沙参的花冠；若花被各片的边缘稍向外弯称外向镊合，如蜀葵的花萼。

（2）旋转状（contorted） 花被各片彼此以一边重叠，呈回旋状，如夹竹桃、龙胆的花冠。

（3）覆瓦状（imbricate） 花被边缘彼此覆盖，但其中有1片完全在外面，有1片完全在内面，如山茶的花萼、紫草的花冠。若在覆瓦状排列的花被中，有两片完全在外面，有两片完全在内面，称重覆瓦状（quincuncial），如桃、野蔷薇的花冠。

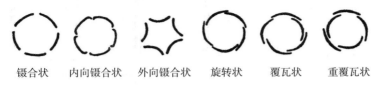

| 镊合状 | 内向镊合状 | 外向镊合状 | 旋转状 | 覆瓦状 | 重覆瓦状 |

图1-27 花被卷迭式

（四）雄蕊群

雄蕊群（androecium）是一朵花中所有雄蕊的总称，位于花被的内侧，直接着生在花托上或贴生在花冠或花被上。

1. 雄蕊的组成 典型的雄蕊由花丝和花药两部分组成。

（1）花丝（filament） 花丝为雄蕊下部细长的柄状部分，基部着生于花托上，顶端与花药相连。花丝一般细长如丝；也有的扁平如带状，如莲；或完全消失，如栀子；或转化为花瓣状，如美人蕉。花丝的粗细、长短随植物种类而异。

（2）花药（anther） 花药为花丝顶部膨大的能产生花粉粒的囊状体，是雄蕊的主要部分。花药常由4个或2个药室（anther cell）或称花粉囊（pollen sac）组成，分成两半，中间为药隔（connective）相连。花粉成熟后，花药自行裂开，花粉粒散出。

花药开裂的方式有多种。纵裂，即花粉囊沿纵轴开裂，如水稻、百合等；横裂，即沿花粉囊中部横向裂开，如木槿、蜀葵等；孔裂，即花粉囊顶端裂开1小孔，花粉粒由孔中散出，如杜鹃等；瓣裂，即花粉囊上形成1～4个向外展开的小瓣，成熟时瓣片向上掀起，散出花粉粒，如樟、淫羊藿等（图1-28）。

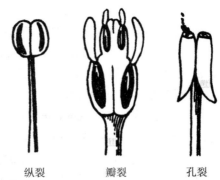

| 纵裂 | 瓣裂 | 孔裂 |

图1-28 花药开裂方式

花药在花丝上有不同的着生方式。花药基部着生在花丝顶端，为基着药，如樟、茄等；花药背部中央一点着生在花丝顶端，与花丝略呈丁字形，为丁字着药，如水稻、百合等；花药上部连合，着生在花丝上，下部分离，花药与花丝呈个字形，为个字着药，如泡桐、玄参等；两个药室完全分离平展，几乎成一直线着生在花丝顶端，为广歧着药，如薄荷、益母草等；花药全部贴生在花丝上，为全着药，如紫玉兰等；花丝的背部中央贴生于花丝上，为背着药，如杜鹃、马鞭草等（图1-29）。

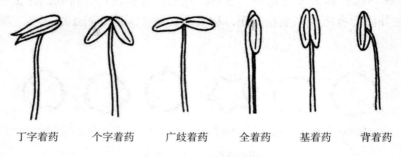

丁字着药　　　个字着药　　　广歧着药　　　全着药　　　基着药　　　背着药

图1-29　花药着生方式

2. 雄蕊群的类型　1朵花中雄蕊的数目、长短、分离、联合及排列方式等随植物种类而异，形成不同的雄蕊群类型。常见的有以下类型（图1-30）：

（1）单体雄蕊（monadelphous stamen）　花中所有雄蕊的花丝联合成一束，呈筒状，花药分离，如蜀葵、木槿等锦葵科植物，远志、瓜子金等远志科植物，苦楝、香椿等楝科植物的雄蕊。

（2）二体雄蕊（diadelphous stamen）　花中雄蕊的花丝联合成2束，如甘草、野葛等许多豆科植物有10枚雄蕊，其中9枚连合，1枚分离；延胡索、紫堇等罂粟科植物有6枚雄蕊，分为2束，每束3枚。

（3）多体雄蕊（polyadelphous stamen）　花中雄蕊多数，花丝联合成数束，如金丝桃、元宝草等藤黄科植物，橘、酸橙等部分芸香科植物的雄蕊。

（4）聚药雄蕊（synantherous stamen）　雄蕊的花药联合成筒状，花丝分离，如蒲公英、白术等菊科植物的雄蕊。

（5）二强雄蕊（didynamous stamen）　花中有4枚雄蕊，其中2枚花丝较长，2枚较短，如益母草、薄荷等唇形科植物，马鞭草、牡荆等马鞭草科植物，玄参、地黄等玄参科植物的雄蕊。

（6）四强雄蕊（tetradynamous stamen）　花中有6枚雄蕊，其中4枚花丝较长，2枚较短，如菘蓝、独行菜等十字花科植物的雄蕊。

有少数植物的花中，一部分雄蕊不具花药，或仅见痕迹，称不育雄蕊或退化雄蕊，如丹参、鸭跖草等。也有少数植物的雄蕊发生变态，没有花药与花丝的区别，而特化成花瓣状，如姜、姜黄等姜科植物以及美人蕉的雄蕊。

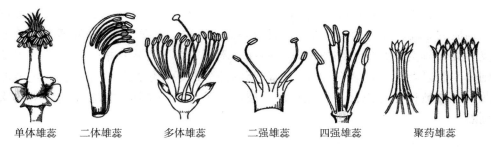

| 单体雄蕊 | 二体雄蕊 | 多体雄蕊 | 二强雄蕊 | 四强雄蕊 | 聚药雄蕊 |

图1-30　雄蕊群的类型

(五) 雌蕊群

雌蕊群（gynoecium）是一朵花中所有雌蕊（pistil）的总称，位于花的中央。

1. 雌蕊的组成　雌蕊由心皮（carpel）构成。心皮是适应生殖的变态叶。裸子植物的心皮（又称大孢子叶或珠鳞）展开成叶片状，胚珠裸露在外；被子植物的心皮边缘结合成囊状的雌蕊，胚珠包被在囊状的雌蕊内，这是裸子植物与被子植物的主要区别。当心皮卷合形成雌蕊时，其边缘的合缝线称腹缝线（ventral suture），相当于心皮中脉部分的缝线称背缝线（dorsal suture），胚珠常着生在腹缝线上。雌蕊由柱头、花柱、子房三部分组成。

（1）柱头（stigma）　柱头是雌蕊顶部稍膨大，接受花粉的部分。常成圆盘状、羽毛状、星状、头状等多种形状，柱头表皮细胞有延伸成乳头状、短毛状或长形分枝状毛茸，常能分泌黏液，有利于花粉的附着和萌发。

（2）花柱（style）　花柱是柱头与子房之间的连接部分，支持柱头，也是花粉管进入子房的通道。花柱的粗细、长短、有无随植物种类而异，如玉米的花柱细长如丝；莲的花柱粗短如棒；木通、罂粟则无花柱，其柱头直接着生于子房的顶端。唇形科和紫草科植物的花柱插生于纵向分裂的子房基部，称花柱基生（gynobasic）。白及等兰科植物的花柱与雄蕊合生成一柱状体，称合蕊柱（gynostemium）。

（3）子房（ovary）　子房是雌蕊基部膨大的囊状部分，底部着生在花托上，常成椭圆形、卵形等形状。子房的外壁称子房壁，子房壁以内的腔室称子房室，其内着生胚珠。子房是雌蕊最重要的部分。

2. 雌蕊群的类型　被子植物的雌蕊由1至多个心皮组成。根据组成雌蕊的心皮数目及联合状态，雌蕊群可分为以下类型（图1-31）：

（1）单雌蕊（simple pistil）　是由1个心皮构成的雌蕊，如甘草、野葛等豆科植物，桃、杏等部分蔷薇科植物的雌蕊。

（2）离生雌蕊（apocarpous pistil）　是由一朵花内两至多数离生心皮构成的雌蕊，心皮彼此分离，聚集在花托上的雌蕊群类型，如毛茛、乌头等毛茛科植物和厚朴、五味子等木兰科植物的雌蕊群。

（3）复雌蕊（syncarpous pistil）　是由一朵花内2个或2个以上心皮彼此联合构成的雌蕊，如菘蓝、丹参、向日葵等为2心皮；大戟、百合、南瓜等为3心皮；卫矛等为4心皮；贴梗海棠、桔梗、木槿等为5心皮；橘、蜀葵等的雌蕊则由5个以上的心皮联合而成。复雌蕊各部分的联合情况不完全相同。组成雌蕊的心皮数往往可由柱头和花柱的分裂数、子房上的主脉数以及子房室数等来判断。

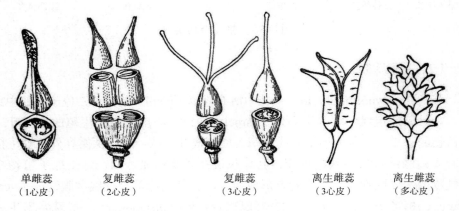

| 单雌蕊 | 复雌蕊 | 复雌蕊 | 离生雌蕊 | 离生雌蕊 |
| （1心皮） | （2心皮） | （3心皮） | （3心皮） | （多心皮） |

图1-31　雌蕊群的类型

3. 子房的位置　花托的形状不同、结构不同，子房在花托上着生的位置及其与花被、雄蕊之间关系也会发生变化，常有以下类型（图1-32）：

（1）子房上位（superior ovary）　花托扁平或隆起，子房仅底部与花托相连，花被、雄蕊均着生在子房下方的花托上，称子房上位，这种花称下位花（hypogynous flower），如油菜、金丝桃、百合等。若花托下陷，子房着生于凹陷花托中央而不与花托愈合，花被、雄蕊均着生于花托的上端边缘，亦为子房上位，这种花称周位花（perigynous flower），如桃、杏等。

（2）子房下位（inferior ovary）　是花托凹陷，子房完全生于花托内并与花托愈合，花被、雄蕊均着生于子房上方的花托边缘，称子房下位，这种花称上位花（epigynous flower），如贴梗海棠、丝瓜等。

（3）子房半下位（half-inferior ovary）　子房下半部着生于凹陷的花托内并与花托愈合，上半部外露，花被、雄蕊均着生于花托的边缘，称子房半下位，这种花称周位花，如桔梗、党参、马齿苋等。

4. 子房的室数　子房室的数目由心皮的数目及其结合状态而定。单雌蕊的子房只有1室，称单子房，如甘草、野葛等豆科植物的子房。合生心皮雌蕊的子房称复子房，其中有的仅是心皮边缘连合，形成的子房只有1室，称单室复子房，如栝楼、丝瓜等葫芦科植物的子房；有的心皮边缘向内卷入，在中心连合形成了与心皮数相等的子房室，称复室复子房，如百合、黄精等百合科植物，桔梗、南沙参等桔梗科植物的子房；有的子房室可能被次生的间壁完全或不完全的分割，

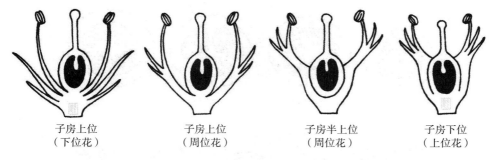

| 子房上位
（下位花） | 子房上位
（周位花） | 子房半上位
（周位花） | 子房下位
（上位花） |

图1-32　子房的位置简图

次生间壁称假隔膜，有的子房室可能被假隔膜完全或不完全地分隔为2，如菘蓝、芥菜等十字花科植物和益母草、丹参等唇形科植物的子房。

5. 胎座（placenta）及其类型　胚珠在子房内着生的部位称胎座。雌蕊的心皮数目及心皮联合的方式不同，可形成不同的胎座类型。常见的胎座类型有（图1-33）：

（1）边缘胎座（marginal placenta）　由单心皮雌蕊形成，子房1室，胚珠沿腹缝线的边缘着生，如野葛、决明等豆科植物的胎座。

（2）侧膜胎座（parietal placenta）　由合生心皮雌蕊形成，复雌蕊，子房1室，单室复子房，胚珠着生在心皮联合的腹缝线（侧膜）上，如罂粟、延胡索等罂粟科植物，栝楼、丝瓜等葫芦科植物的胎座。

（3）中轴胎座（axial placenta）　由合生心皮雌蕊形成，复雌蕊，子房多室，复室复子房，胚珠着生在心皮愈合的中轴上，其子房室数往往与心皮数目相等，如玄参、地黄等玄参科植物，桔梗、沙参等桔梗科植物，百合、贝母等百合科植物的胎座。

（4）特立中央胎座（free-central placenta）　由合生心皮雌蕊形成，复雌蕊，单室复子房，但子房室的隔膜和中轴上部消失，形成子房1室，胚珠着生在残留于子房中央的中轴周围，如石竹、太子参等石竹科植物，过路黄、点地梅等报春花科植物的胎座。

（5）基生胎座（basil placenta）　由1～3心皮形成，子房1室，1枚胚珠着生在子房室基部，如大黄、何首乌等蓼科植物，向日葵、白术等菊科植物的胎座。

（6）顶生胎座（apical placenta）　由1～3心皮形成，子房1室，1枚胚珠着生在子房室顶部，如桑、构树等桑科植物，草珊瑚等金粟兰科植物的胎座。

6. 胚珠（ovule）的构造及其类型　胚珠是着生在子房内壁上的卵形小体，受精后发育成种子，数目、类型随植物种类而异。

（1）胚珠的构造　胚珠着生在子房室内，常呈椭圆形或近圆形，数目与植物种类有关。胚珠一端具1个与胎座相连的短柄，称珠柄（funicle），维管束从胎座

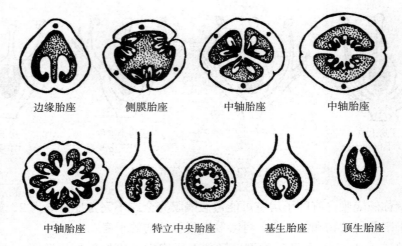

边缘胎座　　　　侧膜胎座　　　　中轴胎座　　　　中轴胎座

中轴胎座　　　特立中央胎座　　　基生胎座　　　顶生胎座

图1-33　胎座的类型

通过珠柄进入胚珠。大多数被子植物的胚珠有 2 层包被，称珠被（integument），外层称外珠被（outer integument），内层称内珠被（inner integument）；裸子植物及少数被子植物仅有 1 层珠被；极少数植物没有珠被。珠被不完全闭合，顶端留有 1 小孔，称珠孔（micropyle），是受精时花粉管到达珠心的通道。珠被的内方为珠心（nucellus），由一团薄壁细胞组成，是胚珠中最重要的部分。珠心中央发育形成胚囊（embrylsac），成熟胚囊一般由 1 个卵细胞、2 个助细胞、3 个反足细胞和 2 个极核细胞等 8 个细胞组成。珠被、珠心基部和珠柄汇合处称合点（chalaza），是维管束进入胚囊的通道。

（2）胚珠的类型　胚珠生长时，珠柄、珠被、珠心等各部分的生长速度不同，胚珠在珠柄上的着生方位也不同，从而形成不同的胚珠类型。常见的有（图1-34）：

1）直生胚珠（atropous ovule）　胚珠直立且各部分生长均匀，珠柄在下，珠孔在上，珠柄、珠孔、合点在一条直线上。如三白草科、胡椒科、蓼科植物的胚珠。

2）横生胚珠（hemitropous ovule）　胚珠一侧生长较另一侧快，使胚珠横向弯曲，珠孔和合点之间的直线与珠柄垂直。如毛茛科、锦葵科、玄参科和茄科的部分植物的胚珠。

3）弯生胚珠（campylotropous ovule）　胚珠的下半部生长速度均匀，上半部的一侧生长速度快于另一侧，并向另一侧弯曲，使珠孔弯向珠柄，胚珠呈肾形。如十字花科、豆科部分植物的胚珠。

4）倒生胚珠（anatropous ovule）　胚珠的一侧生长迅速，另一侧生长缓慢，使胚珠倒置，合点在上，珠孔下弯并靠近珠柄，珠柄较长并与珠被愈合，外面形成一明显的纵脊称珠脊。大多数被子植物的胚珠属此种类型。

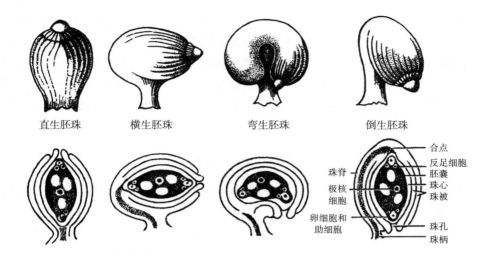

直生胚珠　　横生胚珠　　弯生胚珠　　倒生胚珠

合点
反足细胞
胚囊
珠心
珠被
珠脊
极核
细胞
卵细胞和
助细胞
珠孔
珠柄

图1-34　胚珠的构造及类型

二、花的形态和类型

被子植物花的各部分在长期的演化过程中都发生了不同程度的变化，形成不同形态和类型的花，常见的有（图 1-35）：

（一）完全花和不完全花

一朵具有花萼、花冠、雄蕊群、雌蕊群的花称完全花（complete flower），如油菜、桔梗等的花。如缺少其中一部分或几部分的花称不完全花（incomplete flower），如鱼腥草、丝瓜等的花。

（二）重被花、单被花、无被花和重瓣花

一朵具有花萼和花冠的花称重被花（double perianth flower），如桃、甘草的花。花被没有花萼、花冠区分的花称单被花（simple perianth flower）。单被花的花被片常成 1 轮或多轮排列，多具鲜艳的颜色，如玉兰的花被片为白色，白头翁的花被片为紫色等。不具花被的花称无被花（achlamydeous flower）或裸花（naked flower），无被花常具显著的苞片，如杨、胡椒、杜仲等的花。有些栽培植物的花瓣常成数轮排列且数目比正常多，称重瓣花（double flower），如碧桃等的花。

（三）两性花、单性花和无性花

一朵具有雄蕊和雌蕊的花称两性花（bisexual flower），如桔梗、油菜等的花。仅有雄蕊或仅有雌蕊的花称单性花（unisexual flower），其中仅有雄蕊的花称雄花（male flower），仅有雌蕊的花称雌花（female flower）。同株植物既有雄花又

有雌花称单性同株或雌雄同株（monoecism），如南瓜、半夏等；若同种植物的雌花和雄花分别生于不同植株上称单性异株或雌雄异株（dioecism），如银杏、天南星、杜仲等。同种植物既有两性花又有单性花称杂性同株，如朴树；若同种植物两性花和单性花分别生于不同植株上称杂性异株，如葡萄、臭椿等。有些植物花的雄蕊和雌蕊均退化或发育不全，称无性花（asexual flower），如八仙花花序周围的花。

（四）辐射对称花、两侧对称花和不对称花

花的各部分在花托上排列，花被各片的形状、大小、排列方式相似，常形成一定的对称面。通过花的中心可作 2 个或 2 个以上对称面的花称辐射对称花（actinomorphic flower）或整齐花，如具有十字形、幅状、管状、钟状，漏斗状等花冠的花。如果通过其中心只可作一个对称面，称两侧对称花（zygomorphic flower）或不整齐花，如具有蝶形、唇形、舌状花冠的花。通过花的中心不能做出对称面的花称不对称花（asymmetric flower），如美人蕉、缬草等极少数植物的花。

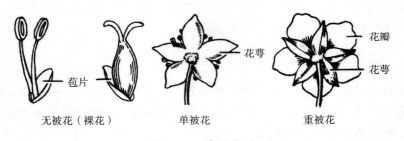

无被花（裸花）　　　　单被花　　　　重被花

图1-35　花的类型

三、花序

被子植物的花，有的单生于茎的顶端或叶腋，称单生花，如厚朴、牡丹等。大多数植物的花在花枝或花轴上有一定的排列方式和开放顺序，称为花序（inflorescence）。花序中的花称小花，着生小花的部分称花序轴（rachis）或花轴，花序轴可分枝或不分枝。支持整个花序的茎轴称总花梗（柄），小花的花梗称小花梗，无叶的总花梗称花葶（scape）。

根据花在花轴上的排列方式和开放顺序，花序的种类可以分为：

（一）无限花序（总状花序类）

在开花期间，花序轴的顶端继续向上生长，并不断产生新的花蕾，花由花序轴的基部向顶端依次开放，或由缩短膨大的花序轴边缘向中心依次开放，这种花序称无限花序（indefinite inflorescence）。无限花序有以下类型（图1-36）：

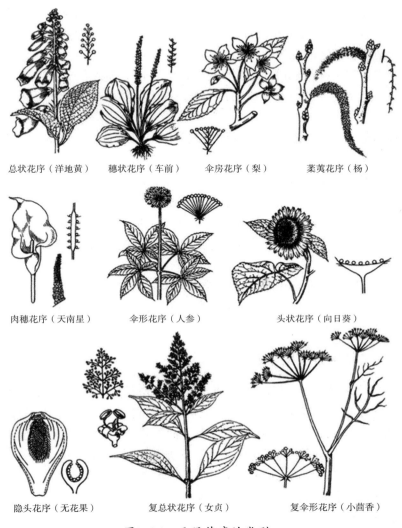

总状花序（洋地黄）　　穗状花序（车前）　　伞房花序（梨）　　荑荑花序（杨）

肉穗花序（天南星）　　　伞形花序（人参）　　　　头状花序（向日葵）

隐头花序（无花果）　　　复总状花序（女贞）　　　复伞形花序（小茴香）

图1-36　无限花序的类型

1. 总状花序（raceme） 花序轴细长，其上着生许多花梗近等长的小花。如菘蓝、荠菜等十字花科植物的花序。

2. 复总状花序（compound raceme） 花序轴产生许多分枝，每一分枝各成一总状花序，整个花序似圆锥状，又称圆锥花序（panicle），如槐树、女贞等的花序。

3. 穗状花序（spike） 花序轴细长，其上着生许多花梗极短或无花梗的小花，如车前、马鞭草等的花序。

4. 复穗状花序（compound raceme） 花序轴产生分枝，每一分枝各成一穗状花序，如小麦、香附等禾本科、莎草科植物的花序。

5. 荑荑花序（catchin） 似穗状花序，但花序轴下垂，其上着生许多无梗的单性或两性小花。如柳、枫杨等杨柳科、胡桃科植物的花序。

6. 肉穗花序（spadix） 似穗状花序，但花序轴肉质肥大成棒状，其上着生许多无梗的单性小花，花序外面常有一大型苞片，称佛焰苞（spathe），如天南星、半夏等天南星科植物的花序。

7. 伞房花序（corymb） 似总状花序，但花轴下部的花梗较长，上部的花梗依次渐短，整个花序的花几乎排列在一个平面上，如山楂、苹果等蔷薇科部分植物的花序。

8. 伞形花序（umbel） 花序轴缩短成一点，在顶端集生许多花梗近等长的小花，放射状排列如伞，如五加、人参等五加科植物的花序。

9. 复伞形花序（compound corymb） 花序轴顶端集生许多近等长的伞形分枝，每一分枝又形成伞形花序，如前胡、野胡萝卜等伞形科植物的花序。

10. 头状花序（capitulum） 花序轴缩短膨大成头状或盘状的花序托，其上集生许多无梗小花，下方常有1至数层苞片组成的总苞，如向日葵、旋覆花等菊科植物的花序。

11. 隐头花序（hypanthodium） 花序轴肉质膨大而下凹成中空的囊状体，其凹陷的内壁上着生许多无梗的单性小花，顶端仅有1小孔与外面相通，如无花果、薜荔等桑科部分植物的花序。

（二）有限花序（聚伞花序类）

植物在开花期间，花序轴顶端或中心的花先开，因此花序轴不能继续向上生长，只能在顶花下方产生侧轴，侧轴又是顶花先开，这种花序称有限花序（definite inflorescence）。其开花顺序是由上而下或由内而外依次进行。根据花序轴产生侧轴的情况不同，有限花序分为以下类型（图1-37）：

1. 单歧聚伞花序（monochasium） 花序轴顶端生1朵花，而后在其下方依次产生1侧轴，侧轴顶端同样生1花，如此连续分枝就形成单歧聚伞花序。若花序轴的分枝均在同一侧产生，花序呈螺旋状卷曲，称螺旋状聚伞花序（hericoid cyme），如紫草、附地菜等的花序。若分枝在左右两侧交互产生称蝎尾状聚伞花序（scorpioid cyme），如射干、姜等的花序。

2. 二歧聚伞花序（dichasium） 花序轴顶端生1朵花，而后在其下方两侧同时各产生一等长侧轴，每一侧轴再以同样方式开花并分枝，称二歧聚伞花序，如大叶黄杨、卫矛等卫矛科植物的花序。

3. 多歧聚伞花序（pleiochasium） 花序轴顶端生1朵花，而后在其下方同时产生数个侧轴，侧轴常比主轴长，各侧轴又形成小的聚伞花序，称多歧聚伞花序。大戟、泽漆等大戟属的多歧聚伞花序下面常有杯状总苞，称杯状聚伞花序。

4. 轮伞花序（verticillaster） 聚伞花序生于对生叶的叶腋成轮状排列，称轮伞花序，如益母草、丹参等唇形科植物的花序。

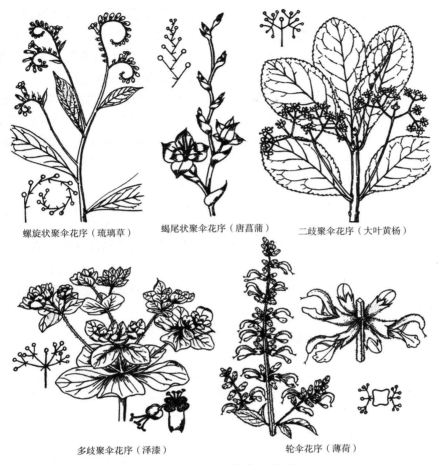

螺旋状聚伞花序（琉璃草）　　蝎尾状聚伞花序（唐菖蒲）　　二歧聚伞花序（大叶黄杨）

多歧聚伞花序（泽漆）　　　　　　　　轮伞花序（薄荷）

图1-37　有限花序的类型

　　同一植物中花序的种类不完全是单一的，在花轴上同时生有两种不同类型的花序称为混合花序，如紫丁香、葡萄为聚伞花序圆锥状，丹参、紫苏为轮伞花序假总状，茵陈蒿、豨莶草为头状花序圆锥状等。

第五节　果　实

一、果实的形态

　　果实（fruit）是被子植物特有的繁殖器官，一般由受精后雌蕊的子房或子房连同花的其他部分共同发育形成，具有保护和协助种子传播的作用。

（一）果实的形成

　　被子植物的花经传粉和受精作用完成后，花的各部位发生显著变化。多数植物的花萼枯萎脱落，少数植物的花萼宿存；花瓣和雄蕊凋谢，雌蕊的柱头、花柱萎谢，子房膨大，发育成为果实。子房壁发育成为果皮；胚珠生长，发育成为种子，胎座消失或成果实的一部分。不同植物的果实具有不同的发育方式、形态、色泽、结构和化学成分。果实的特征差异可作为植物分类的依据。

胎座是心皮边缘愈合形成的结构，是胚珠孕育的场所，是种子发育成熟过程中的养分供应基地。在果实的成熟过程中，多数植物的果实中的胎座逐步干燥、萎缩；但也有的胎座更加发达，参与形成果肉的一部分，如番茄、猕猴桃等植物的果实；有些植物的胎座包裹着发育中的种子，除提供种子发育所需的营养外，还进一步发育形成厚实、肉质化的假种皮，如荔枝、龙眼等植物。

正常情况下，植物通过受精才能结实，但有些植物不经过受精也能结实，这种现象称为单性结实。单性结实的果实不产生种子，称为无籽果实。无籽果实的产生有两种情况：一是天然的单性结实，花不经传粉、受精或其他因素刺激诱导而结实，如柑橘、香蕉的果实。二是刺激诱导的单性结实，它是通过外源刺激或人工诱导等因素或技术而引起的单性结实，如低温和高强光条件下产生的无籽番茄，秋水仙素处理产生的无籽西瓜。

（二）果实的组成和构造

一般果实包含了果皮及种子两部分。果皮又可分为外果皮（exocarp）、中果皮（mesocarp）和内果皮（endocarp）三层，由子房壁发育而成。种子由胚珠发育形成。单纯由子房发育形成的果实称为真果（true fruit），如杏、梅、桃等核果类果实。但也有些植物除子房外，花的其他部位如花被、花柱及花序轴等也参与果实的形成，这种果实称为假果（false fruit）。梨、苹果、枇杷、山楂等梨果类果实，是由子房和花筒愈合在一起发育而成的，花筒与外、中果皮一起发育形成了果实的主要食用部分。草莓、番荔枝等聚合果类果实，是由聚生在花托上的离生雌蕊和花托一起发育形成的，花托肉质膨大，为食用部分。桑葚属于聚花果，由一个雌花序发育而成，各花的子房均发育为一小瘦果，包藏在花萼中，其花萼肥厚多汁，是食用的部分。凤梨由一花序发育而成的，其雌蕊不育，紧贴在肉质肥大的花轴表面，成不整齐的"钉眼"，食用主要部分是"钉眼"层下面肉质多汁的花序轴以及肉质苞片和不育的子房。无花果也是食用花序轴，其内陷成囊，肉质化，内藏多数小坚果。

果皮通常由外向内可分为外果皮、中果皮和内果皮三层。不同植物果皮的三层结构变化比较大，尤其是中果皮和内果皮。有的果实可明显地观察到外、中、内三层结构，如桃、李；有的果皮较薄，没有明显的三层结构，如向日葵、落花生。

1. 外果皮 外果皮通常一层表皮细胞或包括表皮下面数层厚角组织，薄而坚韧，表面常具有气孔、角质层、毛茸、蜡被、刺、瘤突、翅等附属物。毛茸多为非腺毛，个别的有腺毛或腺鳞，如桃、吴茱萸具有非腺毛及腺毛，荔枝的果皮上有瘤突，曼陀罗、鬼针草的果实上有刺等。果皮相当于变态叶，外果皮相当于叶片的下表皮。

2. 中果皮 中果皮最厚，相当于叶肉，占果皮的大部分。不同植物的中果皮在结构上变化较多，肉质果实多肥厚，干果多为干燥的膜质。中果皮多数全由薄壁细胞组成，有的还有厚壁细胞共同组成。中果皮中常具有多数细小维管束，有的含石细胞、纤维、油细胞、油室、油管等。

3. 内果皮 内果皮是果皮的最内层，多由一层薄壁细胞组成，有的具1至多层的石细胞层，如桃、杏、李等核果的内果皮即由多层石细胞组成。内果皮相当于叶片的上表面，一般膜质或木化。

二、果实的类型

根据果实的来源、结构和果皮性质的不同，可将果实分为单果、聚合果和聚花果三大类。也可根据参与果实形成部分的不同分为真果和假果。另外，单性结实的果实为无籽果实。

（一）单果

单果（simple fruit），即一朵花只结一个果实，是由单心皮或多心皮合生雌蕊所形成的果实。依据果皮质地的不同，单果可分为肉质果和干果两类。

1. 肉质果（fleshy fruit） 肉质果的果皮肉质而多浆，成熟时果皮不开裂（图1-38）。

（1）浆果（berry） 由单心皮或多心皮合生雌蕊、上位或下位子房发育所形成的果实。外果皮薄，中果皮和内果皮肉质而多浆，种子1至多粒。如葡萄、番茄、忍冬等。

（2）柑果（hesperidium） 由多心皮合生雌蕊、上位子房发育所形成的果实。外果皮厚；中果皮疏松，呈白色海绵状，内具多分支的维管束；内果皮膜质，分割成多室，内壁生有多数肉质多汁的囊状毛。种子1至多粒。柑果是芸香科柑橘属所特有的果实类型，如橘、橙、柚等。

（3）核果（drupe） 由单心皮雌蕊、上位子房发育形成的果实。外果皮薄，中果皮肉质，内果皮坚硬。种子1粒。如杏、桃、李等。

（4）梨果（pome） 由2～5个合生心皮、下位子房连同花筒一起发育所形成的果实，其肉质可食用部分是由花筒与外、中果皮一起发育形成。梨果三层果皮界限不明显，内果皮坚韧，革质或木质，常分隔成3～5室，每室常含种子2粒。梨果是一种假果，为蔷薇科梨亚科特有的果实。如苹果、山楂、梨等。

（5）瓠果（pepo） 由3心皮合生、具侧膜胎座、下位子房连同花托一起发育所形成的果实。花托与外果皮形成坚韧的果实外层，肉质的中果皮、内果皮及胎座成为果实的可食用部分。瓠果是一种假果，为葫芦科特有的果实。如栝楼、罗汉果、绞股蓝等。

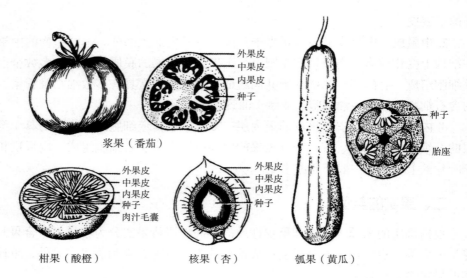

图1-38　单果（肉质果）

2. 干果（dry fruit） 果实成熟时，果皮干燥。依据果皮开裂与否，干果可分为裂果和不裂果（图 1-39）。

（1）裂果（dehiscent fruit） 果皮于果实成熟后自然开裂。依据开裂方式不同分为蓇葖果、荚果、角果和蒴果。

1）蓇葖果（follicle） 由单心皮雌蕊发育所形成的果实。成熟时沿腹缝线或背缝线一侧开裂。如淫羊藿、白薇。

2）荚果（legume） 由单心皮雌蕊发育形成的果实。成熟时沿腹缝线和背缝线同时开裂，果皮裂成 2 片。为豆科植物特有的果实类型。有的荚果肉质在种子间缢缩呈念珠状，如槐；有的荚果成熟时在种子间呈节节断裂，每节含 1 粒种子，不开裂，如含羞草；有的荚果呈螺旋状，并具有刺毛，如苜蓿；少数荚果成熟时不开裂，如落花生、皂角等。

3）角果 由 2 心皮合生的复雌蕊发育所形成的果实，子房 1 室，在形成过程中，由 2 心皮边缘合生处生出隔膜，将子房隔成 2 室，此隔膜称为假隔膜，种子着生在假隔膜两侧，果实成熟后，果皮沿两侧腹缝线开裂，成两片脱落，假隔膜仍留在果柄上。细长，长超过宽数倍为长角果（silique），如萝卜、白菜；宽短，长与宽几乎相等为短角果（silicle），如荠菜、菘蓝、独行菜等。

4）蒴果（capsule） 由上位或下位复雌蕊发育所形成的果实。一室或多室，每室含多数种子。蒴果有多种开裂方式。纵裂：果实开裂时沿心皮纵轴开裂，沿腹缝线开裂的称室间开裂；沿背缝线开裂的称室背开裂；背缝线与腹缝线开裂，但隔膜与中轴相连的称室轴开裂，如牵牛、曼陀罗等；孔裂：在各室上裂成小孔开裂，种子由小孔散出，如罂粟、桔梗等；盖裂：合生心皮 1 室的复雌蕊沿中部环状横裂，上部果皮呈帽状脱落，如马齿苋、车前、莨菪等；齿裂：果实顶端裂成齿状，如王不留行、瞿麦等。

（2）不裂果（indehiscent fruit） 果实成熟后，果皮不开裂。有的果皮分离成几部分，但种子仍包被于果皮中。

1）瘦果（achene） 果皮较薄而坚韧，内含1粒种子，成熟时果皮与种皮易分离。如白头翁、毛茛等。菊科植物的瘦果是由下位子房与花萼筒共同形成的，称连萼瘦果，如蒲公英、红花、向日葵等。

2）颖果（caryopsis） 果实内含1粒种子，果皮薄与种皮紧密愈合，不易分离。为禾本科植物特有的果实。如薏苡、小麦、玉米。农业生产上常把颖果称为种子。

3）坚果（nut） 果皮坚硬，内含1粒种子，果皮与种皮分离，如板栗、榛子等壳斗科植物的果实，这类果实多有原花序的总苞（壳斗）包围。有的坚果较小，无壳斗包围，称小坚果，如薄荷、益母草、丹参等。

4）翅果（samara） 属瘦果，果皮一端或周边向外延展成翅，果实内含1粒种子。如杜仲、榆、槭、臭椿等。

5）双悬果（cremocarp） 由2心皮复雌蕊发育而成，成熟后，心皮分离成2个分果，并列悬挂在心皮柄的上端，心皮柄基部同果柄相连，每个分果内各含1粒种子，伞形科植物特有的果实，如小茴香、当归、白芷等。

6）胞果（utricle） 又称囊果，合生心皮上位子房形成，内含1粒种子，成熟时干燥不裂，果皮薄，膨胀疏松地包围种子。如藜、地肤、青葙等。

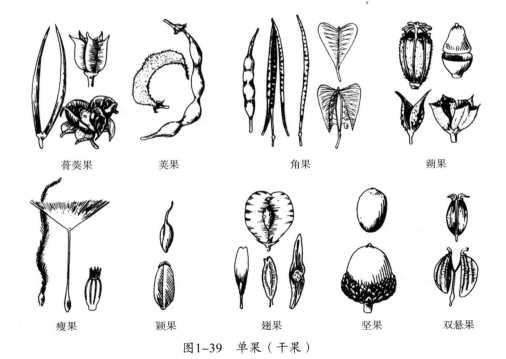

蓇葖果　　　　　荚果　　　　　　角果　　　　　　蒴果

瘦果　　　　颖果　　　　翅果　　　　坚果　　　　双悬果

图1-39 单果（干果）

（二）聚合果

聚合果（aggregate fruit）由1朵花中的许多离生心皮雌蕊形成的果实，每1心皮形成1小果，每1小果可区别为瘦果、核果等，相聚在同一花托之上，如莲、草莓、悬钩子、八角等的果实。根据单果类型不同可分为（图1-40）：

1.聚合浆果 许多浆果聚生在延长或不延长的花托上，如北五味子、南五味子等。

2.聚合核果 许多核果聚生于凸起的花托上，如悬钩子等。

3.聚合蓇葖果 许多蓇葖果聚生在同一花托上，如2个离生心皮雌蕊的聚合蓇葖果如徐长卿、牛皮消、杠柳、萝摩；多个离生心皮雌蕊的聚合蓇葖果如八角茴香、玉兰、芍药。

4.聚合瘦果 许多瘦果聚生于凸起的花托上，如白头翁、毛茛、草莓等。许多骨质瘦果聚生于凹陷的花托中，因存在于蔷薇科蔷薇属中，故称蔷薇果，如金樱子、蔷薇等。

5.聚合坚果 许多坚果嵌生于膨大、海绵状的花托中，如莲等。

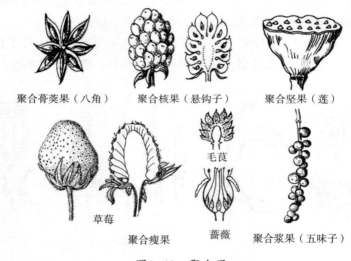

聚合蓇葖果（八角）　　聚合核果（悬钩子）　　聚合坚果（莲）

草莓　　聚合瘦果　　毛茛　　蔷薇　　聚合浆果（五味子）

图1-40　聚合果

（三）聚花果

聚花果（collective fruit）由多数花或整个花序发育而成，每朵花发育为1个小果，聚生在花序轴上，成熟后从花序轴基部整体脱落。如桑椹，雌花序的花被肉质、肥厚多汁，包被一个瘦果；凤梨，为多个不孕的花着生在肥大肉质的花序轴上而形成的果实，肉质多汁的花序轴为果实的可食部分；无花果是由隐头花序形成的复果（图1-41）。

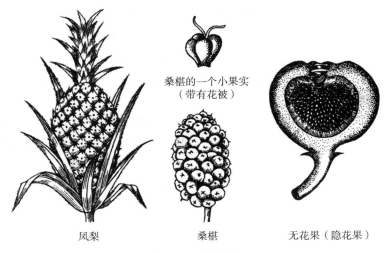

桑椹的一个小果实
（带有花被）

凤梨　　　　　　　桑椹　　　　　　　无花果（隐花果）

图1-41　聚花果

第六节　种　子

种子（seed）是种子植物特有的、由胚珠经过受精发育起繁殖作用的器官。种子植物包括裸子植物和被子植物。种子还有各种适于传播或抵抗不良条件的结构，为植物的种族延续和取得优势地位创造了良好的条件。有些植物的种子形成后，即使已成熟，在适宜的环境条件下，也往往不能立即萌发，必须经过一段相对静止的阶段才能萌发，种子的这一特性称为休眠（dormancy）。种子休眠有利于种族的生存和繁衍，因为休眠可以避免种子在不适宜的季节或环境里萌发，免于幼苗受伤害或死亡。种子在一定条件下保持生活力的最长期限，超过这个期限，种子的生活力就丧失，也就失去了萌发能力。各类植物种子的寿命有很大差异，其寿命的长短除与遗传特性和发育是否健壮有关外，还受环境因素的影响。有些植物种子寿命很短，如巴西橡胶的种子生活仅一周左右，而莲的种子寿命很长，生活长达数百年以至千年。可作为药用的种子很多，如白果、郁李仁、苦杏仁、酸枣仁、枳椇子、蓖麻、决明子等。

一、种子的形态

种子一般都由种皮、胚和胚乳3部分组成，分别由珠被、受精卵（合子）和受精的极核发育形成。大多数植物胚珠的珠心部分，在种子形成过程中，被吸收利用而消失，少数种类的珠心发育成外胚乳。

（一）种子的基本形态

种子的形状、大小、色泽等随植物种类不同而异。种子常呈圆形、椭圆形、肾形、卵形、圆锥形、多角形等。种子大小差异明显，较大的种子有椰子、槟榔、银杏等；较小的种子有葶苈子、菟丝子等；极小的种子有天麻、白及等。种子表面有多种颜色，赤小豆红紫色；白扁豆白色；藜属植物的种子多为黑色；蓖麻种子表面由一种或几种颜色交织形成各种花纹和斑点；相思豆的一端为红色，另一端为黑色。

种子表面的纹理也不同。如北五味子种子表面平滑，具光泽；天南星种子表面粗糙；乌头种子表面不光滑而且具褶皱；太子参种子表面密生瘤刺状突起；萝藦种子表面具毛茸，称为种缨；荔枝在种皮外尚有肉质假种皮（aril），由珠柄或胎座部位的组织延伸而成；阳春砂种子呈棕色、黄色的菲薄的膜质；蓖麻、巴豆等种子外种皮在珠孔处由珠被扩展形成海绵状突起物，称种阜（caruncle），种阜掩盖种孔，种子萌发时，帮助吸收水分。

（二）种子的组成

1. 种皮（seed coat, testa） 是种子外面的覆被部分，具有保护种子不受外力机械损伤和防止病虫害侵入等作用，其性质和厚度随植物种类而异。有些植物的种子成熟后一直包在果实内，由坚韧的果皮起着保护种子的作用，因而种皮比较薄，呈薄膜状或纸状，如花生、桃、杏。有些植物的果实成熟后即行开裂，种子散出，裸露于外，这类种子一般具有坚厚的种皮，有发达的机械组织，有的为革质，如大豆、蚕豆。小麦、玉米等植物的种子，果皮与种皮紧密愈合，成为共同的保护层，因此种皮很难分辨。番茄和石榴种子的种皮，外围组织或表皮细胞肉质化。种皮的结构与种子休眠密切相关，有的植物种皮中含有萌发抑制剂，因此除掉这类植物种皮，对种子萌发有刺激效应。

在种皮上常可看到以下结构：

（1）种脐（hilum） 是种子成熟后从种柄或胎座上脱落后留下的瘢痕，通常呈圆形或椭圆形。

（2）种孔（micropyle） 来源于胚珠的珠孔，种子萌发时吸收水分和胚根伸出的部位。

（3）合点（chalaza） 来源于胚珠的合点，种皮的维管束汇于此点。

（4）种脊（raphe） 来源于胚珠的珠脊，种脐至合点之间的隆起线，内含维管束。倒生胚珠发育成的种子，其种脊呈 1 条狭长的突起；弯生胚珠或横生胚珠形成的种子，种脊短；直生胚珠发育成的种子，因种脐和合点位于同一位置，无种脊。

2. 胚（embryo） 包括子叶、胚芽、胚轴和胚根。裸子植物的胚都是沿着种子的中央纵轴排列，不同种类种子的胚之间唯一不同的是子叶数目，变动在 1 ~ 18 个，但常见的子叶数目为两个，如苏铁、银杏、红豆杉和麻黄等。被子植物胚的形状极为多样，椭圆形、长柱形或程度不同的弯曲形、马蹄形、螺旋形，等等。

（1）胚根（radicle）　幼小未发育的根，对着种孔，最先生长，从种孔伸出，发育成植物的主根。

（2）胚轴（hypocotyl）　又称胚茎，连接胚根与胚芽的部分将来发育成连接根和茎的部分。

（3）胚芽（plumule）　胚的顶端未发育的地上枝，发育成植物的主茎和叶。

（4）子叶（cotyledon）　胚吸收和贮藏养料的器官，占胚的较大部分，出土后变绿，可进行光合作用。一般单子叶植物具1枚子叶，双子叶植物具2枚子叶，裸子植物具多枚子叶。

3. 胚乳（endosperm）　胚乳是种子集中贮藏养料的地方。一般为肉质，占有种子的一定体积。也有成熟种子中不具胚乳的，这类种子在生长发育时，胚乳的养料被胚吸收，转入子叶中贮存，所以成熟的种子里胚乳不再存在，或仅残存一干燥的薄层。不同植物种子中的胚乳的寿命以及储藏物质的种类有很大不同。储藏物质主要是糖类、蛋白质和脂肪，以及少量无机盐和维生素。糖类包括淀粉、糖和半纤维素等几种，其中淀粉最为常见。

二、种子的类型

被子植物的种子依据成熟时胚乳的有无，分为两类：

（一）有胚乳种子

种子成熟时仍有发达的胚乳，而胚占较小的体积，子叶薄，胚乳的养料贮存到种子萌发时才为胚所利用，称为有胚乳种子（albuminous seed），如蓖麻、烟草、小麦、玉米等的种子（图1-42）。

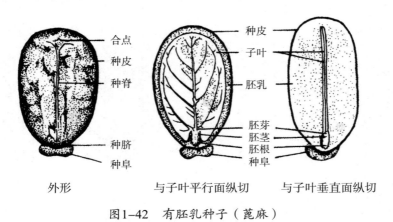

合点
种皮
种脊

种脐
种阜

种皮
子叶
胚乳

胚芽
胚茎
胚根
种阜

外形　　　　　与子叶平行面纵切　　　与子叶垂直面纵切

图1-42　有胚乳种子（蓖麻）

（二）无胚乳种子

在胚发育过程中，吸收了胚乳的养料，贮存在子叶里，种子成熟后子叶肥厚发达，无胚乳或仅残留下一薄层，称为无胚乳种子（exalbuminous seed），如蚕豆、大豆、杏、油菜、泽泻等的种子（图1-43）。

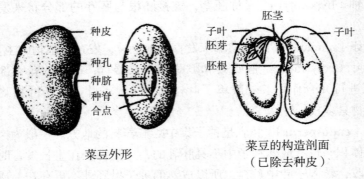

菜豆外形　　　　菜豆的构造剖面（已除去种皮）

图1-43　无胚乳种子（菜豆）

在无胚乳种子中胚很大，胚体各部分，特别是在子叶中储有大量营养物质。在有胚乳种子中胚与胚乳的大小比例在各类植物中有着很大不同。

第二章 药用植物分类学基础

扫一扫看课件

第一节 植物分类单位及命名

一、植物分类单位

植物分类设立各种分类等级单位。植物的分类设立各种单位用来表示植物类群之间的类似程度和亲缘关系。常见的分类等级由高到低排列如表 2-1。

表 2-1 植物分类单位的排列

中文	英文	拉丁文
界	Kingdom	Regnum
门	Division	Diviso
纲	Class	Classis
目	Order	Ordo
科	Family	Familia
属	Genus	Genus
种	Species	Species

在各类分类单位之间，有时范围过大，不能完全包括其特征与系统关系，常增加亚级单位，如亚门、亚纲、亚科、亚属和亚种等。

植物分类单位，均用拉丁单词表示，其词尾有规定。如门的词尾一般加 –phyta，纲的词尾一般加 –opsida，目的词尾加 –ales，科的词尾一般加 –aceae。但有些分类单位的词尾习用已久，可保留其习用名和词尾，如双子叶植物纲 Dicotyledoneae 和单子叶植物纲 Monocotyledoneae 的词尾就没有加 –opsida，另有 8 个科经过国际植物学会决定，既可以用其习用名（十字花科 *Cruciferae*，豆

科 *Leguminosae*，藤黄科 *Guttiferae*，伞形科 *Umbelliferae*，唇形科 *Labiatae*，菊科 *Compositae*，棕榈科 *Palmae*，禾本科 *Gramineae*），又可以用规范名。

种（species）是植物的基本分类单位，是具有一定自然分布区和一定的生理、形态特征的生物类群。种内个体间具有相同的遗传性状并可彼此交配产生后代，种间存在着生殖隔离。随着环境和遗传基因的变化，种内的各居群会产生较大的变异。种下还有亚种（subspecies，缩写为 subsp.）、变种（varietas，缩写为 var.）、变型（forma，缩写为 f.），栽培植物还有品种（cultivar，缩写为 cu.）。

亚种是比种小的一级单位，是一个种内的类群，与种具有地理分布或生态上的不同。与种的区别主要是形态上的某些变异。

变种是一个种内的居群在形态上多少有些变异，变异较为稳定，其分布范围（或地区）比亚种小，并与种内其他变种有共同的分布区。

变型是种内有细小变异，但无一定分布区的居群。变型是植物分类最小的单位。

品种是栽培植物的种内变异居群。通常在形态上或经济价值上有差异。如药用的菊花就有亳菊、滁菊、贡菊等栽培品种。如果品种失去了经济价值，也就没有了存在的实际意义，将会被淘汰。药材中一般所说的品种，有时是指分类学上的"种"，有时是指某药用植物的栽培品种。

二、植物的命名

（一）植物种名的组成

《国际植物命名法规》规定了植物学名必须用拉丁文或其他文字的拉丁化来书写。种的命名采用了瑞典植物学家林奈（Linneaus）倡导的"双名法"，由两个拉丁词组成，第一个是属名，第二个是种加词，后附以命名人的姓名。一种植物完整的学名包括属名、种加词和命名人三部分。

1. 属名 属名是植物学名的主体，用拉丁名词的单数主格，首字母必须大写。如人参属 Panax、黄连属 Coptis 等。

2. 种加词 种加词用于区别同属的不同种。种加词多为形容词，有时用主格名词或属格名词。种加词的字母全部小写。

形容词作为种加词时要求性、数、格必须与属名一致。如掌叶大黄 *Rheum palmatum* L. 当归 *Angelica sinensis*（Oliv.）Diels 等。

名词做种加词时，有同格名词和属格名词两类。同格名词如薄荷 *Mentha haplocalyx* Briq. 等。属格名词如高良姜 *Alpinia officinarum* Hance 等。

3. 命名人 在植物学名中，命名人的引证一般只用其姓，同姓者研究同类植物，则加注名字的缩写词以方便区分。命名人姓名要用拉丁字母拼写，每个词的首字母大写。我国的人名，现统一用汉语拼音拼写。命名人姓氏较长时，可以缩写，缩写后加缩略点 "."。如葱 *Allium fistulosum* L. 的命名人为 Carolus Linnaeus。"L." 是姓氏 Linnaeus 的缩写。不同作者共同命名的植物，命名人之间用 et 连接。如紫草 *Lithospermum erythrorhizon* Sieb.et Zucc. 的命名人是 P. F. von Siebold 和 J. G. Zuccarini 两人。如某研究者创建了某一植物名称，但未合格发表，后来的特征描述者发表该名称时，仍要把原命名人保留，引证时在两作者之间用 ex 连接。如延胡索 *Corydalis yanhusuo* W. T. Wang ex Z. Y. Su et C. Y. Wu 学名是由王文采（Wang Wen Cai）创建，后由苏志云（Su Zhi Yun）和吴征镒（Wu Zheng Yi）描记了特征并联合发表。

（二）植物种下等级的命名

植物种下等级分类群的名称是在种加词的后面加上各类群符合缩写，其后再加上亚种、变种或变型的加词，最后附以命名人名。

例如：凹叶厚朴 *Magnolia officinalis* Rehd. et Wils.subsp.*biloba*（Rehd. et Wils.）Law 是厚朴 *Magnolia officinalis* Rehd.et Wils 的亚种，学名由厚朴的学名加上 subsp.、亚种加词 biloba 和亚种命名人（Rehd.et Wils.）Law 共同组成。单叶蔓荆 *Vitex trifolia* Linn. var. *simplicifolia* Cham. 是蔓荆 *Vitex trifolia* Linn. 的学名加上 var.、变种加词 simplicifolia 和变种命名人 Cham. 共同组成。重瓣木芙蓉 *Hibiscus mutabilis* Linn. f. *plenus*（Andrews）S. Y. Hu 是木芙蓉的学名加上 f.、变型加词 plenus 和变种命名人（Andrews）S. Y. Hu 共同组成。

（三）栽培植物的命名

《国际栽培植物命名法规》中规定：栽培植物的品种名称是在种加词后面加上栽培品种加词，首字母大写，外加单引号，后面不加命名人。如药用菊花经过长期人工栽培，在不同产区形成了各具特色的道地药材，其形态上也发生了明显的变异，根据其形态特征的不同分别命名为亳菊 *Dendranthema morifolium* 'Boju'、滁菊 *Dendranthema morifolium* 'Chuju'、贡菊 *Dendranthema morifolium* 'Gongju'、小黄菊 *Dendranthema morifolium* 'Xiaohuangju' 等。

（四）学名的重新组合

有些植物学名的种加词之后有一括号，表示该学名经重新组合而成，重新组合时，将保留的原命名人置于括号内。如紫金牛现在的学名为 *Ardisia japonica*（Thunb.）Blume，括号内为原命名人。曾经的学名是 *Bladhia japonica* Thunb. 后来经 Karl Ludwig von Blume 修订，将紫金牛列入 *Ardisia* 属中，经重新组合成了现在的学名。

第二节　植物分类和鉴别方法

一、植物的分门别类

根据目前植物分类学的常用分类方法，植物界通常被分为 16 门，分别是蓝藻门、裸藻门、绿藻门、轮藻门、金藻门、甲藻门、红藻门、褐藻门、细菌门、黏菌门、真菌门、地衣门、苔藓植物门、蕨类植物门、裸子植物门、被子植物门。

根据目前植物学常用的分类法，将各门排列如下。

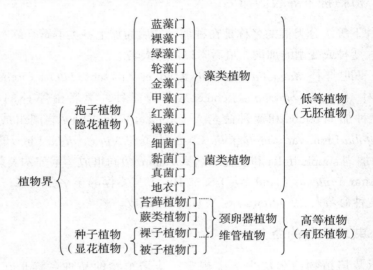

人们习惯将具有某些共同特征的门归为更大的类别。如：

藻类植物：包括蓝藻门、裸藻门、绿藻门、轮藻门、金藻门、甲藻门、红藻门和褐藻门共八个门。

菌类植物：包括细菌门、黏菌门和真菌门。

低等植物：包括藻类植物、菌类植物和地衣植物门。其主要特征：植物体构造简单，为单细胞、多细胞群体或多细胞个体，形态上没有根、茎、叶的分化、构造上一般无组织分化，生殖"器官"一般由单细胞构成，合子发育时离开母体，不形成胚。又称为无胚植物。

高等植物：包括苔藓植物门、蕨类植物门、裸子植物门和被子植物门。其主要特征是形态上有根、茎、叶的分化，内部构造上有了组织分化，生殖"器官"由多细胞构成，合子在母体内发育成胚，又称为有胚植物。

根据繁殖方式不同，藻类、菌类、地衣、苔藓和蕨类植物利用孢子进行有性繁殖，统称为孢子植物（隐花植物）。而裸子植物和被子植物则用种子进行繁殖，又称为种子植物（显花植物）。

苔藓植物、蕨类植物和裸子植物在繁殖过程中，在配子体上产生颈卵器和精子器结构，故合称为颈卵器植物。

维管植物：蕨类植物、裸子植物和被子植物的植物体内具有复杂的维管系统，称为维管植物。

二、鉴别方法

应用药用植物的分类学知识对其来源进行鉴别研究，确定正确的学名，已保证应用品种准确无误。来源鉴别的内容包括原植物的科名、种名、拉丁学名、药用部位。这是药用植物辨识的根本，也是药用植物生产和资源开发工作的基础。来源鉴别要完整细致的观察植物的形态，然后核对文献和标本、如有疑问再进一步核对模式标本。

传统药用植物鉴别方法主要建立在植物的外部形态上，通过观察标本的形态，辅以生态和习性等的了解，并参考相关分类学文献资料可确定生物类群的归属。现代科学新技术的发展，尤其是显微技术、化学技术及分子生物学技术的发展，被引入植物分类领域，使鉴定方法更趋科学和完善，逐渐出现了基于化学性状的化学分类方法、基于数学模型和分析方法的数值分类方法、基于分子生物学研究的 DNA 分子鉴定方法等。现将用于药用植物分类的方法简介如下。

（一）形态分类方法

形态分类研究方法是植物分类学传统方法，此方法根据植物的外部形态特征进行分类。基本思路：野外采集标本、观察、记录等；实验室内进一步特征观察；参考相关文献、核对标本，进而确定其系统学位置。

1. 野外标本采集　野外考察及采集标本中，被子植物应注意花、果期标本的采集；其他大类植物应采集带繁殖器官的标本，如：蕨类植物（孢子囊）等。仔细观察并详尽记录，包括采集地点，生长环境，海拔高度，植株高度，习性，各器官尤其花部的主要形态特征等。

2. 特征观察　将采集的标本进行室内鉴定，深入的形态观察与特征的准确把握是基础。应先观察植株整体再注意器官细部，可先营养器官，如根（直根系、须根系等）、茎（直立、缠绕、圆柱形、四棱形等）、叶（叶脉、叶序、叶形、单叶或复叶等）；后繁殖器官（花、果实及种子）。被子植物的花具有物种水平的鉴定意义，即主要依据花并参考其他器官特征可将标本鉴定到种。很多科花的特征都可作为分类的重要依据，如木兰科植物雄蕊和雌蕊多数而螺旋状排列、单被花等；伞形科植物的复伞形花序；唇形科植物的唇形花冠、2 心皮形成 4 室、花柱基底生等；豆科植物的蝶形花冠等；菊科植物的头状花序、聚药雄蕊、2 心皮等；天南星科植物的肉穗花序等；兰科植物的两侧对称花、合蕊柱等。果实类型也是分类的重要依据，如桑科的聚花果；豆科的荚果；十字花科的角果；蔷薇科的梨果；芸香科的柑果；葫芦科的瓠果；伞形科的双悬果及禾本科的颖果等。

3. 检索表的应用 观察标本的形态学特征后，可根据已掌握知识或参考相关分类学著作、文献进行初步鉴定，待与标本馆模式标本核对后，方可定种。常用的专著有《中国植物志》、各省区及地方植物志等；这些分类学文献中均列有各类检索表供分类鉴定之用。具体工作中，参考检索表由大类至小类，即应用分科检索表鉴定至科一级（分科），应用分属检索表鉴定至属一级（分属），最后定种。

（二）DNA 分子鉴定

系将 DNA 分子遗传标记技术直接分析生物的基因型的鉴定方法，具有遗传稳定性、多样性和较高的化学稳定性。中药鉴定中常用的 DNA 分子标记技术包括限制性片段长度多态性（restriction fragment length polymorphism, RFLP）、随机扩增多态性 DNA（randomly amplified polymorphic DNA, RAPD）、扩增片段长度多态性标记（amplifedfragmen lengh plymophie DNA marker, AFLP）、DNA 测序法（DNA sequencing）。基于 DNA 测序技术建立的 DNA 条形码（DNA barcode）分子鉴定法是利用公认的相对较短的 DNA 序列来进行物鉴定的一种分子生物学技术，是传统形态鉴别方法的有效补充。目前已在《中国药典》2010 年版收载了乌梢蛇饮片、蕲蛇饮片、川贝母药材的 DNA 分子鉴定方法。《中国药典》2015 年版还收载了"中药材 DNA 条形码分子鉴定法指导原则"。

第三节 检索表及其应用

一、检索表的编制

分类检索表是鉴定植物的重要工具，是动物、植物志和动物、植物分类学专著的重要内容之一，学会编制和使用检索表会给学习和工作带来很大方便。

分类检索表是根据二歧分类原则，把原来一群植物相对的特征、特性分成对应的两个分支。再把每个分支中相对的性状又分成相对应的两个分支，依次下去直到编制一定的分类等级为止。为了便于使用，各分支按其出现先后顺序，前边加上一定顺序的数字，相对应的两个分支前的数字或符号应是相同的。常见的动植物分类检索表有定距式、平行式和连续平行式三种。

通常使用的是定距式检索表。将检索表中两个相对应的特征，都编写在距左边有同等距离的地方，每一特征下边，相对应的两个分支特征，较先出现的又向右低一字格，这样继续下去，直到要编制的终点为止（表 2-2）。

表 2-2　部分植物类群的检索表

1. 植物体构造简单，无根、茎、叶的分化，无胚

  2. 植物体不为藻类和菌类的共生体

    3. 植物体含叶绿素或其他光合色素，自养生活 ···藻类植物

    3. 植物体不含叶绿素或其他光合色素，异养生活 ·····································菌类植物

  2. 植物体为藻类和菌类的共生体 ···地衣类植物

1. 植物体构造复杂，有根、茎、叶的分化，有胚

  4. 植物体内无维管组织，生活史中配子体世代占优势 ·····························苔藓类植物

  4. 植物体内有维管组织，生活史中孢子体世代占优势

    5. 植物无花，以孢子繁殖 ···蕨类植物

    5. 植物有花，以种子繁殖

  6. 胚珠裸露，不形成果实 ··裸子植物

  6. 胚珠被心皮包被，形成果实 ··被子植物

二、检索表的应用

当遇到未知的动（植）需要鉴定时，植物检索表能使我们较快而准确的鉴定出名称，应用检索表要注意以下两点。

（一）选择适合鉴定要求的检索表

针对所需鉴定的未知植物类群，要选择不同的植物分类检索表。如鉴别较大的植物分类等级，就要选择植物分门、分纲、分目和分科的检索表；鉴定种属，需要查阅分属、分种的检索表；鉴定不同地区的植物类群，需选择不同地区的植物分类检索表；研究已知科属植物分类，可查阅分科属的植物专著，如《中国植物志》等工具书。

（二）全面观察标本

在使用检索表之前，一定要对需鉴定的植物分类群进行全面而细致的观察，包括营养器官和繁殖器官，种子植物尤其要注意繁殖器官，特别是花的构造，需经过仔细的解剖，认真观察后，再查阅检索表。查阅过程仍需要核对标本特征。当查阅到某一分类等级特征时，还要将标本特征与该分类等级的特征进行全面的核对，两者若符合，才表示查阅的结果是正确的。

中　篇

常用中草药的辨识与应用

第三章　藻类植物

扫一扫看课件

第一节　藻类植物特征

藻类植物没有根、茎、叶的分化，含有光合作用色素的低等自养植物，也称原植体植物，是植物界最低等的类群。

一、形态构造与繁殖

（一）形态构造

藻类植物大小差异很大，最小者只有几微米，大者可达100m以上，如巨藻科植物。藻体形态有单细胞、多细胞群体、丝状体、管状体、叶状体或枝状体等。如蛋白核小球藻是单细胞藻类，水绵是多细胞丝状体，海带、昆布是多细胞叶状体，石花菜是多细胞枝状体。有些褐藻种类有"叶片"、柄和固着器的分化，但是都没有真正的根、茎、叶的分化，体内也无维管组织。

藻类植物一般都具有叶绿素等光合作用色素，是自养植物。除叶绿素、胡萝卜素、叶黄素外，藻类植物细胞内尚含有藻蓝素、藻红素、藻黄素、藻褐素等色素。不同的藻类植物细胞内所含的叶绿素和其他色素的成分和比例不同，从而使藻体呈现不同的颜色。色素通常分布于载色体上，也有少数不形成载色体；不同藻类载色体的形状、大小均不相同，有小盘状、杯状、网状、星状、带状等。不同藻类光合作用的产物和贮藏的营养物质也不同，如蓝藻贮存蓝藻淀粉、蛋白质粒，绿藻为淀粉、脂肪，红藻为红藻淀粉、红藻糖，褐藻为褐藻淀粉、甘露醇等。

（二）繁殖和生活史

藻类植物的繁殖方式有营养繁殖、无性生殖和有性生殖。营养繁殖是藻类植物的主要繁殖方式，如细胞分裂、藻体断裂、出芽等。无性生殖和有性生殖均产生生殖细胞。无性生殖产生的生殖细胞称为孢子，如游动孢子、不动孢子、拟亲孢子、四分孢子、单孢子和果孢子。产生孢子的囊状结构叫孢子囊，孢子的产生没有经过减数分裂，单个孢子即可发育形成一个新的植物体。有性生殖产生的生殖细胞称为配子，产生配子的囊状结构叫配子囊。配子两两结合产生合子，合子不发育成胚，脱离母体后直接产生新植株，或减数分裂产生孢子再发育成新植株。根据相结合的两个配子的大小、形状、行为，可分为同配生殖、异配生殖和卵配生殖。同配生殖是指相结合的两个配子的大小、形状、行为完全一样；异配生殖是指相结合的两个配子的形状一样，但大小和行为不同，大而运动迟缓的为雌配子，小而运动能力强的为雄配子；卵配生殖是指相结合的两个配子的大小、形状、行为都不相同，大、无鞭毛不能运动的称为卵，小、有鞭毛能运动的称为精子。卵和精子的结合形成受精卵，即合子。

不少藻类植物的生活史中存在孢子体和配子体两种植物体。孢子体上形成孢子囊，孢子母细胞经减数分裂，形成单倍体孢子，孢子萌发形成配子体；成熟的配子体产生配子，配子结合形成合子，合子萌发，又形成孢子体。从孢子开始，经配子体到配子结合前，细胞中的染色体数是单倍的，称配子体世代或有性世代；从合子起，经过孢子体到孢子母细胞止，细胞中的染色体数是双倍的，称孢子体世代或无性世代。二倍体的孢子体世代和单倍体的配子体世代互相更替，称为世代交替。具世代交替生活史的植物，有的种类孢子体和配子体在形态、构造上基本相同，只是体内细胞的染色体数目不同，称为同型世代交替，如石莼；有的种类孢子体和配子体植物在形态、构造上明显不同，称为异型世代交替，如海带。

二、生态习性与分布

藻类植物有 3 万多种，分布于世界各地，对环境条件要求不高，适应环境能力强。大多数生活在水中，少数生于潮湿的土壤、树皮、石头和墙垣等上。水生藻类有的浮游于水中，有的固着于水中岩石上或附着于其他物体上。有些藻类生活于 100m 深的海底，也有些藻类生活在南北极或终年积雪的高山，有些蓝藻生活在高达 85℃的温泉中。

第二节　分类与常用中草药

藻类植物种类繁多、资源丰富，食用、药用历史悠久，历代本草中均有记载，如海藻、昆布、紫菜、石莼、葛仙米等。藻类植物含有丰富的蛋白质、氨基酸、维生素、矿物质等营养成分，具有很高的营养价值。如蓝藻门螺旋藻属极大螺旋藻 *A. maxima* Setch. et N. L. Gardner 和螺旋藻 *A. platensis* Gomont 中蛋白质含量达到干重的 56%；昆布属的碘含量为干重的 0.08% ～ 0.76%；紫菜中维生素 C 的含量为柑橘类的一半左右；海藻中含有丰富的微量元素，如硼、钴、铜、锰、锌等。近年来陆续从藻类植物中发现了一些化合物，具有抗肿瘤、抗病毒、抗真菌、降血压、降胆固醇、防治冠心病和慢性气管炎等生物活性。如培养的椭孢念珠藻 *Nostoc ellipsosporum* Rabenh. ex Bornet et Flahault 中获得的蛋白质蓝藻抗病毒蛋白 N（Cyanovirin–N），具有抗 HIV 活性；从眉藻 *Calothrix* sp. 中获得的生物碱 Calothrixin A 具有抗疟和抗癌活性。

　　藻类植物根据细胞内所含色素种类、贮存营养物质、植物体的形态构造、细胞壁成分、鞭毛数目、着生位置和类型、繁殖方式和生活类型等不同，分为蓝藻门、裸藻门、绿藻门、轮藻门、金藻门、甲藻门、红藻门、褐藻门。其中绿藻门、红藻门、褐藻门的药用价值较大。

一、蓝藻门

　　蓝藻门是一类地球上出现最早、构造最简单的自养原核生物，植物体多呈蓝绿色，又称蓝绿藻。藻体有单细胞、非丝状群体或丝状体等，不具鞭毛。

　　蓝藻的繁殖有营养繁殖和无性生殖，以营养繁殖为主。营养繁殖包括直接分裂，或从异型胞处断裂或藻殖段细胞分裂形成新丝体；无性生殖时有些细胞增大、细胞壁增厚、细胞内充满营养物质形成厚垣孢子（厚壁孢子）后休眠，条件适宜时细胞壁破裂，细胞分裂形成新丝体。单细胞和非丝状群体的蓝藻主要靠细胞分裂、群体破裂繁殖；丝状体蓝藻是以藻殖段的方式繁殖，极少进行孢子繁殖。

　　蓝藻门有 4 科，160 多属，1500 余种；我国有 106 属，759 种。从两极到赤道均有分布，主要生活在淡水中，有水生、气生、寄生、共生等多种生活习性。

【药用植物】

　　葛仙米 *Nostoc xommune* Vauch.：念珠藻科。植物体由许多圆球形细胞组成不分枝的单列丝状体，形如念珠状。丝状体外有一个共同的胶质鞘，形成片状或团块状的胶质体。丝状体上相隔一定距离产生一个异型胞，壁厚，与营养细胞相连的内壁为球状增厚，称节球。两个异型胞之间，或由于丝状体中某些细胞死亡，将丝状体分成许多小段，每小段即形成藻殖段（连锁体）（图 3–1）。分布于全国各地，生于湿地或地下水位较高的草地上，民间习称"地木耳"，藻体（药材名：地木耳）能清热、收敛、明目。

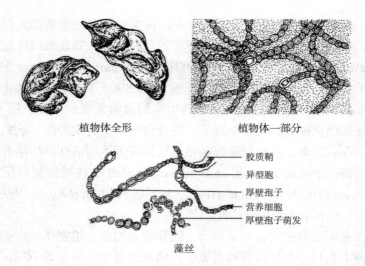

植物体全形　　　　　　　植物体一部分

胶质鞘
异型胞
厚壁孢子
营养细胞
厚壁孢子萌发

藻丝

图3-1　葛仙米

常见的药用植物还有发菜 *Nostoc flagilliforme* Born. et Flah，产于我国西北地区，可食用。海雹菜 *Brachytrichia quoyi*（C. Ag.）Born. Flah.，藻体（药材名：海雹菜）能解毒利水。螺旋藻 *Arthrospira platensis* Gomont，藻体（药材名：螺旋藻）用于治疗营养不良和增强免疫力。

二、绿藻门

植物体由真核细胞组成，藻体形态有单细胞、群体、丝状体、叶状体和管状等，游动或静生。细胞壁有两层，内层主要是纤维素，外层是果胶质，常黏液化；细胞中具有与高等植物叶绿体结构类似的载色体，呈杯状、环带状、星状、螺旋带状、网状等多种形状，含有叶绿素 a、叶绿素 b、α- 胡萝卜素、β- 胡萝卜素和叶黄素等光合色素，多数载色体中有 1 至多个蛋白核，也称淀粉核。贮藏的营养物质主要是淀粉、蛋白质和油脂。一些种类的营养体和大多数种类的孢子或配子具有 2 或 4 条项生等长的鞭毛，少数 1 条、8 条或多数或尾鞭型。

绿藻的繁殖方式多种，单细胞绿藻以细胞分裂产生各种孢子进行繁殖，多细胞丝状体直接断裂形成片段，再长成独立的新个体。有性生殖由配子结合形成合子，合子直接萌发成新个体，或经减数分裂形成孢子，发育形成新个体。不少种类存在明显的世代交替现象。

绿藻门 430 属，8600 余种，是种类最多的一门藻类。约 90% 的种类分布在淡水或潮湿的土表、墙垣、岩石、树干等处；海产种类仅占 10% 左右，多分布于近海沿岸；少数种类生长在终年积雪处，一些绿藻能寄生于动物体内或与真菌共生。

【药用植物】

石莼 *Ulva lactuca* L.：石莼科。藻体为两层细胞的膜状体，黄绿色，边缘波状，基部具多细胞固着器。无性生殖产生具 4 条鞭毛的游动孢子。有性生殖产生具两条鞭毛的配子，配子结合形成合子，合子直接萌发成新个体。由合子萌发成的藻体只产生孢子，称孢子体；由孢子萌发形成的藻体，只产生配子，称配子体。配子体是单倍体（n），孢子体是 2 倍体（2n）。生活史为同型世代交替（图 3-2）。分布于沿海海湾，供食用，俗称"海白菜"。藻体（药材名：海白菜）可软坚散结、清热祛痰、利水解毒。

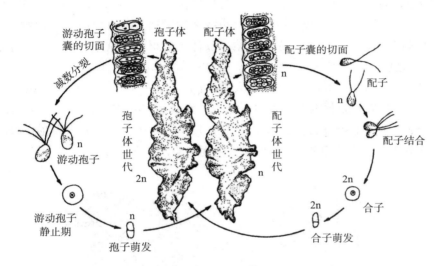

图3-2　石莼

常见的药用植物还有水绵 *Spirogyra nitida*（Dillow.）Link. 双星藻科。分布于小河、池塘、水田或沟渠中，藻体（药材名：水棉）能治疮疡、烫伤。

三、红藻门

植物体常为多细胞体、稀为单细胞类型。藻体呈丝状体、片状体、壳状或树枝状体等，多数种类呈红色至紫色，少为蓝绿色。藻体常较小，高约 10cm 左右，少数达 1m 以上，如紫菜可达数米。细胞壁两层，外层为果胶质，内层为纤维素。载色体 1 至多个，含藻红素、叶绿素 a 和 b，β- 胡萝卜素、叶黄素、藻蓝素等光合色素，藻红素多占优势，所以藻体多为紫色或玫瑰红色。细胞内贮藏的营养物为红藻淀粉和红藻糖。

红藻的繁殖有营养繁殖、无性生殖和有性生殖。营养繁殖以分裂繁殖为主。无性生殖由营养细胞直接产生，1 个营养细胞产生 1 个孢子囊，1 个孢子囊产生 1 个单孢子，有的经过减数分裂产生四分孢子，均为不动孢子。有性生殖为卵式生殖。

红藻门约有 558 属，4000 余种，绝大多数分布于海水中，常固着于岩石等物体上。

【药用植物】

石花菜 *Gelidium amansii* Lamouroux：石花菜科。藻体扁平直立，丛生，4～5 羽状分枝，小枝对或互生。藻体紫红色或棕红色，分布于渤海、黄海、台湾北部。藻体（药材名：石花菜）能清热解毒、缓泻，也可提取琼胶（琼脂），用于医药、食品或作细菌培养基。

甘紫菜 *Porphyra tenera* Kjellm.：红毛藻科。雌雄同体，藻体为叶状体，高 20～30cm，宽 10～18cm；藻体形态变化较大，有薄叶片状、卵形、竹叶形、不规则形等，基部楔形、圆形或心形，边缘多少皱褶，紫红色或微带蓝色。分布于辽东半岛至福建沿海，现有大量栽培。藻体（药材名：紫菜）能清热利尿、软坚散结、消痰，也供食用。

红藻门常见的药用植物还有海人草 *Digenea simplex*（Wulf.）C. Ag.，藻体（药材名：海人草）能驱蛔虫、鞭虫、绦虫。鹧鸪菜 *Caloglossa leprieurii*（Mont.）G. Martens，藻体（药材名：美舌藻、乌菜）含美舌藻甲素（海人草酸）及甘露醇、甘油酸钠盐（海人草素），能驱蛔、化痰、消食（图3-3）。

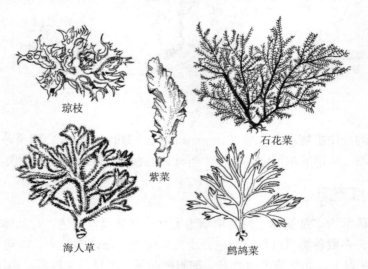

琼枝

紫菜

石花菜

海人草

鹧鸪菜

图3-3　五种药用红藻

四、褐藻门

褐藻为多细胞真核藻类，形态上有分枝或不分枝的丝状体、叶状体、管状体或囊状体等，有的外形上有类似"茎叶"的分化；小的藻体高 1～2cm，大型的褐藻，如海带可达 4～5m，藻体可明显分为"带片"、柄和固着器三部分。进化水平高的藻体内部组织分化为表皮层、皮层和髓部。除生殖细胞外，都具有明显的内、外两层细胞壁，外层由褐藻胶构成，能使藻体保持润滑；内层由纤维素构成，比较坚固。载色体常为小盘状，也有管状等；内含叶绿素 a、c，也常含胡萝卜素等黄色色素和 6 种叶黄素，叶黄素中以墨角藻黄素量最大，故使藻体呈褐色。细胞中贮藏的营养物为褐藻淀粉、甘露醇、油类等。褐藻的生殖方式与绿藻基本相似。藻体的营养体均无鞭毛。

　　褐藻约 250 属 1500 余种，绝大多数生活在海水中，从潮间线一直分布到低潮线下约 30m，是构成海底"森林"的主要类群。

　　【药用植物】

　　海带 *Laminaria japonica* Aresch.：海带科。基部为固着器，分枝呈根状，固着于岩石或其他物体上；上面是茎状的柄，柄以上是扁平叶状、不分裂的大型带片（图 3-4）。叶状体（药材名：昆布）能软坚散结、消痰利水。也供食用和防治缺碘性甲状腺肿大。

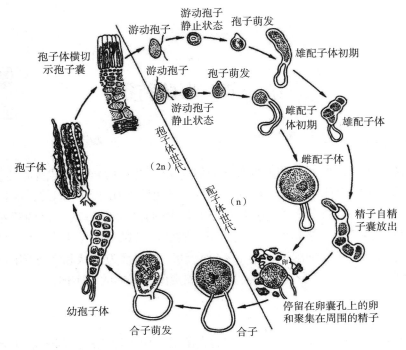

图3-4　海带

　　昆布 *Ecklonia kurome* Okam.：翅藻科。植物体分为固着器、柄和带片三部分。带片为单条或羽状，边缘有粗锯齿。叶状体亦作昆布药用。同科植物作昆布用的还有裙带菜 *Undaria pinnatifida*（Harv.）Suringar。

第四章　真菌门

扫一扫 看课件

第一节　真菌特征

一、形态特征

真菌不含叶绿素，是典型的异养真核生物。真菌的异养方式为寄生或腐生，可以从动植物的活体中吸收有机物，或者从动植物的死体和它们的排泄物，以及断枝、落叶和土壤的腐殖质中吸收和分解其中的有机物，作为自己的营养。贮存的营养物质主要是肝糖和少量的蛋白质、脂肪以及微量的维生素。除少数例外，真菌细胞都有明显的细胞壁，通常不能运动。真菌常为丝状和多细胞的有机体，其营养体除大型菌外，分化很小。高等大型真菌有定形的子实体。

（一）真菌的营养体

除少数单细胞真菌外，绝大多数的真菌是由菌丝构成的。菌丝是纤细的管状体，分枝或不分枝。组成一个菌体的全部菌丝称菌丝体。菌丝一般直径在10μm以下，最细的不到0.5μm，最粗的可超过100μm。菌丝分为无隔菌丝和有隔菌丝两种。无隔菌丝为长管形细胞，有分枝或无，大多数是多核的。有隔菌丝有横隔壁把菌丝隔成许多细胞，每个细胞内含1或2个核，菌丝中的横隔上有小孔，原生质可以从小孔流通。

菌丝细胞内含有原生质、细胞核和液泡。贮存的营养物质是肝糖、油脂和菌蛋白，不含淀粉。原生质通常无色透明，有些种属因含有种种色素（特别是老化菌丝），呈现不同的颜色。细胞核在营养细胞中很小，不易观察，但在繁殖细胞中大而明显，并易于染色。

菌丝是真菌吸收养分的结构。腐生菌可由菌丝直接从基质中吸取养分，或产生假根吸取养分。寄生菌在寄主细胞内直接和寄主的原生质接触而吸收养分；胞间寄生的真菌从菌丝上分生的吸器伸入寄主细胞内吸取养料。

绝大部分真菌均有细胞壁，细胞壁的成分极其复杂，随着年龄和环境条件经常变化。某些低等真菌的细胞壁的成分为纤维素，高等真菌的细胞壁主要成分为几丁质。有些真菌的细胞壁因含各种物质，使细胞壁和菌体呈黑色、褐色或其他颜色。

真菌的菌丝在正常生活条件下，一般很疏松，但在环境不良或繁殖时，菌丝相互紧密交织在一起，形成各种不同的菌丝组织体。常见的菌丝组织体有根状菌索、子实体、子座和菌核。

（1）根状菌索 高等真菌的菌丝密结成绳索状，外形似根，颜色较深，根状菌索有的较粗，长达数尺。能抵抗恶劣环境，环境恶劣时生长停止，适宜时再恢复生长。在引起木材腐朽的担子菌中根状菌索很普遍。

（2）子实体 高等真菌在繁殖时期形成的有一定形态结构、能产生孢子的菌丝体，称子实体，如蘑菇的子实体呈伞状，马勃的子实体近球形。

（3）子座 子座是容纳子实体的褥座，是从营养阶段到繁殖阶段的一种过渡形式。在子座上面产生许多子囊壳，子囊壳内产生子囊和子囊孢子。

（4）菌核 菌核是由菌丝密结形成的颜色深、质地坚硬的核状体。菌核中贮藏有丰富的营养物质，能抵抗干燥和高、低温环境，是渡过不良环境的休眠体，条件适宜时可以萌发为菌丝体或产生子实体。

（二）真菌的营养方式

多数真菌营腐生或寄生生活，部分真菌属于共生真菌，少数为捕食真菌。

二、繁殖

真菌的繁殖方式有营养繁殖、无性生殖和有性生殖 3 种。

1. 营养繁殖 单细胞真菌通过细胞分裂而产生子细胞。有的真菌细胞在一定部位形成一个突起，产生芽孢子，称出芽生殖，如酿酒酵母。有的营养细胞断裂，形成节孢子，如裂殖酵母。有些真菌菌丝断裂片段也能产生新个体。

2. 无性生殖 通过产生各种类型的无性孢子，如游动孢子、孢囊孢子、分生孢子等繁殖形成新个体。

3. 有性生殖 有多种方式，如同配生殖、异配生殖、接合生殖、卵式生殖等产生各种类型的孢子。真菌在产生有性孢子之前，一般经过 3 个阶段。第一是质配阶段，由两个带核的原生质融合为同一个细胞。第二是核配阶段，由质配带入同一细胞内的两个细胞核的融合。第三是减数分裂，使染色体数目重新减为单倍体，形成 4 个单倍体的细胞核，产生 4 个有性孢子。

第二节 分类与常用中草药

真菌药用在我国有悠久的历史，《神农本草经》及以后的许多本草均有记载，如灵芝、茯苓、冬虫夏草等至今仍广泛应用。根据不完全统计，已知药用真菌约300种，其中具有抗癌作用的达100种以上，如云芝中的蛋白多糖、猪苓中的猪苓多糖、香菇多糖、银耳酸性异多糖、茯苓多糖和甲基茯苓多糖、裂褶菌多糖、雷丸多糖、蝉花多糖等。此外，竹黄多糖、香菇多糖治疗肝炎有一定疗效。灵芝多糖对心血管系统有明显作用，能降低整体耗氧量，增强冠状动脉流量。银耳多糖在治疗慢性肺源性心脏病和冠心病方面有一定的效果。随着真菌的研究工作不断深入，从其中寻找新的治疗疑难病的药物和保健药物是很有希望的。

据统计，世界上已被描述的真菌有10万种左右，我国约有4万种。根据能动孢子的有无、有性阶段的有无以及有性阶段的孢子类型，真菌门分成5个亚门，即鞭毛菌亚门、接合菌亚门、子囊菌亚门、担子菌亚门和半知菌亚门。和医药关系密切的有子囊菌亚门和担子菌亚门。

一、子囊菌亚门

子囊菌亚门是真菌中种类最多的1个亚门，全世界有2000余属，6.4万余种。除少数低等子囊菌为单细胞外，绝大多数子囊菌有发达的菌丝，菌丝为有隔菌丝，并且紧密结合成一定的形状。子囊菌的无性生殖特别发达，有裂殖、芽殖，或形成各种孢子，如分生孢子、节孢子、厚垣孢子（厚壁孢子）等。

子囊菌最主要的特征是有性生殖产生子囊，内生8个子囊孢子。除少数原始种类子囊裸露不形成子实体外（如酵母菌），绝大多数子囊菌都产生子实体，子囊包于子实体内。子囊菌的子实体又称子囊果。子囊果的形态是子囊菌分类的重要依据，常见有3种类型（图4-1）。

（1）子囊盘 子囊果为盘状、杯状或碗状，子囊盘中的许多子囊和隔丝（不育菌丝）垂直排列在一起，形成子实层。子实层完全暴露在外面，如盘菌类。

（2）闭囊壳 子囊果完全闭合成球形，无开口，待其破裂后子囊孢子才能散出。

（3）囊壳 子囊果呈瓶状或囊状，先端开口，这一类子囊果多埋生于子座内，如麦角菌、冬虫夏草菌。

【药用植物】

冬虫夏草 *Cordyceps sinensis*（Berk.）Sacc.：麦角菌科。寄生于蝙蝠蛾科昆虫幼虫体内，冬虫夏草菌的子囊孢子为多细胞的针状物，由子囊散出后分裂成小段，每段萌发，产生芽管，侵入昆虫的幼虫体内，蔓延发展，破坏虫体内部结构，把虫体变成充满菌丝的僵虫，冬季形成菌核，夏季自幼虫体的头部长出棍棒

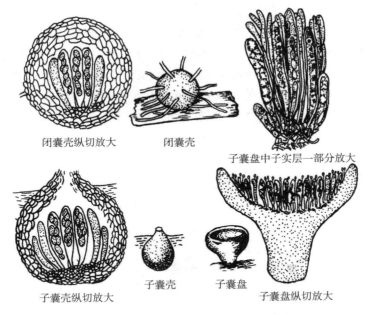

闭囊壳纵切放大   闭囊壳

子囊盘中子实层一部分放大

子囊壳纵切放大   子囊壳   子囊盘   子囊盘纵切放大

图4-1 子囊果的类型

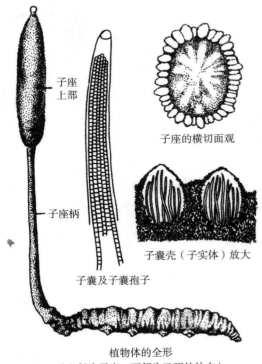

子座上部

子座柄

子座的横切面观

子囊壳（子实体）放大

子囊及子囊孢子

植物体的全形
（上部为子座，下部为已死的幼虫）

图4-2 冬虫夏草

状的子座，子座上端膨大，近表面生有许多子囊壳，壳内生有许多长形的子囊，每个子囊具 2～8 个子囊孢子，通常只有 2 个成熟，子囊孢子细长、有多数横隔，它从子囊壳孔口散射出去，又继续侵害幼虫（图4-2）。主要分布于我国西南、西北。生长在海拔 3000m 以上的高山草甸土层中。带子座的菌核（药材名：冬虫夏草）能补肺益肾，止血化痰。

虫草属我国约 130 余种。其中，蛹草菌 *C.militaris*（L.）Fr.、凉山虫草 *C. liangshanensis* M. Zang，D. Liu et R.Hu、古尼虫草 *C. gunnii*（Berk.）Berk. 等带子座的菌核与冬虫夏草有相似的疗效。从蛹草菌的培养物中可以得到虫草素。

麦角菌 *Claviceps purpurea*（Fr.）Tul.：麦角菌科。寄生在禾本科、莎

草科、石竹科、灯心草科等植物的子房内，菌核形成时露出子房外，呈紫黑色，质地比较坚硬，形状像动物的角，故称麦角。麦角落地过冬，春季寄主开花时，菌核萌发生成红头紫柄的子座，每个菌核生出 20～30 个子座；子座头部近圆形，从纵切面观可见沿外层有 1 层排列整齐的子囊壳，子囊壳瓶状，孔口略露于外，其内长有许多长圆柱形的子囊，每个子囊含有 8 枚针形的子囊孢子。孢子散出后，借助气流、雨水或昆虫传到麦穗上，萌发成芽管，浸入子房，长出菌丝，菌丝充满子房而发生极多分生孢子，同时分泌蜜汁，昆虫采蜜时遂将分生孢子带至其他麦穗上。菌丝体继续生长，最后不再产生分生孢子，形成紧密坚硬、紫黑色的菌核即麦角（药材名：麦角）（图 4-3）。麦角含有麦角胺、麦角毒碱、麦角新碱等活性成分，其制剂常用作子宫或内脏器官的止血剂。

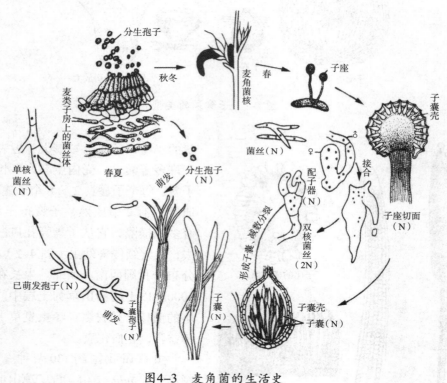

图4-3 麦角菌的生活史

竹黄 *Shiraia bambusicola* Phone. Henn.：菌核（药材名：竹黄）能祛风除湿、活血舒筋。

二、担子菌亚门

担子菌亚门是一群种类繁多的陆生高等真菌，全世界有近 1600 属，约 32000 种。其中多种是植物的专性寄生菌和腐生菌，还有许多担子菌具食用或药用价值，有毒的种类也很多。

担子菌的主要特征是有性生殖过程中形成的担子、担孢子。担孢子是外生的，与子囊孢子生于子囊内不同。担子菌营养体全是多细胞菌丝体，菌丝发达，有横隔，并有分枝。在整个生活史中有两种菌丝体，即初生菌丝、次生菌丝。顶端细胞膨大成为担子，担子上生出 4 个小梗，4 个小核分别移入梗内，发育形成 4 个担孢子。形成担孢子的菌丝体称为担子果，实际就是担子菌的子实体。其形态、大小、颜色各不相同，如伞状、扇状、球状、头状、笔状等。

【药用植物】

茯苓 *Poria cocos* F. A.Wolf：多孔菌科。菌核球形，或不规则块状，大小不一，小的如拳头，大的可达数公斤。表面粗糙，呈瘤状皱缩，灰棕色或黑褐色，内部白色或淡棕色，粉粒状，由无数菌丝及贮藏物质聚集而成。子实体无柄，平伏于菌核表面，呈蜂窝状，厚 3 ～ 10mm，幼时白色，成熟后变为浅褐色（图 4-4）。分布全国，现多栽培。寄生于赤松、马尾松、黄山松、云南松等的根上。菌核（药材名：茯苓）能利水渗湿，健脾宁心。

灵芝 *Ganoderma lucidum*（Curtis）P. Karst.：多孔菌科。腐生真菌。子实体木栓质。菌盖半圆形或肾形，初生为黄色，后渐变成红褐色，外表有漆样光泽，具环状棱纹和辐射状皱纹，菌盖下面有许多小孔，呈白色或淡褐色，为孔管口。菌柄生于菌盖的侧方。孢子卵形，褐色，内壁有多数小疣（图 4-5）。分布全国。生于栎树及其他阔叶树木桩上，多栽培。灵芝和紫芝 *G. sinense* J. D. Zhao, L. W. Hsu et X. Q. Zhang 的子实体（药材名：灵芝）能补气安神，止咳平喘。

脱皮马勃 *Lasiosphaera fenzlii* Reichardt：马勃科。腐生真菌。子实体近球形至长圆形，直径 15 ～ 30cm，幼时白色，成熟时渐变浅褐色，外包被薄，成熟时呈碎片状剥落；内包被纸质，浅烟色，熟后全部破碎消失，仅留 1 团孢体。其中孢丝长，有分枝，多数结合成紧密团块。孢子球形，外具小刺，褐色（图 4-6）。分布于西北、华北、华中、西南等地区。生于山地腐殖质丰富的草地上。脱皮马勃与大马勃 *Calvatia gigantea*（Batsch）Lloyd、紫色马勃 *C. lilacina*（Mont.et Berk.）Henn. 的子实体（药材名：马勃）能清肺利咽，止血。

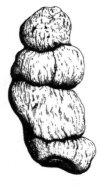
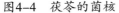
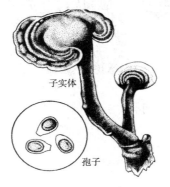
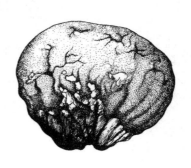

图4-4　茯苓的菌核　　　图4-5　灵芝的子实体和孢子　　　图4-6　脱皮马勃

银耳 *Tremella fuciformis* Berk.：银耳科。腐生菌，子实体白色，胶质，半透明，由许多薄而皱褶的菌片组成，呈菊花状或者鸡冠状，银耳的担子每个纵列为四个细胞，四个细胞的下半部在横切面上连成田字形，上半部各个细胞形成细长的管，管顶伸出子实体表面，再生小梗，小梗上生着一个担孢子（图 4-7）。子实体（药材名：银耳 / 白木耳）是营养丰富的滋补品，能滋阴，养胃，益气和血。

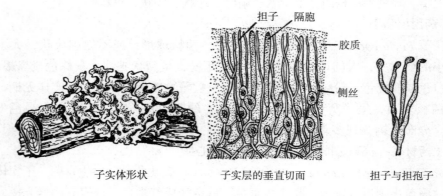

| 子实体形状 | 子实层的垂直切面 | 担子与担孢子 |

图4-7 银耳

木耳 *Auricularia auricula*（L.ex Hook.）Underw.：木耳科。子实体叶状、耳状、半透明、胶质，有弹性，深褐色至黑色，腐生于榆树、槭树、榕树等砍伐段木或者树桩上（图 4-8）。子实体（药材名：木耳 / 黑木耳）含有麦角甾醇、卵磷脂、甘露糖等，能补血益气、润肺止血。

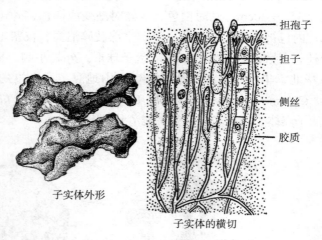

子实体外形

子实体的横切

图4-8 木耳

第五章　地衣植物门

扫一扫看课件

第一节　地衣植物特征

　　地衣是一类由共生藻和共生菌形成的共生体，无论在形态、构造、生理和遗传上都形成一个独立的、固定的复合有机体。地衣分泌的地衣酸对岩石风化和土壤形成有促进作用，通常认为地衣是自然界的先锋植物。

一、形态与构造

地衣体的形态和生长状态一般分为三种基本类型（图 5-1）：

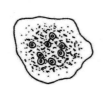

壳状地衣（茶渍衣属）

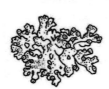

叶状地衣（梅衣属）

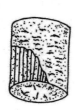

壳状地衣（文字衣属）

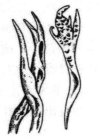

枝状地衣（雪茶）

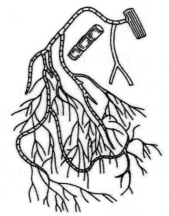

枝状地衣（节松萝）

图5-1　地衣的形态

1. 壳状地衣 地衣体呈现各种颜色的壳状物，紧贴基质表面，无下皮层结构，菌丝直接伸入基质，难以剥离。约占全部地衣的80%。常见的有生于岩石上的茶渍衣属（*Lecanora*）和生于树上的文字衣属（*Graphis*）等。

2. 叶状地衣 地衣体呈叶片状，下面有菌丝形成的假根或脐固着在基质上，易剥离。常见的有梅衣属（*Parmelia*）和地卷衣属（*Peltigera*）等。

3. 枝状地衣 地衣体呈树枝状或须根状，直立或下垂，仅基部固着在基质上。常见的有石蕊属（*Cladonia*）和松萝属（*Usnea*）等。

地衣体组成菌丝和藻细胞的排列方式和结构类型不完全相同。横切面观，从上至下分上皮层、藻胞层（或藻层）、髓层和下皮层。上皮层和下皮层是由菌丝紧密交织而成，也称假皮层；藻胞层在上皮层之下，由藻类细胞集中排列而成；髓层是由菌丝疏松、交织排列而成。藻细胞在上皮层之下集中排列一层，形成明显藻胞层的地衣称异层地衣；藻细胞与菌丝混合交织而不集中排列为1层的地衣称同层地衣。叶状地衣常为异层型，壳状地衣多无皮层，或仅具上皮层，髓层菌丝直接与基物密切紧贴；枝状地衣常为异层型，与异层叶状地衣的构造基本相似，但各层排列成圆环状，中央具1条中轴（如松萝属）或中空（如地茶属）（图5-2）。

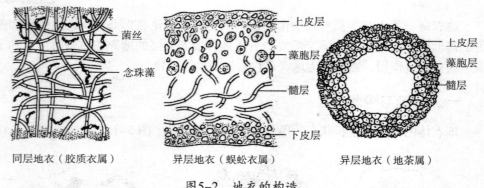

菌丝
念珠藻
上皮层
藻胞层
髓层
下皮层
上皮层
藻胞层
髓层

同层地衣（胶质衣属）　　异层地衣（蜈蚣衣属）　　异层地衣（地茶属）

图5-2　地衣的构造

二、繁殖与分布

营养繁殖是地衣常见的繁殖方式，由地衣体的藻、菌同时进行，主要有地衣体断裂或产生粉芽、珊瑚芽和碎裂片等，在适宜条件发育成新个体。无性生殖由地衣体的藻、菌分别进行，菌类产生分生孢子，孢子萌发出菌丝后并遇到适合的藻类即可发育成新的地衣，否则死亡；藻类在地衣体内进行无性生殖，以增加其数量。有性生殖仅共生真菌进行，由真菌发育出子实体，子实体产生有性孢子（子囊孢子或担孢子），孢子被释放后萌发出菌丝并遇到适合的藻类才能发育成新的地衣体。藻类则以细胞分裂增殖为主。

全球广布，在树干、树叶、地表、岩石等表面均有生长。在沼泽、沙漠、高山、冻土带及地球两极也有大量分布。

第二节　分类与常用中草药

地衣有 500 余属，25000 余种。按共生真菌的类型，可将地衣分为子囊衣纲（Ascolichens）、担子衣纲（Basidiolichens）及不完全衣纲（Lichens imperfecti）。

【药用植物】

石耳 *Umbilicaria esculenta*（Miyoshi）Minks：石耳科。地衣体叶状，近圆形，边缘波状浅裂，直径 2～15cm。表面褐色，平滑或有剥落粉屑状小片，下面灰棕黑色至黑色，自中央伸出短柄。分布于我国中部及南部。全草（药材名：石耳）能清热、止咳、利尿，也供食用。

松萝 *Usena diffracta* Vain.：松萝科。颜色黄绿；植物体丝状下垂，长 15～30cm，成二叉式分枝，基部分枝少，先端分枝多；中央有韧性丝状轴，易与皮剥离。分布于全国大部分地区。全草（药材名：松萝、节松萝、破茎松萝）能止咳平喘、活血通络、清热解毒，西南地区常作"海风藤"入药；含有松萝酸、环萝酸、地衣聚糖。

第六章 苔藓植物门

扫一扫看课件

苔藓植物门植物是最原始的高等植物，也是一类结构比较简单的多细胞绿色植物。植物体矮小，最大的也只有数十厘米。由于在生殖过程中依赖水，所以它们大多生活在潮湿环境中的土壤、林中树皮和朽木上，广布于热带、亚热带、温带、寒带地区。是从水生到陆生过渡的代表类型。

第一节 苔藓植物特征

1. 生活史有明显的世代交替 苔藓植物的生活史中有配子体、孢子体和原丝体三种植物体，形成明显的世代交替（图6–1）。其中，配子体生活周期长，在生活史中占优势，我们平时所见到的绿色苔藓植物即是它们的配子体；孢子体生活周期短，常寄生在配子体上，不能离开配子体独立生活，需要由配子体供给营养。由此可见，苔藓植物的生活史具有配子体占优势的异型世代交替，这是区别于其他高等植物的一个重要特征。

2. 配子体发达 苔藓植物的配子体有两种类型，一种为无茎叶分化的扁平叶状体，另一类为有假根和类似茎、叶分化的拟茎叶体。配子体没有真正的根，只有假根，假根由单细胞或单列细胞所组成，起固着和吸收作用。配子体的叶不具备叶脉，只有被称为中肋的类似叶脉结构，可吸收水分、养料，并具有机械支持作用，因而被称为拟叶。配子体内部构造简单，无中柱，不具备维管束；在较高级的种类中，有皮部和中轴的分化，形成类似输导组织的细胞群。

苔藓植物的配子体在有性生殖时形成多细胞的生殖器官。雌性生殖器官为颈卵器，外形如瓶状，上部细狭为颈部，下部膨大称腹部。颈卵器包括位于外部的1至多数壁细胞和被壁下保护着的一个卵细胞、一个腹沟细胞和一列颈沟细胞四部分。雄性生殖器官为精子器，外形棒状或球形，外壁由一层细胞组成，内有精子多数，精子形状长而卷曲，有两条鞭毛，受精作用依赖于水。

苔藓植物的精子和卵子结合，形成合子，合子不经过休眠，分裂形成胚。

3. 孢子体退化　苔藓植物的胚在颈卵器内发育成孢子体的阶段称为无性世代。孢子体分为孢子囊（又称孢蒴）、蒴柄和基足三部分。基足嵌生于配子体植株顶端，呈吸器样吸取配子体中的养分；蒴柄是连接基足与孢子囊的柄状结构；孢子囊内的造孢组织发育成孢子母细胞，孢子母细胞经减数分裂发育成单倍体的孢子。

4. 原丝体独立生活　苔藓植物孢子体所产生的孢子，在适宜环境中萌发，形成丝状的原丝体。原丝体独立生活。原丝体生长一段时期后，在原丝体上生出芽体，芽体进一步发育成配子体。

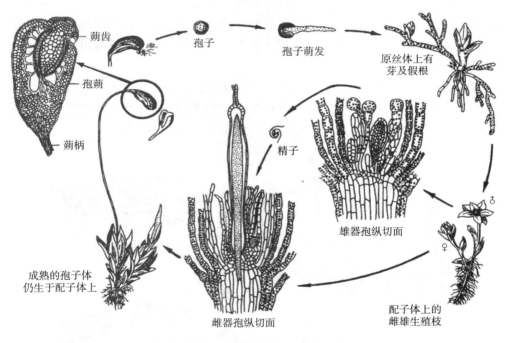

图6-1　葫芦藓的生活史

苔藓植物门约有 23000 种植物，广布世界各地。我国约有 2800 种，药用 40 余种，其中苔类 6 种，藓类 30 余种。

第二节　分类与常用中草药

一、苔纲

苔纲植物的配子体有叶状体、拟茎叶体等形态，多为背腹式，常具假根。孢子体构造简单，蒴柄柔弱，孢蒴的发育在蒴柄延伸生长之前，孢蒴成熟后多呈 4

瓣纵裂，孢蒴内多无蒴轴，除形成孢子外，还形成弹丝，以助孢子的散放。苔纲植物常生长在热带和亚热带地区。

【药用植物】

地钱 *Marchantia polymorpha* L.：地钱科。植物体（配子体）呈扁平二叉分枝的叶状体，匍匐生长，生长点在二叉分枝的凹陷中，叶状体分为背腹两面，背面深绿色，腹面生有紫色鳞片和假根，具有吸收、固着和保持水分的作用。雌雄异株。雌托形状像伞，具柄，边缘深裂，呈星芒状，腹面倒悬许多颈卵器。雄托边缘浅裂，形如盘状，在盘状体背面生有许多小腔，每个小腔里有 1 个精子器，精子器呈卵圆形，内有许多顶端具有两根等长鞭毛的游动精子。受精卵在颈卵器内发育成胚，胚进一步发育成具短柄的孢子体，其孢蒴内孢原组织的一部分细胞形成四分孢子，另一部分细胞延长，细胞壁呈螺纹加厚，在不同的湿度条件下发生伸屈运动，称弹丝。孢子体成熟时孢蒴裂开，孢子借弹丝的力量散出，在适宜条件下萌发形成配子体。

地钱的营养繁殖是由叶状体表面产生胞芽杯，杯中产生若干枚绿色带柄的胞芽，胞芽脱落后发育成新植物体（图6-2）。分布全国各地。生于阴湿的土坡或微湿的岩石及墙基。全株（药材名：地钱）能清热，生肌，拔毒。

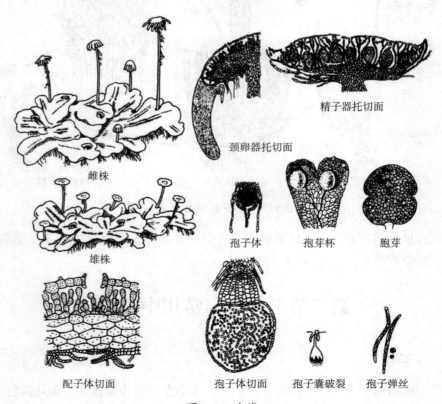

精子器托切面

颈卵器托切面

雌株

雄株

孢子体　　孢芽杯　　胞芽

配子体切面　　孢子体切面　　孢子囊破裂　　孢子弹丝

图6-2　地钱

常见的药用植物还有蛇苔 *Conocephalum conicum*（L.）Dum.，全草（药材名：蛇地钱）能清热解毒，消肿止痛；也可外用治疗疮及蛇咬伤。

二、藓纲

藓纲植物的配子体为有茎、叶分化的拟茎叶体，无背腹之分。叶在茎上排列多为螺旋式，植物体为辐射对称状。有的种类叶具有中肋。孢子体构造比苔纲植物复杂，有孢蒴、蒴柄；孢蒴有蒴轴、蒴齿，成熟时多为盖裂，无弹丝；蒴柄坚挺。孢子萌发后，原丝体时期发达，每一原丝体常形成多个植株。藓纲植物比苔纲植物更耐低温，在温带、寒带、高山、森林、沼泽常能形成大片群落。

【药用植物】

大金发藓 *Polytrichum commune* L.ex Hedw.：植物体深绿色、淡绿色，单一或稀分枝。叶片上部较尖，基部鞘状，鞘部以上的中肋及叶背均具刺突。雌雄异株。雄株稍短，顶端雄器状似花苞；雄株较高大，顶生孢蒴，蒴柄长 10cm，红棕色，雌苞叶长而窄，中肋及顶。孢蒴具四棱角，长方形；蒴帽覆盖全蒴；蒴盖扁平，具短喙；蒴齿单层；孢子圆形，黄色，平滑（图6-3）。分布于华东、中南、西南等地。生于山野阴湿土坡、森林沼泽、酸性土壤上及岩石表土层。全草（药材名：土马骔）能滋阴清热，凉血止血。

常见的药用植物还有葫芦藓 *Funaria hygrometrica* Hedw.，全草（药材名：葫芦藓）能除湿、止血。暖地大叶藓 *Rhodobryum giganteum*（Schwaegr.）Par.，全草（药材名：回心草）能清心明目，安神。万年藓 *Climacium dendroides*（Hedw.）Web.et Mohr.，全草（药材名：万年藓）能祛风除湿。

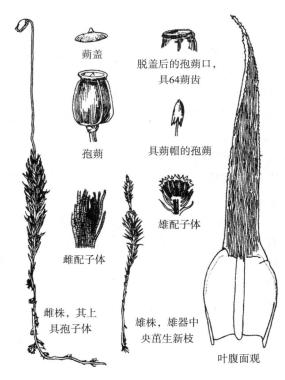

蒴盖
脱盖后的孢蒴口，具64蒴齿
孢蒴
具蒴帽的孢蒴
雄配子体
雌配子体
雌株，其上具孢子体
雄株，雄器中央萌生新枝
叶腹面观

图6-3 大金发藓

第七章 蕨类植物门

扫一扫看课件

蕨类植物以其特有的羽片状叶，又称羊齿植物。蕨类植物具有根、茎、叶的分化，内有维管组织，属于维管植物；蕨类植物孢子体发达，配子体不发达，具有明显的世代交替，且孢子体和配子体都能独立生活，这是与苔藓植物和种子植物均不相同的；蕨类植物的无性生殖只产生孢子，不产生种子，属于孢子植物；蕨类植物的有性生殖在配子体上形成精子器、颈卵器，与苔藓植物、裸子植物相似，为颈卵器植物；其合子萌发形成胚，又称为有胚植物，与其他高等植物相似。总之，就演化水平而言，蕨类植物是介于苔藓植物和种子植物之间的一个类群。

蕨类植物于古生代后期，石炭纪和二叠纪曾在地球上盛极一时，被称为蕨类植物时代，原有的大型种类现已绝迹，其遗体是构成化石植物和煤层的重要来源。

蕨类植物广布全世界，以热带、亚热带为分布中心，有 12000 多种。我国有 2600 多种，全国均有分布，以长江流域以南和西南地区为多，仅云南省就有1000 多种，在我国有"蕨类王国"之称。蕨类植物大多为土生、石生或附生，少数为水生，常表现为喜阴湿和温暖的特性。药用蕨类植物 50 科，500 种。还有的可作为蔬菜食用并可作园艺观赏。

第一节 蕨类植物特征

1. 孢子体发达 蕨类植物的孢子体通常有根、茎、叶的分化，大多数为多年生草本，少数为木本和一年生草本。孢子体上产生孢子囊，孢子囊内产生孢子，孢子囊又有各种聚集状态。

（1）根 蕨类植物的根为不定根，吸收能力较强。

（2）茎 蕨类植物的茎多为根状茎，少数为直立的树干状或其他形式的地上茎，较原始的种类兼具气生茎和根状茎。原始类型的蕨类植物茎既无毛也无鳞片，较为进化的蕨类常有毛而无鳞片，高级的蕨类才有大型的鳞片，如真蕨类的石韦、槲蕨等。

（3）叶　蕨类植物的叶有小型叶与大型叶 2 种类型。小型叶只有 1 个单一的不分枝的叶脉，没有叶隙和叶柄，是由茎的表皮突出形成，为原始类型。大型叶有叶柄和叶隙，叶脉多分枝，是由多数顶枝扁化形成。真蕨纲植物的叶均为大型叶。大型叶幼时拳卷，成长后常分化为叶柄和叶片两部分。叶片有单叶或一回到多回羽状分裂或复叶；叶片的中轴称叶轴，第一次分裂出的小叶称羽片，羽片的中轴称羽轴，从羽片分裂出的小叶称小羽片，小羽片的中轴称小羽轴，最末次裂片上的中肋称主脉或中脉。

蕨类植物的叶仅能进行光合作用而不产生孢子囊和孢子的称为营养叶或不育叶；产生孢子囊和孢子的叶称为孢子叶或能育叶；有些蕨类的营养叶和孢子叶形状相同，称同型叶；也有孢子叶和营养叶形状完全不同，称异型叶。

（4）孢子囊　蕨类植物的孢子囊，在小型叶蕨类中是单生在孢子叶的近轴面叶腋或叶的基部，孢子叶通常集生在枝的顶端，形成球状或穗状，称孢子叶穗或孢子叶球。较进化的真蕨类孢子囊常生在孢子叶的背面、边缘或集生在 1 个特化的孢子叶上，往往由多数孢子囊聚集成群，称孢子囊群或孢子囊堆。水生蕨类的孢子囊群生在特化的孢子果内。孢子囊群有圆形、长圆形、肾形、线形等形状。原始类群的孢子囊群是裸露的，进化类型通常有各种形状的囊群盖，也有囊群盖退化以至消失的。孢子囊开裂的方式与环带有关。环带是由孢子囊壁一行不均匀增厚的细胞构成，其着生有多种形式，如顶生环带、横行中部环带、斜形环带、纵行环带等，对孢子的散布有重要的作用。

（5）孢子　孢子囊内有多数孢子，孢子有两种类型，一类是两面型的肾形孢子，另一类为四面型的圆形或钝三角形的孢子。在孢子壁上通常具有不同的突起或纹饰。有的孢壁上具有弹丝。

2. 配子体退化　蕨类植物的孢子成熟后散落到适宜的环境中即萌发出配子体。配子体体型小，结构简单，生活期短。大多数蕨类植物的配子体为绿色，具有腹背分化的叶状体，能独立生活。在配子体腹面产生颈卵器和精子器，产生卵与带鞭毛的精子，受精时需要有水的环境中。受精卵发育成胚，幼胚仍寄生在配子体上，配子体不久即死亡，孢子体即开始独立生活。

3. 生活史中有两种植物体　蕨类植物生活史中既有孢子体也有配子体，它们均能独立生活。从单倍体的孢子开始到配子体上产生精子和卵的这个阶段，称为配子体世代（有性世代），染色体数目是单倍的。从受精卵开始到孢子体上产生孢子囊中孢子母细胞进行减数分裂之前，这个阶段称为孢子体世代（无性世代），染色体数目为双倍。蕨类植物这两个世代有规律地交替进行，完成生活史。蕨类植物的生活史为孢子体占优势的异型世代交替（图 7-1）。

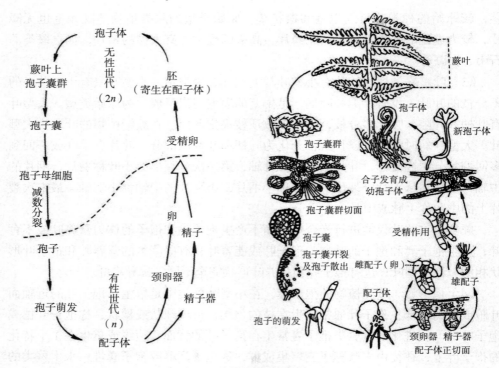

图7-1 蕨类植物的生活史

第二节 分类与常用中草药

我国著名的蕨类植物学者秦仁昌先生将现代蕨类植物分为 5 个亚门：松叶蕨亚门、石松亚门、水韭亚门、楔叶蕨亚门和真蕨亚门。前 4 个亚门通常被称为拟蕨植物，真蕨亚门被称为真蕨植物。不同亚门的特征区别如表 7-1 所示。

表 7-1 蕨类植物 5 亚门检索表

1. 叶小型，一般不分裂，茎相对于叶发达。

 2. 茎中实，叶绿色，螺旋排列。

  3. 茎块状，叶长；水生 ··水韭亚门 Isoephytina

  3. 茎伸长，叶小；多陆生。

   4. 孢子囊一室 ··石松亚门 Lycophytina

   4. 孢子囊三室 ··松叶蕨亚门 Psilophylina

 2. 茎中空，叶退化成膜质鳞片状，轮状排列 ················楔叶蕨亚门 Sphenophytina

1. 叶大型，常羽状或掌状分裂，茎相对于叶不发达 ················真蕨亚门 Filicophytina

一、石松亚门

1. 石松科 Lycopodiaceae

侧枝二叉分枝或近合轴分枝。叶为小型单叶，仅具中脉，一型；螺旋状排列，披针形。孢子囊穗圆柱形或柔荑花序状，通常生于孢子枝顶端或侧生。孢子叶膜质，边缘有锯齿；孢子囊无柄，生在孢子叶叶腋，肾形，二瓣开裂。孢子球状四面形，常具网状或拟网状纹饰。

【药用植物】

石松 *Lycopodium japonicum* Thunb.：多年生常绿草本。匍匐茎细长而蔓生，多分枝；直立茎常二叉分枝。叶线状钻形；匍匐茎上的叶疏生，直立茎上叶密生。孢子枝生于直立茎的顶部。孢子叶穗有柄，常2～6个生于孢子枝顶端；孢子叶卵状三角形，边缘有不规则锯齿；孢子囊肾形，孢子同型，淡黄色，略呈四面体（图7-2）。分布于东北、内蒙古、河南和长江以南各地区。生于疏林下阴坡的酸性土壤上。全草（药材名：伸筋草）能祛风除湿，舒筋活络；孢子可作丸剂包衣。

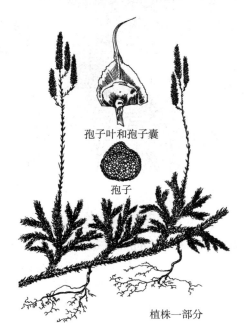

孢子叶和孢子囊

孢子

植株一部分

图7-2 石松

2. 卷柏科 Selaginellaceae

茎单一或二叉分枝；主茎直立或匍匐，然后直立，多次分枝，上部呈叶状的复合分枝系统，有时攀缘生长。叶螺旋排列或排成4行，单叶，主茎上的叶通常排列稀疏，在分枝上通常成4行排列。孢子叶穗生茎或枝的先端，或侧生于小枝上，四棱形或压扁，偶呈圆柱形；孢子叶4行排列。孢子囊近轴面生于叶腋内叶舌的上方，二型，在孢子叶穗上各式排布；每个大孢子囊内有 4 个大孢子，孢子表面纹饰多样。

【药用植物】

卷柏 *Selaginella tamariscina*（Beauv.）Spring：多年生草本。干旱时枝叶向内卷缩，遇雨时又展开。腹叶斜向上，不平行，背叶斜展，长卵形，孢子叶卵状，三角形，龙骨状，锐尖头，4 列交互排列。孢子囊圆肾形，孢子异型（图 7-3）。分布于全国各地。生于向阳山坡或岩石上。全草（药材名：卷柏）能活血通经。

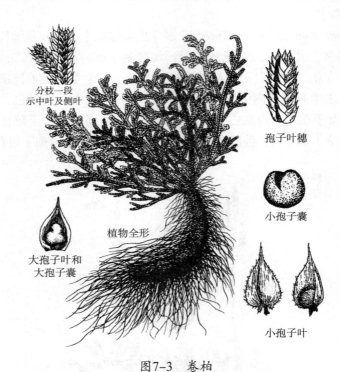

分枝一段
示中叶及侧叶

孢子叶穗

植物全形

小孢子囊

大孢子叶和
大孢子囊

小孢子叶

图7-3 卷柏

常见药用植物还有垫状卷柏 *Selaginella pulvinata*（Hook.et Grev.）Maxim，全草（药材名：卷柏）能通经散血，止血生肌。江南卷柏 *S. moellendorfii* Hieron.，全草（药材名：江南卷柏）能清热利尿，活血消肿。翠云草 *S. uncinata*（Desv.）Spring，全草（药材名：翠云草）能清热解毒，利湿止血。

二、楔叶蕨亚门

3. 木贼科 Equisetaceae

孢子体有根、茎、叶的分化。茎具节和节间，节间中空，表面有纵棱；叶细小，无叶绿素，连合成筒状的叶鞘，包围节间的基部。能育叶盾形。孢子囊 1 室，6 ～ 9 个排列于能育叶的下面，孢子叶在枝顶聚生成孢子叶球。孢子同型或异型，周壁有弹丝。

【药用植物】

木贼 *Hippochaete hiemale*（L.）Borther：多年生常绿草本。根状茎粗，黑褐色；地上茎直立，单一，中空，表面有纵棱脊，棱脊上有疣状突起，表皮极粗糙。叶退化成鳞片状，基部合生成筒状鞘，鞘基和鞘齿各有一黑环，鞘齿线状钻形。孢子叶六角形盾状，中央有柄，周围轮列椭圆形孢子囊，孢子叶球生于茎顶，如圆锥形（图7-4）。分布于东北、华北、西北、华中、西南。生于山坡林下阴湿处、河岸湿地、溪边。全草（药材名：木贼）能疏风散热，明目退翳，止血。

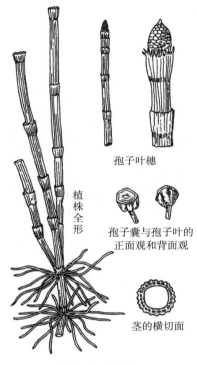

孢子叶穗

植株全形

孢子囊与孢子叶的
正面观和背面观

茎的横切面

图7-4　木贼

常见的药用植物有问荆 *Equisetum arvense* L.，全草（药材名：问荆）能清热解毒、凉血利尿；笔管草 *Hippochaete debilis*（Roxb.）Ching，全草（药材名：木贼／笔头草）能清热解毒、凉血利尿；节节草 *H. ramosissima*（Desf.）Boerner，全草（药材名：节节草）能清热解毒、凉血止血。

三、真蕨亚门

4. 紫萁科 Osmundaceae

陆生中型、少为树形的植物。根状茎粗肥，直立，树干状或匍匐状，包有叶柄的宿存基部，无鳞片，幼时叶片上被有棕色黏质腺状长绒毛，老则脱落，几变为光滑。叶柄基部膨大，两侧有狭翅如托叶状的附属物；叶片大，一至二回羽状，二型或一型，或往往同叶上的羽片为二型。叶脉分离，二叉分枝。孢子囊大，球圆形，大都有柄，裸露。孢子为球圆四面形。

【药用植物】

紫萁 *Osmuda japonica* Thunb.：多年生草本。根状茎粗壮，横卧或斜升，无鳞片。叶二型，幼时密被绒毛；营养叶有长柄，三角状阔卵形，顶部以下二回羽状，小羽片长圆形或长圆状披针形，孢子叶强度收缩，小羽片条形，沿主脉两侧密生孢子囊，形成长大深棕色的孢子囊穗，成熟后枯萎（图 7-5）。分布于华东、华中、华南、西南及甘肃等地。生于林下、山脚灌丛或溪边的酸性土上。根状茎及叶柄残基（药材名：紫萁贯众）能清热解毒，祛瘀止血，杀虫。

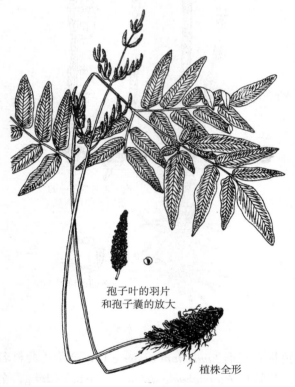

孢子叶的羽片
和孢子囊的放大

植株全形

图 7-5　紫萁

5. 海金沙科 Lygodiaceae

陆生攀缘植物。根状茎横走，有毛而无鳞片。叶远生或近生，单轴型，叶轴为无限生长，细长，缠绕攀缘，常高达数米，沿叶轴相隔一定距离有向左右方互生的短枝。羽片分裂图式或为 1～2 回二叉掌状或为 1～2 回羽状复叶，近二型。不育小羽片边缘为全缘或有细锯齿。能育羽片边缘生有流苏状的孢子囊穗，由两行并生的孢子囊组成，孢子囊生于小脉顶端，大，多少如梨形，横生短柄上。孢子四面形。

【药用植物】

海金沙 *Lygodium japonicum*（Thunb.）Sw.：多年生攀缘草质藤本。根须状，黑褐色，被毛；根状茎近褐色，细长而横走。羽片近二型，纸质，不育羽片尖三角形，二至三回羽状，边缘有不整齐的浅锯齿；能育羽片卵状三角形，孢子囊穗生于羽片顶端，暗褐色（图 7-6）。分布于陕西、甘肃及华东、中南、西南地区。生于阴湿山坡灌丛或林缘。孢子（药材名：海金沙）能利水通淋，清热解毒。

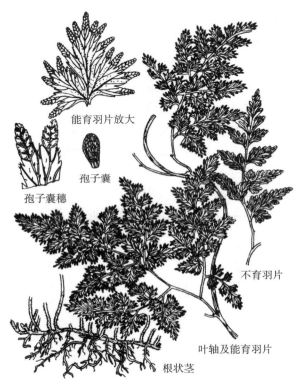

能育羽片放大

孢子囊

孢子囊穗

不育羽片

叶轴及能育羽片

根状茎

图7-6　海金沙

6. 蚌壳蕨科 Dicksoniaceae

树形蕨类，常有粗大而高耸的主干，密被垫状长柔毛茸，不具鳞片，顶端生出冠状叶丛。叶有粗健的长柄；叶片大形，长宽能达数米，三至四回羽状复叶，常有一部分为二型，或一型，革质；叶脉分离，孢子囊群边缘生，顶生于叶脉顶端，囊群盖成自内外两瓣，形如蚌壳。孢子囊梨形，有柄，环带稍斜生，完整，侧裂，孢子四面形。

【药用植物】

金毛狗脊 *Cibotium barometz*（L.）J.Smith：多年生草本。根状茎横卧，粗壮，密生金黄色节状长毛，叶丛生，叶片草质或厚纸质，宽卵形，三回羽状深裂，羽片互生，末回裂片狭长圆形或略呈镰刀形。孢子囊群生于裂片下部边缘的小脉顶端，囊群盖两瓣，形如蚌壳，长圆形（图7-7）。分布于华南、西南及浙江、江西、福建、台湾、湖南。生于山脚沟边及林下阴湿处酸性土上。根状茎（药材名：狗脊）能强腰膝，祛风湿，利关节。

7. 中国蕨科 Adiantaceae

根状茎多短而直立或斜升，有管状中柱，被鳞片。叶簇生，有柄；叶一型，二回羽状或三至四回羽状细裂，卵状三角形至五角形或长圆形。叶草质或坚纸质，下面绿色，或被粉末。孢子囊群小，球形，沿叶缘着生于小脉顶端，有盖，盖为反折的叶边部分变质所形成，全缘，有齿或撕裂。孢子为球状四面型，暗棕色，表面具颗粒状、拟网状或刺状纹饰。

【药用植物】

银粉背蕨 *Aleuritopteris argentea*（Gmel.）Fee：根状茎直立或斜升，先端被鳞片。叶簇生；叶片五角形，长宽几相等，羽片3～5对，基部三回羽裂。叶干后草质或薄革质，上面褐色、光滑，叶脉不显，下面被乳白色或淡黄色粉末，裂片边缘有明显而均匀的细齿牙。孢子囊群较多；囊群盖膜质，黄绿色，全缘，孢子极面观为钝三角形，周壁表面具颗粒状纹饰（图7-8）。分布于云南、广西、江西、浙江、陕西、山西、河北、山东、内蒙古、辽宁、吉林和台湾地区。生于林缘下阴湿处。带根状茎全草（药材名：金牛草）能清热利湿，活利关节。

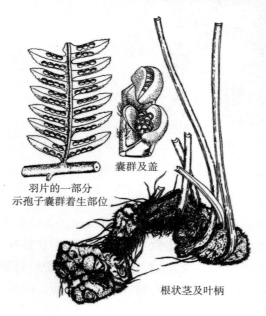

囊群及盖

羽片的一部分
示孢子囊群着生部位

根状茎及叶柄

图7-7　金毛狗脊

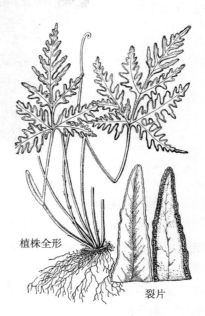

植株全形

裂片

图7-8　银粉背蕨

8. 鳞毛蕨科 Dryopteridaceae

中等大小或小型陆生植物。根状茎短而直立或斜升，具簇生叶，或横走具散生或近生叶，连同叶柄密被鳞片。叶片一至五回羽状；各回小羽轴和主脉下面圆而隆起，上面具纵沟，并在着生处开向下一回小羽轴上面的纵沟，基部下侧下延，光滑无毛；叶边通常有锯齿或有触痛感的芒刺，顶端往往膨大呈球杆状的小囊。孢子囊群小，圆，顶生或背生于小脉。

【药用植物】

贯众 *Cyrtomium fortunei* J.Smith：草本。根茎短而斜升，连同叶柄基部密被阔卵状披针形的黑褐色鳞片。叶簇生，叶片长圆形至披针形，一回羽状；羽片10～20对，镰状披针形，边缘有细锯齿（图7-9）。分布于河北、山西、甘肃及华东、中南和西南地区。生于林缘、山谷、路边等阴湿处。根状茎及叶柄残基（药材名：贯众）能清热解毒，凉血祛瘀，驱虫。

粗茎鳞毛蕨 *Dryopteris crassirhizoma* Nakai：草本。根茎粗壮，斜生，有较多叶柄残基及黑色细根，密被长披针形棕褐色的鳞片。叶簇生；叶片倒披针形，二回羽状全裂或深裂；羽片无柄，裂片密接。孢子囊群体生于叶中部以上的羽片上，囊群盖肾形或圆肾形，棕色。分布于东北及河北、内蒙古等地。生于林下阴湿处。根状茎及叶柄残基（药材名：绵马贯众）能清热解毒，凉血止血，杀虫（图7-10）。

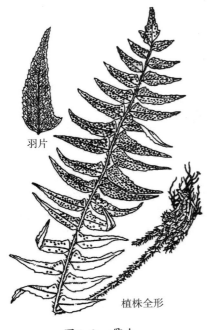

图7-9 贯众

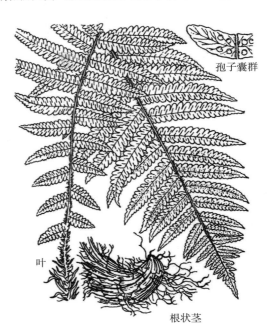

图7-10 粗茎鳞毛蕨

9. 水龙骨科 Polypodiaceae

中型或小型蕨类，通常附生。根状茎长而横走，被鳞片。叶一型或二型，以关节着生于根状茎上，单叶，全缘。叶脉网状。孢子囊群通常为圆形或近圆形，或为椭圆形，或为线形，或有时布满能育叶片下面一部或全部，无盖而有隔丝。孢子囊具长柄，有12～18个增厚的细胞构成的纵行环带。孢子椭圆形，单裂缝，两侧对称。

【药用植物】

石韦 *Pyrrosia lingua*（Thunb.）Farw.：草本。根状茎细长，横生，与叶柄密生棕色的披针形鳞片。叶远生，近二型；叶片革质，披针形至长披针形，全缘；上面绿色，下面密被灰棕色星芒状毛，不育叶比能育叶短而阔；中脉上凹下凸，小脉网状。孢子囊群满布于叶背面，幼时密被星芒状毛，成熟时露出，无囊群盖（图7-11）。分布于华东、中南与西南。生于潮湿的岩石和树干上。石韦、有柄石韦 *P. petiolosa*（Christ）Ching、庐山石韦 *P. sheareri*（Bak.）Ching 的全草（药材名：石韦）都能利水通淋，清肺化痰，凉血止血。

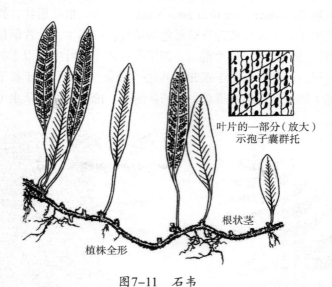

叶片的一部分（放大）
示孢子囊群托

根状茎

植株全形

图7-11　石韦

常用药用植物还有抱石莲 *Lepidogrammtis drymoglossoides*（Bak.）Ching，全草（药材名：抱石莲）能清热解毒、利湿消瘀；瓦韦 *Lepisorus thunbergianus*（Kaulf.）Ching，全草（药材名：瓦韦）能清热解毒，利尿通淋；盾蕨 *Neolepisorus ovatus*（Bedd.）Ching，全草（药材名：盾蕨）能清热利湿，散瘀活血；水龙骨 *Polypodiodes nipponica*（Mett.）Ching，全草（药材名：水龙骨）能清热利湿，活血通络。

10. 槲蕨科 Drynariaceae

大型或中型，附生植物，多年生。根状茎横生，粗肥，肉质，密被鳞片。叶近生或疏生，无柄或有短柄；叶片通常大，一回羽状或羽状深羽裂，基部膨大成阔耳形。孢子囊群如为小点状，则生于小网眼内的分离小脉上；如为大者则孢子囊群多少沿叶脉扩展成长形或生于两脉间，不具囊群盖，也无隔丝；孢子囊为水龙骨型。孢子两侧对称，椭圆形，单裂缝。

【药用植物】

槲蕨 *Drynaria fortunei*（Kunze）J.Smith：草本。根状茎横生，粗壮肉质，密被钻状披针形鳞片。叶二型；槲叶状的营养叶早期绿色，后成灰棕色，卵形，无柄，干膜质，基部心形，边缘有粗浅裂；孢子叶高大，纸质，网状脉。孢子囊群圆形，着生于内藏小脉的交叉点上，沿中脉两侧各排成 2 ～ 3 行，无囊群盖（图7-12）。分布于长江以南及西南地区。附生于林中岩石或树干上。根状茎（药材名：骨碎补）能补肾强骨，活血止痛。

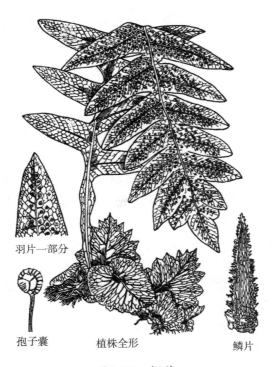

羽片一部分

孢子囊　　　植株全形　　　　　　鳞片

图7-12　槲蕨

第八章 裸子植物门

扫一扫看课件

裸子植物门的植物大多数具有颈卵器构造，茎内有维管束，因此既是颈卵器植物，又是维管植物。裸子植物的配子体寄生于孢子体上，胚珠裸露，只产生种子，不形成果实，故属种子植物，裸子植物也因此而得名。在植物的进化史中，裸子植物是介于蕨类植物与被子植物之间的一个高等植物类群。

裸子植物最早出现在距今约 3 亿 5 千万年的古生代泥盆纪，自古生代末期的二叠纪到中生代的白垩纪早期，这长达 1 亿年的时间是裸子植物的繁盛时期。由于地史和气候经过多次重大变化，古老的种类相继绝迹，新的种类陆续演化出来。现存裸子植物中不少种类是从新生代第三纪出现的，又经过第四纪冰川时期保留下来，繁衍至今。

裸子植物广布世界各地，是世界森林的主要组成树种。我国是裸子植物种类最多、资源最丰富的国家之一，其中不少是常见药用植物，如麻黄、银杏、侧柏、马尾松、金钱松、香榧等。此外，裸子植物还是重要的经济树种，可供观赏及制作纤维、栲胶、松脂等。

第一节　裸子植物特征

1. 孢子体特别发达　孢子体几乎均为木本，且多为常绿，少落叶（如银杏），极少为亚灌木（如草麻黄）。茎内无限外韧型维管束呈环状排列成网状中柱，次生构造发达，木质部多为管胞，稀为导管（如麻黄科和买麻藤科），韧皮部为筛胞，无筛管及伴胞。叶片多针形、条形或鳞片形，稀为扁平的阔叶（如银杏、买麻藤），在长枝上常螺旋状排列，在短枝上簇生。

2. 花单性，胚珠裸露，不形成果实　裸子植物的花单性同株或异株，无花被，仅麻黄科、买麻藤科有类似花被的盖被（假花被）；雄蕊聚生成雄球花；心皮呈叶状而不包卷成子房，常聚生成雌球花；胚珠（后发育成种子）裸露于心皮上，所以称裸子植物。

3. 生活史具明显的世代交替现象　世代交替中孢子体占优势，配子体极其退化（雄配子体为萌发后的花粉粒，雌配子体由胚囊及胚乳组成），寄生在孢子体上。花粉粒产生的精子通过花粉管到达胚囊与卵细胞结合，花粉管的产生，使受精作用摆脱了对水媒的依赖。

4. 具颈卵器构造　大多数裸子植物具颈卵器构造，1 个雌配子体上有若干个颈卵器，但颈卵器结构简单，埋于胚囊中，仅有 2 ～ 4 个颈壁细胞露在外面，颈卵器内有 1 个卵细胞和 1 个腹沟细胞，无颈沟细胞，比蕨类植物的颈卵器更为退化。

5. 常具多胚现象　裸子植物普遍存在多胚现象。这是由于 1 个雌配子体上有若干个颈卵器，其内的卵细胞均受精形成多胚；或由 1 个受精卵在发育过程中发育成胚原，再由胚原组织分裂为几个胚而形成多胚。

裸子植物是由蕨类植物演化而来，两者生殖器官的形态发生是同源的。在描述两者的生殖器官特征时，所用的形态术语却不同，其对应关系见表 8-1。

表 8-1　裸子植物与蕨类植物生殖器官形态术语的关系

蕨类植物	裸子植物
小孢子叶球	雄球花
小孢子叶	雄蕊
小孢子囊	花粉囊
小孢子	花粉粒（单核期）
大孢子叶球	雌球花
大孢子叶	心皮或雌蕊
大孢子囊	珠心
大孢子	胚囊（单细胞期）

第二节　分类与常用中草药

现存的裸子植物分为 5 纲，14 科，80 余属，近 800 种。我国有 5 纲，8 科，37 属，近 230 种。已知药用的有 100 余种。

一、苏铁纲 Cycadopsida

常绿木本，茎干粗壮，多不分枝，次生木质部由管胞组成，无导管。叶有营养叶与鳞叶之分；营养叶大，呈羽状复叶螺旋状排列聚生于茎上部，鳞叶小，密被褐色毡毛。孢子叶球生于茎顶，雌雄异株。精子多具鞭毛。仅 1 目，1 科。

1. 苏铁科 Cycadaceae

常绿木本植物，茎单一，粗壮，几不分枝。叶大，多为羽状复叶，革质，集生于树干上部，呈棕榈状。雌雄异株。小孢子叶球（雄球花）为一木质化的长棒状球花，由无数小孢子叶（雄蕊）组成。小孢子叶鳞片状或盾状，下面生无数小孢子囊（花药），小孢子（花粉粒）发育而产生先端具多数纤毛的精子。大孢子叶球由多数大孢子叶组成，丛生茎顶。大孢子叶中上部扁平羽状，中下部柄状，边缘裸生 2～8 个胚珠，或大孢子叶呈盾状而下面生 2 个向下的胚珠。种子核果状；外种皮肉质，中种皮木质，内种皮薄纸质；胚乳丰富，子叶 2 枚。

我国有 1 属，8 种，药用 4 种。

【药用植物】

苏铁（铁树）*Cycas revoluta* Thunb.：常绿小乔木，高约 2m。树干圆柱形，其上有明显的菱形叶柄残基。营养叶一回羽状深裂，螺旋状排列集生于茎顶；叶柄基部两侧有刺，小羽片约 100 对，条形，革质。雌雄异株。雄球花圆柱形，花药常 3～5 个聚生；大孢子叶密生淡黄色绒毛，丛生茎顶，上部羽状分裂，每一大孢子叶下两侧裸生 1～5 枚近球形胚珠。种子核果状，成熟时橙红色（图 8-1）。分布于福建、广东、广西、台湾、云南、贵州及四川东部等地。种子（药材名：苏铁果）能平肝降压，镇咳祛痰，收敛固涩；叶（药材名：苏铁叶）能收敛止痛、止痢；根（药材名：苏铁根）能祛风、活络、补肾。

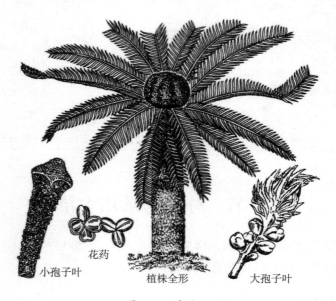

花药

小孢子叶   植株全形   大孢子叶

图8-1　苏铁

常见药用植物还有华南苏铁 *C. rumphii* Miq.，根或种子（药材名：刺叶苏铁）能平肝祛风，消肿敛疮；云南苏铁 *C. siamensis* Miq.，根、茎、叶、花（孢子叶）（药材名：铁树）能化湿理气，清热解毒。

二、银杏纲 Ginkgopsida

落叶乔木，枝条有长枝和短枝之分，次生木质部由管胞组成，无导管。叶在长枝上互生，在短枝上簇生。叶扇形，顶端 2 浅裂或波状缺刻，二叉脉序，孢子叶球单性异株，精子多鞭毛。种子核果状，具三层种皮，胚乳丰富。仅 1 目，1科。为我国特产，国内外广泛栽培。

2. 银杏科 Ginkgoaceae

落叶乔木。叶扇形，顶端 2 浅裂，柄长，在长枝上螺旋状排列互生，在短枝上簇生。雄球花荑荑花序状，雄蕊多数，具短柄，花药 2 室；雌球花具长柄，柄端有 2 个杯状心皮，又称珠托，也叫珠领或珠座，其上各生 1 直立胚珠，常 1 枚发育。种子核果状；外种皮肉质，成熟时橙黄色；中种皮白色，骨质；内种皮淡红色，膜质。胚乳肉质，子叶 2 枚。

我国仅 1 属，1 种。

【药用植物】

银杏 *Ginkgo biloba* L.：形态特征与银杏科同（图 8-2）。我国特产。我国南北各地均有栽培。去掉肉质外种皮的种子（药材名：白果）能敛肺定喘，止带缩尿；叶（药材名：银杏叶）能益气敛肺，化湿止咳，止痢；从叶中提取的总黄酮能扩张动脉血管，用于治疗冠心病、脉管炎和高血压等。

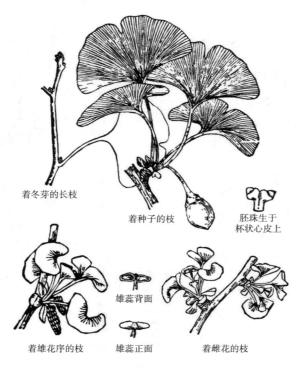

着冬芽的长枝

着种子的枝

胚珠生于
杯状心皮上

着雄花序的枝　　雄蕊背面　　雄蕊正面　　着雌花的枝

图8-2　银杏

三、松柏纲 Coniferopsida

常绿或落叶乔木或灌木，主干发达，多分枝，常有长枝和短枝之分；茎的髓部小，次生木质部发达，由管胞组成，无导管；具树脂道。叶针形、条形、鳞形、钻形或刺形，单生或成束。花单性异株或同株；孢子叶常排成球形，花粉有气囊或无气囊，精子无鞭毛；球果木质、革质或近肉质。我国有 3 科 150 余种。

3. 松科 Pinaceae

常绿或落叶乔木，稀灌木，多含树脂。具长、短枝。叶针形或条形，在长枝上螺旋状互生，在短枝上簇生，基部有叶鞘包被。雌雄同株；雄球花穗状，腋生或生于枝顶；雄蕊多数，每雄蕊具 2 花药，花粉粒有或无气囊；雌球花球状，由多数螺旋状排列的珠鳞（心皮）组成，每个珠鳞的腹面基部有 2 枚倒生胚珠，背面有 1 个苞片（苞鳞），苞鳞与珠鳞分离。在花后珠鳞增大称种鳞，聚成木质球果，直立或下垂。种子顶端多具单翅；有胚乳，子叶 2 ~ 16 枚（图 8-3）。

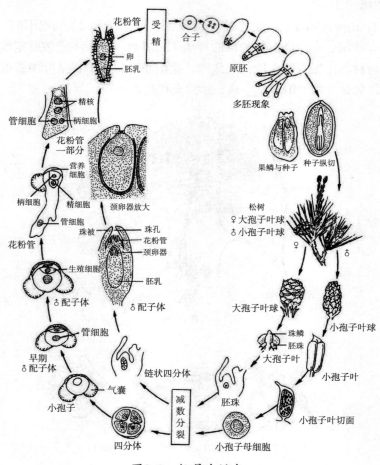

图8-3 松属生活史

我国 10 属，约 110 种（包括变种），分布全国。已知药用 8 属，40 余种。

【药用植物】

马尾松 *Pinus massoniana* Lamb.：常绿乔木。小枝轮生。叶有两型：鳞叶（原生叶）单生，螺旋状着生，在幼苗时期为扁平条形，绿色，后则逐渐退化成膜质；针形叶（次生叶）螺旋状着生，生于鳞叶腋部，簇生于短枝顶端，2 针 1 束，稀 3 针，细长柔软，长 12 ～ 20cm，树脂道 4 ～ 8 个，边生。雄球花圆柱形、聚生于新枝下部，穗状；雌球花单生或 2 ～ 4 个聚生于新枝的顶端；球果卵圆形或圆锥状卵圆形，成熟后栗褐色。种鳞盾菱形，鳞脐微凹，无刺。种子长卵形，子叶 5 ～ 8 枚（图 8-4）。分布于淮河和汉水流域以南各地，西至四川、贵州和云南。生于阳光充足的丘陵山地酸性土壤。

马尾松和油松 *P. tabuliformis* Carr. 的瘤状节或分枝节（药材名：油松节）能祛风除湿，通络止痛。两者及云南松 *P. yunnanensis* Franch. 等同属数种植物的花粉（药材名：松花粉）能收敛止血，燥湿敛疮；渗出的油树脂，经蒸馏或其他方法提取的挥发油（药材名：松节油）能用于减轻肌肉痛、关节痛、神经痛以及扭伤；油树脂经加工后得到的非挥发性天然树脂（药材名：松香）能燥湿祛风，生肌止痛。另外，马尾松等的鲜叶（药材名：鲜松叶）、种子、树皮等均可药用。

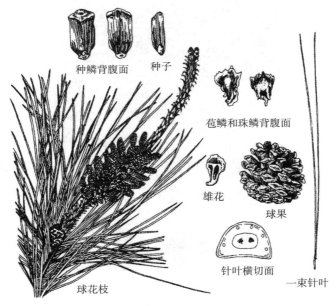

种鳞背腹面　种子　苞鳞和珠鳞背腹面　雄花　球果　针叶横切面　一束针叶　球花枝

图 8-4　马尾松

金钱松 *Pseudolarix amabilis*（J.Nelson）Rehd.：根皮（药材名：土荆皮）能杀虫，疗癣，止痒。

4. 柏科 Cupressaceae

常绿乔木或灌木。叶交互对生或 3 ～ 4 枚轮生，鳞形、刺形或同一树上兼有

二型叶。球花单性，雌雄同株或异株，单生枝顶或叶腋；雄球花椭圆状卵形，有
3～8对交互对生的雄蕊，每雄蕊有2～6花药；雌球花球形，由3～6枚交互
对生的珠鳞组成，珠鳞与苞鳞合生，每珠鳞有1至数枚胚珠。球果圆球形，木质
或革质，熟时张开，或为肉质浆果状不开裂。种子具胚乳，子叶2枚。

我国8属，40余种。几遍全国。已知药用20种。

【药用植物】

侧柏 *Platycladus orientalis*（L.）Franco：常绿乔木，小枝扁平，排成一平面，
直展。叶鳞形，交互对生，贴生于小枝上。球花单性同株。雄球花黄绿色，具6
对交互对生的雄蕊；雌球花近球形，蓝绿色，被白粉，具4对交互对生的珠鳞，
仅中间2对各生有1～2枚胚珠。球果，熟时木质，开裂，种鳞背部顶端有反曲
尖头，种子卵形，无翅（图8-5）。除新疆、青海外，全国均有分布，为我国特
产。枝梢和叶（药材名：侧柏叶）能凉血止血，化痰止咳，生发乌发。种子（药
材名：柏子仁）能养心安神，润肠通便，止汗。

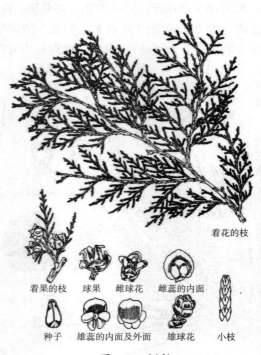

着花的枝

着果的枝　球果　雌球花　雄蕊的内面

种子　雄蕊的内面及外面　雄球花　小枝

图8-5　侧柏

四、红豆杉纲 Taxopsida

常绿乔木或灌木，多分枝。叶多为条形或披针形。孢子叶球单性异株，稀同
株。胚珠生于盘状或漏斗状的珠托上，或由囊状或杯状的套被所包围，不形成球
果。种子核果状或坚果状，全部或部分包于肉质假种皮中。我国有2科19种。

5. 红豆杉科 Taxaceae

常绿乔木或灌木。叶披针形或条形，螺旋状排列或交互对生，基部常扭转排成 2 列，叶表面中脉明显，背面有 2 条气孔带。雌雄异株，稀同株；雄球花常单生叶腋或苞腋，或组成穗状花序集生于枝顶，雄蕊多数，具 3～9 个花药，花粉粒无气囊；雌球花单生或成对生于叶腋或苞片腋部；胚珠 1 枚，基部具盘状或漏斗状珠托。种子核果状，全部（无梗者）或部分（具长梗者）包于肉质的假种皮中。胚乳丰富；子叶 2 枚。

我国 4 属，约 16 种（含变种），已知药用 3 属，10 种（变种）。

【药用植物】

红豆杉 *Taxus chinensis*（Pilger）Rehd.：常绿乔木，树皮裂成条片剥落。叶条形，微弯或直，排成 2 列，长 1～3cm，宽 2～4mm，先端具微突尖头，叶上面深绿色，有光泽，下面淡黄色，有 2 条气孔带。雄球花淡黄色，单生于叶腋；雌球花的胚珠单生于花轴上部侧生短轴的顶端。种子生于杯状红色肉质的假种皮中，卵圆形，上部渐窄，先端微具 2 钝纵脊，先端有突起的短尖头（图 8-6）。我国特有种，分布于甘肃、陕西、四川、云南、贵州、湖北、湖南、广西、安徽等省区。生于海拔 1000～1200m 石山杂木林中。叶能治疥癣；种子能消积，驱虫。茎皮中所含紫杉醇（paclitaxel）具有明显的抗肿瘤作用，对卵巢癌、非小细胞肺癌、乳腺癌、胃癌、子宫癌等有较好的治疗效果。南方红豆杉 *T. chinensis*（Pilg.）Rehder var.*mairei*（Lemée et H.Lévl.）W. C. Cheng et L.K.Fu、西藏红豆杉 *T. wallichiana* Zucc.、东北红豆杉 *T. cuspidata* S. et Z. 药用部位和功效与红豆杉相似。

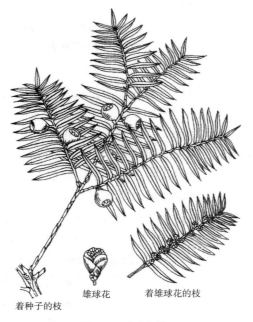

着种子的枝　　雄球花　　着雄球花的枝

图8-6　红豆杉

榧树 *Torreya grandis* Fort.ex Lindl.：种子（药材名：香榧子）能杀虫消积，润燥止咳，润燥通便。

三尖杉科 Cephalotaxaceae 与红豆杉科同属红豆杉纲。三尖杉 *Cephalotaxus fortunei* Hook.f. 的种子（药材名：三尖杉）能润肺，消积，杀虫；从其枝叶中提取的生物碱三尖杉总碱对淋巴肉瘤、肺癌有较好疗效，对胃癌、上颚窦癌、食道癌有一定的疗效。粗榧 *C. sinensis*（Rehd.et Wils.）Li 也具有抗癌的作用。

五、买麻藤纲 Gnetopsida

灌木或木质大藤本，稀乔木或小灌木。次生木质部具导管。茎节膨大。单叶对生或轮生，叶片膜质或革质。孢子叶球单性异株或同株，假花被膜质、革质或肉质；胚珠 1 枚，具 1 ～ 2 层珠被，具珠被管；精子无鞭毛；颈卵器及其退化或无；成熟大孢子叶球球果状、浆果状或细长穗状。种子核果状，包于红色或橘红色肉质假种皮中，胚乳丰富；子叶 2 枚。我国有 2 科 20 余种。

6. 麻黄科 Ephedraceae

小灌木或亚灌木。分枝多，小枝对生或轮生，绿色，节明显，节间具细纵槽纹，茎内木质部具导管，横断面常有棕红色髓心。叶退化成膜质鳞片状，2 ～ 3 片对生或轮生成鞘状，先端具三角状裂齿。雌雄异株，稀同株。雄球花卵形或椭圆形，由 2 ～ 8 对苞片组成，每苞片中有雄花 1 朵，外包膜质假花被，每花有雄蕊 2 ～ 8 个，花丝合成 1 ～ 2 束，花药 1 ～ 3 室；雌球花由 2 ～ 8 对交互对生或轮生的苞片组成，仅顶端 1 ～ 3 枚苞片内生有雌花，雌花由顶端开口的囊状的假花被包围。胚珠 1，具 1 层珠被，上部延长成珠被管，自假花被开口处伸出，珠被管直立或弯曲，假花被发育成革质假种皮，包围种子；雌球花的苞片随胚珠生长发育而增厚成肉质，红色或橘红色。种子浆果状，1 ～ 3 粒，胚乳丰富，子叶 2 枚。

我国约有 14 种，已知药用 10 种左右。

【药用植物】

草麻黄 *Ephedra sinica* Stapf：亚灌木，高 20 ～ 40cm；木质茎短或成匍匐状；小枝（草质茎）丛生于基部，节和节间明显。叶鳞片状，膜质，基部鞘状，上部 2 裂，裂片锐三角形。雄球花常 2 ～ 3 个生于节上，常由 4 对苞片组成，每苞片中有雄花 1 朵，外包膜质假花被，每花有雄蕊 7 ～ 8 个；雌球花 2 ～ 3 个生于节上，由 3 ～ 5 对交互对生或轮生的苞片组成，仅先端 1 对或 1 轮苞片各有 1 雌花，珠被管直立，成熟时苞片肉质，红色。种子通常 2 粒，包于苞片内（图8-7）。分布于辽宁、吉林、内蒙古、河北、山西、河南西北部及陕西等省区。生于沙质干燥地带，常见于山坡、河床和干旱草原，常组成大面积的纯群落，有固沙作用。草麻黄和中麻黄 *E. intermedia* Schrenk ex C. A. Mey.、木贼麻黄 *E. equisetina* Bge. 的草质茎（药材名：麻黄）能发汗散寒，宣肺平喘，利水消肿；

并作为提取麻黄碱的原料。草麻黄和中麻黄的根和根状茎（药材名：麻黄根）则
能固表止汗。

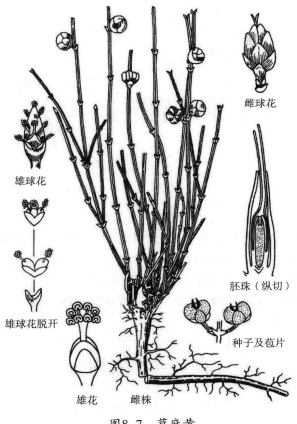

图8-7　草麻黄

第九章 被子植物门

扫一扫看课件

被子植物是现今植物界最为进化的绝对优势类群，这与它们的结构复杂化、完善化分不开，特别是繁殖器官的结构和生殖过程的特点，使被子植物对地球上的各种生态环境有更强的适应能力。全世界共有被子植物约 25 万种，是构成地表植被的主要类群。我国有 29700 多种，其中药用植物 10027 种（含种下等级），占全国中药资源的 80%。

第一节 被子植物特征

1. 孢子体高度发达，配子体极度退化 被子植物具有多种多样的习性和类型。如水生、陆生；自养、寄生；木本、草本；直立、藤本；常绿、落叶等。被子植物孢子体的发达是与其形态组织分化精细能适应各种生活条件分不开的，木质部有多种类型导管，韧皮部筛管有伴胞，这使水分和营养物质运输能力得到加强。配子体极度简化，雌配子体由 8 个细胞组成，寄生在孢子体内。

2. 生殖器官特化，生殖过程进化 被子植物具有高度特化的、真正的花是被子植物外形的最显著的特征。

被子植物的胚珠包藏在由心皮闭合而形成的子房内，子房在受精后发育成果实，胚珠发育成种子，种子既能受到良好的保护，又有利于种子的传播。

被子植物具有特有的双受精现象。在受精过程中，一个精子与卵细胞结合，形成合子，发育成胚；另一个精子与 2 个极核结合，发育成三倍体的胚乳，这种胚乳为幼胚发育提供营养，具有双亲特性，能为新植物提供较强的生活力，同时也为后代提供了可能出现变异的基础。

3. 营养方式多样 被子植物常以自养营养方式为主，也有其他营养方式存在，常见的有寄生营养方式（如菟丝子属 *Cuscuta*）、半寄生营养方式（如桑寄

生属 *Loranthus*、槲寄生属 *Viscum*）。此外，还有腐生营养方式（如兰科的天麻 *Gastrodia elata* Bl.）、被子植物与细菌或真菌共生关系的营养方式（如豆科、兰科植物），以及捕食营养方式（如猪笼草、捕蝇草等植物）。

4. 适应性强　被子植物的生活环境极其多样，既有陆生种类，又有水生种类，还有依附其他植物的附生植物。

第二节　分类与常用中草药

本教材的被子植物分类采用修改后的恩格勒系统，将被子植物门分为双子叶植物纲（Dicotyledoneae）和单子叶植物纲（Monocotyledoneae），在双子叶植物纲中又再分为离瓣花亚纲和合瓣花亚纲。它们的主要区别特征见表 9-1。

表 9-1　被子植物门两个纲的主要区别

器官	双子叶植物纲	单子叶植物纲
根	直根系	须根系
茎	维管束环列，具形成层	维管束散生，无形成层
叶	网状脉	平行脉
花	通常为 5 或 4 基数，花粉粒具 3 个萌发孔	3 基数，花粉粒具单个萌发孔
胚	2 片子叶	1 片子叶

注意，上表中的区别特征是综合的，相对的。实际上两纲植物特征有交叉现象，如双子叶植物纲中有具须根系、散生维管束的植物，也有具 3 基数花、有 1 片子叶的植物。单子叶植物纲中有具网状脉、具 4 基数花的植物。

一、双子叶植物纲

（一）离瓣花亚纲

离瓣花亚纲（Choripetalae）又称原始花被亚纲或古生花被亚纲（Archichlamydeae），花无被、单被或重被，花瓣分离，雄蕊和花冠离生；胚珠多具 1 层珠被。

1. 三白草科 Saururaceae

多年生草本，茎通常具明显的节。单叶互生，托叶贴生于叶柄上。花小，两性，聚集成稠密的穗状花序或总状花序，花序下常具白色总苞片，无花被。雄蕊 3、6 或 8 枚，心皮 3～4，分离或合生，子房上位。蒴果或浆果。

我国有 3 属，4 种，主产中部以南各省区。

【药用植物】

蕺菜 *Houttuynia cordata* Thunb：腥臭草本。茎下部伏地，节上轮生小根，上部直立。叶薄纸质，有腺点，基部心形，托叶膜质。穗状花序基部有 4 枚白色苞片。蒴果，顶端有宿存的花柱（图 9-1）。分布于我国中部、东南至西南各省区。新鲜全草或干燥地上部分（药材名：鱼腥草）能清热解毒，消痈排脓，利尿通淋。

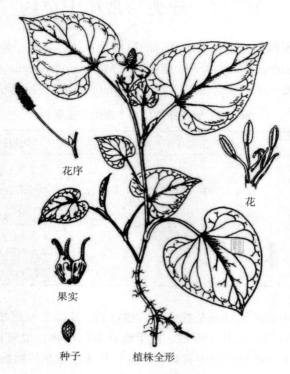

花序

花

果实

种子　　　植株全形

图9-1　蕺菜

常见药用植物还有三白草 *Saururus chinensis*（Lour.）Baill.，干燥地上部分（药材名：三白草）能利尿消肿，清热解毒。

2. 桑科 Moraceae

多木本，稀草本和藤本。常有乳汁。单叶互生，稀对生，托叶早落。花小，单性，雌雄异株或同株，葇荑、穗状、头状或隐头花序。单被花，花被 4～6 片，子房上位，稀下位，2 心皮合生，通常 1 室 1 胚珠。小瘦果或核果，集成聚花果，或瘦果包藏于肉质的花序托内壁上，形成隐头果。

我国有 11 属，约 150 种，分布全国。已知药用 11 属，约 80 种。

【药用植物】

桑 *Morus alba* L.：落叶乔木，雌雄异株，有乳汁。单叶互生，卵形。花被片 4 枚，雄花的雄蕊 4 枚，雌花雌蕊由 2 心皮合生，1 室，1 枚胚珠。聚花果熟时紫红色或紫色，瘦果包于肉质化的雌花被内（图9-2）。全国各地均有栽培。叶（药材名：桑叶）能疏散风热，清肺润燥，清肝明目；干燥嫩枝（药材名：桑枝）能祛风湿，利关节；干燥果穗（药材名：桑葚）能滋阴补血，生津润燥；干燥根皮（桑白皮）能泻肺平喘，利尿消肿。

无花果 *Ficus carica* Linn.：落叶灌木。叶互生，厚纸质，广卵圆形，通常3～5裂，小裂片卵形。雌雄异株，雄花和瘿花同生于一隐花果内壁。隐花果单生叶腋，大而梨形，顶部下陷，成熟时紫红色或黄色。全国均有栽培。隐花果（药材名：无花果）能润肺止咳，清热润肠（图9-3）。

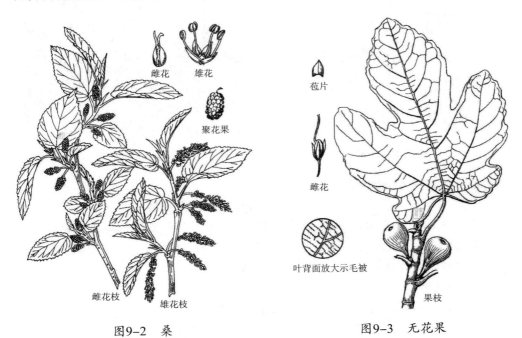

图9-2 桑　　　　　　　　　　图9-3 无花果

薜荔 *F. pumila* Linn.：常绿攀缘灌木，具白色乳汁。叶两型。隐头花序单生于生殖枝叶腋，呈梨形或倒卵形（图9-4）。分布于华东、华南和西南。茎、叶（药材名：薜荔）能祛风除湿，活血通络。隐花果/花序托（药材名：薜荔果/木馒头）能壮阳固精，活血下乳。

大麻 *Cannabis sativa* L.：一年生直立草本。叶掌状全裂。花单性异株。瘦果为宿存黄褐色苞片所包，扁卵形（图9-5）。我国各地均有就栽培。种仁（火麻仁）能润肠通便。

常见药用植物还有构树 *Broussonetia papyrifera*（L.）Vent.，成熟果实（药材名：楮实子）能补肾清肝，明目，利尿。

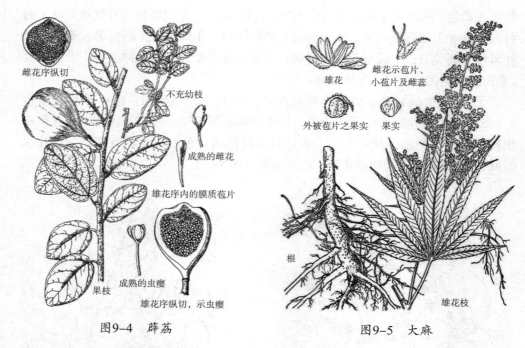

图9-4 薜荔 图9-5 大麻

3. 马兜铃科 Aristolochiaceae

多年生草本或藤本。单叶互生，基部常心形，无托叶。花两性，单被，花被下部合生成管状，顶端3裂或向一侧扩大，辐射对称或两侧对称。雌蕊心皮4~6，合生，中轴胎座，子房下位或半下位。蒴果。种子多数，有胚乳。

我国有4属，86种，已知药用3属，65种。

【药用植物】

马兜铃 *Aristolochia debilis* Sieb.et Zucc.：草质藤本。叶互生，三角状卵形，基部心形。花单生叶腋，花被管基部球形，上部扩大成斜喇叭状。子房下位，中轴胎座，6室。蒴果（图9-6）。分布于长江流域以南各省区以及山东（蒙山）、河南（伏牛山）等；广东、广西常有栽培。果实（药材名：马兜铃）能清肺降气，止咳平喘，清肠消痔。茎（药材名：天仙藤）能行气活血，通络止痛。根（药材名：青木香）能平肝止痛，解毒消肿。

北细辛（辽细辛）*Asarum heterotropoides* Fr. Schmidt var. *mandshuricum*（Maxim.）Kitag.：多年生草本。根有浓烈香气。叶肾状心形，全缘。花单生叶腋，花被管壶形或半球形花被裂片向外反卷；子房半下位。蒴果浆果状（图9-7）。分布于黑龙江、吉林、辽宁。根与根状茎（药材名：细辛）能解表散寒，祛风止痛，通窍，温肺化饮。

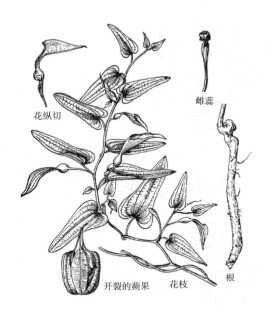

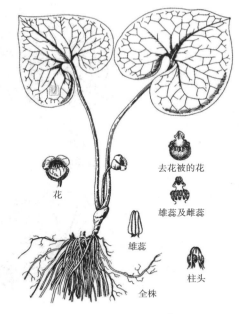

图9-6 马兜铃   图9-7 北细辛

常见药用植物还有华细辛（细辛）*A. sieboldii* Miq.，根与根状茎（药材名：细辛）能解表散寒，祛风止痛，通窍，温肺化饮。杜衡 *A. forbesii* Maxim. 全草（药材名：杜衡）能祛风散寒，消痰行水，活血止痛，解毒。

4. 蓼科 Polygonaceae

多为草本，茎节常膨大。单叶互生，膜质托叶鞘包于茎节处。花两性，稀为单性；常排成总状、穗状或圆锥状花序；单被花，花被片 3 ~ 6，多宿存；雄蕊多 6 ~ 9；子房上位，心皮 2 ~ 3 合生成 1 室，1 胚珠，基生胎座。瘦果或小坚果，常包于宿存的花被内，多有翅。种子有胚乳。

我国有 13 属，235 种，产于全国各地。已知药用 10 属，136 种。

【药用植物】

（1）大黄属 *Rheum*（图 9-8）

掌叶大黄 *R. palmatum* L.：多年生高大草本。根及根状茎粗壮木质。叶掌状深裂，花被紫红色。分布于甘肃、四川、青海、云南西北部及西藏东部等省区，甘肃及陕西栽培较广。根和根状茎（药材名：大黄）能泻下攻积，清热泻火，凉血解毒，逐瘀通经，利湿退黄。

同属植物药用大黄 *R. officinale* Baill. 和唐古特大黄 *R. tanguticum* Maxim. ex Regel，根和根状茎亦作药材大黄入药。

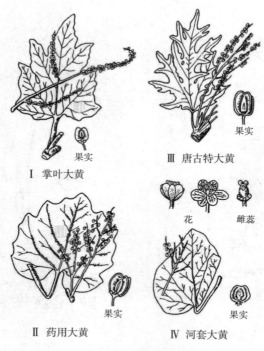

I 掌叶大黄　　III 唐古特大黄

II 药用大黄　　IV 河套大黄

花　　雌蕊

图9-8　大黄属植物

（2）蓼属 *Polygonum*

红蓼 *P. orientale* L.：一年生草本。茎直立，粗壮。托叶鞘筒状，膜质。总状花序呈穗状，顶生或腋生；花被淡红色或白色；雄蕊7。瘦果近圆形，双凹，黑褐色，有光泽，包于宿存花被内（图9-9）。除西藏外，广布于全国各地，野生或栽培。果实（药材名：水红花子）能散血消癥，消积止痛，利水消肿。

何首乌 *P. multiflorum* Thunb.：多年生草质藤本。块根肥厚，红褐色，断面有异型维管束形成的"云锦花纹"。叶卵状心形，全缘；膜质托叶鞘短筒状。圆锥花序；花小，白色。瘦果，具3棱（图9-10）。分布于全国各地。块根（药材名：何首乌）生用能解毒，消痈，截疟，润肠通便；制用能补肝肾，益精血，乌须发，强筋骨，化浊降脂。茎（药材名：首乌藤）养血安神，祛风通络。

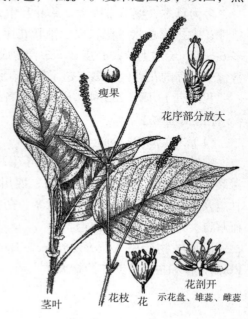

瘦果

花序部分放大

茎叶　　花枝　花　花剖开
示花盘、雄蕊、雌蕊

图9-9　红蓼

虎杖 *P. cuspidatum* Sieb. et Zucc.：多年生粗壮草本。茎中空，具红色或紫红色斑点。圆锥花序；花小，白色，单性异株；瘦果（图9-11）。分布于陕西、甘肃及长江流域及以南各省。根茎和根（药材名：虎杖）能利湿退黄，清热解毒，散瘀止痛，止咳化痰。

金荞麦 *Fagopyrum dibotrys*（D. Don）Hara：多年生草本。根状茎木质化，黑褐色。叶三角形，基部近戟形，全缘；托叶鞘筒状，膜质，褐色。花序伞房状，顶生或腋生；花被白色。瘦果，具3锐棱，黑褐色，无光泽（图9-12）。分布于陕西、华东、华中、华南及西南。根茎（药材名：金荞麦）能清热解毒，排脓祛瘀。

常见药用植物还有拳参 *Polygonum bistorta* L.，根茎（药材名：拳参）能清热解毒，消肿，止血。蓼蓝 *Polygonum tinctorium* Ait.，叶（药材名：蓼大青叶）能清热解毒，凉血消斑。羊蹄 *Rumex japonicus* Houtt.，根（药材名：羊蹄）能清热凉血。

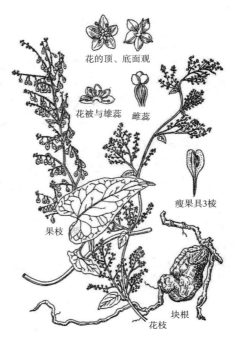

花的顶、底面观

花被与雄蕊

雌蕊

瘦果具3棱

果枝

块根

花枝

图9-10　何首乌

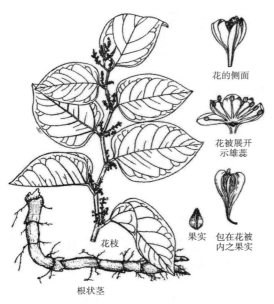

花的侧面

花被展开示雄蕊

果实

包在花被内之果实

花枝

根状茎

图9-11　虎杖

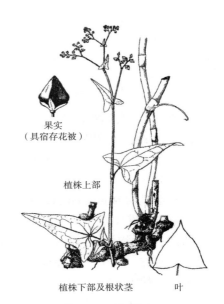

果实（具宿存花被）

植株上部

植株下部及根状茎

叶

图9-12　金荞麦

5. 苋科 Amaranthaceae

多为草本。叶互生或对生，全缘；无托叶。花小，常两性；排成穗状花序、头状花序、总状花序或圆锥花序；花被片 3 ～ 5，干膜质，每花下常有 1 枚干膜质苞片及小苞片；雄蕊常和花被片等数且对生；子房上位，1 室，基生胎座。果实为胞果，稀为小坚果或浆果。

我国有 13 属，约 39 种，已知药用 9 属，28 种。

【药用植物】

牛膝 *Achyranthes bidentata* Blume：多年生草本。根圆柱形，土黄色；茎四棱形，节膨大。叶对生，椭圆形，穗状花序顶生及腋生。胞果包于宿存花被内（图 9–13）。除东北外全国广布。根（药材名：牛膝）能逐瘀通经，补肝肾，强筋骨，利尿通淋，引血下行。

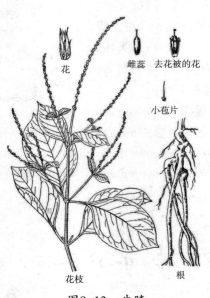

图9–13　牛膝

常见药用植物还有川牛膝 *Cyathula officinalis* Kuan，根（药材名：川牛膝）能逐瘀通经，通利关节，利尿通淋。鸡冠花 *Celosia cristata* L.，花序（药材名：鸡冠花）能凉血止血。青葙 *C.argentea* L.，种子（药材名：青葙子）能清肝泻火，明目退翳。

6. 毛茛科 Ranunculaceae

草本或藤本。单叶或复叶，多互生，少对生；叶通常掌状分裂；无托叶。花多两性；辐射对称，稀为两侧对称；单生或组成各种聚伞花序或总状花序；雄蕊和心皮多数，离生，螺旋状排列隆起的花托上。果实为聚合蓇葖或聚合瘦果，稀为浆果。种子具胚乳。

我国有 42 属（包含引种的 1 个属，黑种草属），约 720 种，已知药用 30 属，约 500 种，广布全国。

【药用植物】

（1）乌头属 *Aconitum*（图9-14）

乌头 *A. carmichaelii* Debx.：多年生草本。块根倒圆锥形，有母根和子根。叶互生，掌状2～3回分裂。总状花序；萼片5，蓝紫色，上萼片盔帽状，花瓣2，有长爪；雄蕊多数；心皮3，离生。聚合蓇葖果（图9-15）。分布于长江中下游，花被、西南亦产。母根（药材名：川乌）能祛风除湿，温经止痛。

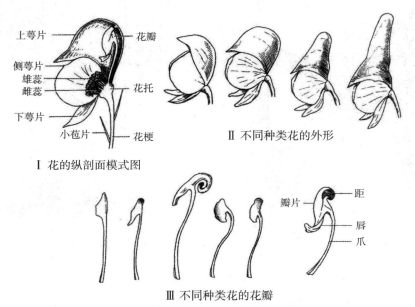

I 花的纵剖面模式图

II 不同种类花的外形

III 不同种类的花瓣

图9-14 乌头属花的形态和解剖图

（2）黄连属 *Coptis*

黄连 *C. chinensis* Franch.：多年生草本，根状茎分枝成簇，黄色，味苦。叶基生，3全裂。心皮8～12，有柄。聚合蓇葖果（图9-16）。分布于四川、贵州、湖南、湖北、陕西南部，野生或栽培。根状茎（药材名：黄连）能清热燥湿，泻火解毒。

（3）白头翁属 *Pulsatilla*

白头翁 *P. chinensis*（Bunge）Regel：多年生草。根圆锥形。全株密被白色绒毛。花被蓝紫色；雄蕊多数，鲜黄色。聚合瘦果，密集成头状，宿存花柱羽毛状（图9-17）。分布于东北、华北、江苏、安徽、湖北、陕西、四川等地。根（药材名：白头翁）能清热解毒，凉血止痢。

（4）升麻属 *Cimicifuga*

升麻 *C. foetida* L.：多年生草本。根状茎粗壮，坚实，表面黑色，有许多内陷的圆洞状老茎残基。叶为二至三回三出状羽状复叶。萼片倒卵状圆形，白色或绿白色；雄蕊多数，花药黄色或黄白色；心皮2～5。蓇葖果，有柔毛（图9-18）。

分布于西藏、云南、四川、青海、甘肃、陕西、河南西部和山西。根状茎（药材名：升麻）能发表透疹，清热解毒，升举阳气。

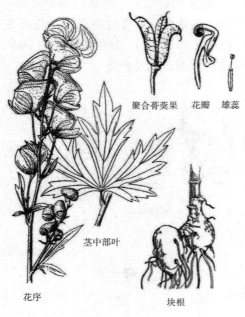

聚合蓇葖果　花瓣　雄蕊

茎中部叶

花序　　　　　　块根

图9-15　乌头

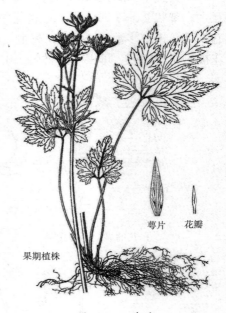

萼片　花瓣

果期植株

图9-16　黄连

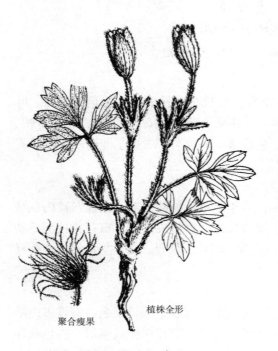

聚合瘦果　植株全形

图9-17　白头翁

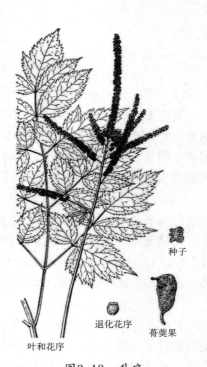

种子

退化花序　蓇葖果

叶和花序　　图9-18　升麻

常见药用植物还有毛茛 *Ranunculus japonicus* Thunb.，全草（药材名：毛茛）捣碎外敷，可截疟、消肿及治疮癣。小毛茛 *R. ternatus* Thunb.，块根（药材名：猫爪草）能化痰散结，解毒消肿。威灵仙 *Clematis chinensis* Osbeck，根和根茎（药材名：威灵仙）能祛风湿，通经络。

7. 芍药科 Paeoniaceae

灌木或多年生草本。根圆柱形或具纺锤形的块根。叶互生，通常为二回三出复叶。花 1～数朵顶生；萼片 3～5；花瓣 5～13（栽培者多为重瓣）；雄蕊多数，离心发育，花药黄色；花盘完全包裹或半包裹心皮或仅包心皮基部；心皮多为 2～3，离生。聚合蓇葖果。

我国有 1 属，11 种。

【药用植物】

芍药 *Paeonia lactiflora* Pall.：多年生草本。根粗壮。叶为二回三出复叶。花数朵，生茎顶和叶腋；花大而艳丽；花盘浅杯状，包裹心皮基部；心皮 4～5，无毛。聚合蓇葖果，顶端具喙（图 9-19）。分布于我国东北、华北、陕西及甘肃南部，各地有栽培。根（药材名：白芍）能养血调经，敛阴止汗，柔肝止痛，平抑肝阳。

牡丹 *P. suffruticosa* Andr.：落叶灌木。叶通常为二回三出复叶。萼片 5，绿色；花瓣 5，或为重瓣，玫瑰色、红紫色、粉红色至白色，通常变异很大；花盘革质，杯状，紫红色，完全包住心皮，在心皮成熟时开裂；心皮 5。聚合蓇葖果（图 9-20）。全国各地广泛栽培。根皮（药材名：牡丹皮）能清热凉血，活血化瘀。

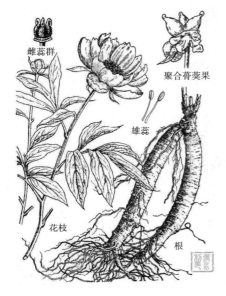

图9-19 芍药

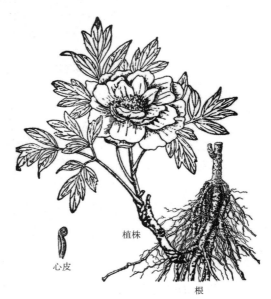

图9-20 牡丹

8. 小檗科 Berberidaceae

草本或小灌木，常绿或落叶。有时具根状茎或块茎。叶互生，单叶或复叶；花序顶生或腋生，花单生，簇生或组成总状花序，穗状花序，伞形花序，聚伞花序或圆锥花序；花两性，辐射对称；花被通常 3 基数，萼片与花瓣相似，2 ~ 4轮，每轮常 3 片；雄蕊与花瓣同数而对生；子房上位，1 室，基生或侧膜胎座。浆果，蒴果，蓇葖果或瘦果。种子有时具假种皮；富含胚乳。

我国 11 属，300 余种。已知药用 11 属，140 余种。

【药用植物】

箭叶淫羊藿 *E. sagittatum*（Sieb. et Zucc.）Maxim：多年生常绿草本。基生叶 1 ~ 3，三出复叶，小叶长卵形，基部深心形，两侧小叶基部呈不对称的箭状心形，叶革质。圆锥花序或总状花序，顶生。萼片 4，2 轮，外轮早落，内轮花瓣状，白色；花瓣 4，黄色，有距；雄蕊 4。蓇葖果（图 9-21）。分布于陕西、甘肃、山西、河南、青海、湖北、四川等省区。枝叶（药材名：淫羊藿）能补肾阳，强筋骨，祛风湿。淫羊藿 *E. brevicornu* Maxim.、朝鲜淫羊藿 *E. koreanum* Nakai 和柔毛淫羊藿 *E. pubescens* Maxim. 的枝叶也作药材淫羊藿用。巫山淫羊藿 *E. wushanense* T. S. Ying 的枝叶（巫山淫羊藿）药用，功能同箭叶淫羊藿。

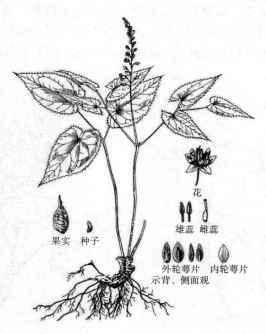

花

雄蕊　雌蕊

果实　种子

外轮萼片　内轮萼片
示背、侧面观

图9-21　箭叶淫羊藿

八角莲 *Dysosma versipellis*（Hance）M. Cheng ex Ying：多年生草本。根状茎粗壮。叶互生，掌状浅裂，裂片阔三角形。花深红色，5 ~ 8 朵簇生，下垂。浆果（图9-22）。分布于湖南、湖北、浙江、江西、安徽、广东、广西、云南、贵州、四川、河南、陕西。根状茎（药材名：八角莲）能化痰散结；祛瘀止痛；清热解毒。

豪猪刺 *Berberis julianae* Schneid.：常绿灌木。茎刺粗壮，三分叉。叶革质。花簇生；花黄色，花瓣基部缢缩呈爪，具2枚长圆形腺体。浆果长圆形，蓝黑色（图9-23）。分布于湖北、四川、贵州、湖南、广西。根（药材名：三颗针）能清热燥湿，泻火解毒。

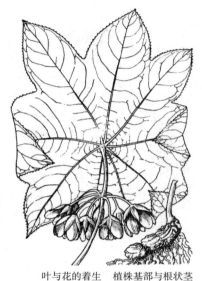

叶与花的着生　植株基部与根状茎

图9-22　八角莲

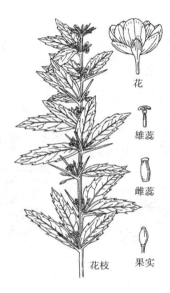

花

雄蕊

雌蕊

果实

花枝

图9-23　豪猪刺

常见药用植物还有六角莲 *Dysosma pleiantha*（Hance）Woods.，根状茎（药材名：六角莲）能散瘀解毒。阔叶十大功劳 *Mahonia bealei*（Fort.）Carr.，叶（药材名：阔叶十大功劳）能补肺气，退潮热，益肝肾；根状茎（功劳木）能清热解毒。狭叶十大功劳 *M. fortunei*（Lindl.）Fedde.，叶（药材名：十大功劳叶）能清热解毒、止咳化痰。

9. 木兰科 Magnoliaceae

木本，稀藤本，常具油细胞，有香气。单叶互生，常全缘；托叶大，早落，托叶痕明显。花大，单生；花多两性，稀单性，辐射对称；花被片3基数，多6～12枚；雄蕊和雌蕊多数，分离，螺旋状排列在凸起的花托上；子房上位。聚合蓇葖果或聚合浆果。

我国14属，160余种，已知药用约90种。

【药用植物】

（1）木兰属 *Magnolia*

厚朴 *M. officinalis* Rehd. et Wils.：落叶乔木。叶大，革质，顶端圆。花大，

白色。聚合蓇葖果（图9-24）。分布于长江流域各省区，多为栽培。根皮、干皮和枝皮（药材名：厚朴）能燥湿消痰，下气除满；花蕾（药材名：厚朴花）能芳香化湿，理气宽中。

望春花（望春玉兰）*M. biondii* Pampan.：落叶乔木。叶长圆状披针形。花大，白色，外面基部带紫红色；外轮花被片远比内轮小。聚合蓇葖果（图9-25）。各地均有栽培。花蕾（药材名：辛夷）能散风寒，通鼻窍。

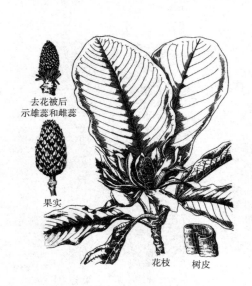

图9-24　厚朴　　　　　　　　　图9-25　望春花

（2）五味子属 *Schisandra*

五味子 *S. chinensis*（Turcz.）Baill.：落叶木质藤本。花单性异株；花被片粉白色或粉红色，聚合浆果，穗状，熟时红色（图9-26）。分布于东北、华北等地。果实（药材名：五味子）能收敛固涩，益气生津，补肾宁心。

（3）八角属 *Illicium*

八角 *I. verum* Hook. f.：常绿乔木。叶在顶端3～6片近轮生或松散簇生，革质。花被片内轮肉质，粉红色至深红色。聚合果由8～9个蓇葖果组成（图9-27）。分布于华南、西南、福建等地。果实（药材名：八角茴香）能温阳散寒，理气止痛。

常见药用植物还有凹叶厚朴 *Magnolia officinalis* Rehd. et Wils. subsp. biloba（Rehd.et Wils.）Law，根皮、干皮和枝皮（药材名：厚朴）能燥湿消痰，下气除满；花蕾（药材名：厚朴花）能芳香化湿，理气宽中。白玉兰 *M. denudata* Desr.，花蕾（药材名：辛夷）能散风寒，通鼻窍。华中五味子 *Schisandra sphenanthera* Rehd. et Wils.，果实（药材名：南五味子）能收敛固涩，益气生津，补肾宁心。

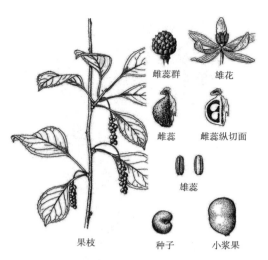

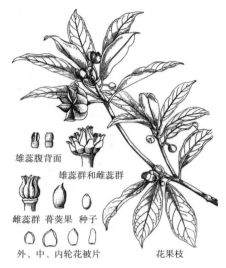

图9-26　五味子　　　　　　　　　图9-27　八角

10. 罂粟科 Papaveraceae

草本。常具乳汁或有色汁液。叶基生或互生，无托叶。花两性，辐射对称或两侧对称；花单生或成总状、聚伞、圆锥等花序；萼片常2，早落；花瓣常4～6；雄蕊多数，离生，或6枚，合生成2束；雌蕊由2至多数心皮组成，子房上位，1室，侧膜胎座，胚珠多数。蒴果，孔裂或瓣裂。种子细小。

我国有19属，440余种，分布全国。已知药用15属，130余种。

【药用植物】

延胡索 *Corydalis yanhusuo* W. T. Wang ex Z. Y. Su et C. Y. Wu：多年生草本。块茎球形。叶二回三出复叶，二回裂片近无柄或具短柄，常2～3深裂，末回裂片披针形。总状花序顶生；苞片全缘或有少数牙齿；萼片2，早落；花冠两侧对称，花瓣4，紫红色。上面花瓣基部有长距；雄蕊6，花丝联合成2束，2心皮，子房上位。蒴果条形（图9-28）。分布于江苏、浙江、湖北、河南、安徽等省。生于丘陵草地。块茎（药材名：延胡索）能活血、行气、止痛。

罂粟 *Papaver somniferum* L.：一年生或二年生草本，全株粉绿色，有白色乳汁。叶互生，长卵形，基部抱茎，边缘有缺刻。花单生，蕾时弯曲，开放时向上；花瓣4，白、红、淡紫等色；雄蕊多数，离生；心皮多数，侧膜胎座，无花柱，柱头具8～12辐射状分枝。蒴果近球形，于柱头分枝下孔裂（图9-29）。原产于南欧。本品严禁非法种植，仅特许某些单位栽培以供药用。果壳（药材名：罂粟壳）能敛肺、涩肠、止痛。

常见的药用植物还有伏生紫堇 *Corydalis decumbens*（Thunb.）Pers.，块茎（药材名：夏天无）能活血止痛、舒筋活络、祛风除湿。博落回 *Macleaya cordata*（Willd.）R. Br.，根或全草（药材名：博落回）有大毒，外用能散瘀、祛风、止痛、杀虫；总生物碱提取物可用作兽药原料。

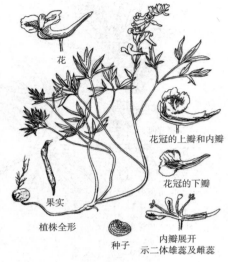

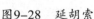

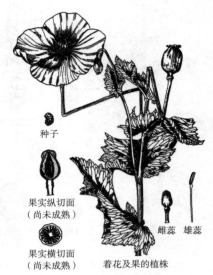

图9-28　延胡索

图9-29　罂粟

11. 十字花科 Brassicaceae（Cruciferae）

草本。单叶互生；无托叶。花两性，辐射对称，多排成总状花序；萼片4，2轮；花瓣4，十字形排列；雄蕊6，4长2短，为四强雄蕊，常在雄蕊基部有4个蜜腺；雌蕊由2心皮合生而成，子房上位，侧膜胎座，胎座边缘延伸成假隔膜将子房分成2室。长角果或短角果，多2瓣开裂。

我国约有102属，410余种。已知药用30属，103种。

【药用植物】

菘蓝 *Isatis indigotica* Fortune：一年生或二年生草本。主根圆柱形。叶互生；基生叶有柄，长圆状椭圆形；茎生叶长圆状披针形，基部垂耳圆形，半抱茎。圆锥花序；花小，黄色。短角果扁平，边缘有翅，紫色，不开裂，1室。种子1枚（图9-30）。各地有栽培。根（药材名：板蓝根）能清热解毒、凉血利咽；叶（药材名：大青叶）能清热解毒、凉血消斑；尚可加工制成青黛，能清热解毒、凉血消斑、泻火定惊。

荠菜 *Capsella bursa-pastoris*（L.）Medik.：一年或二年生草本。主根瘦长，白色。茎直立，有分枝。基生叶丛生，羽状深裂，茎生叶长椭圆形或线状披针形。总状花序顶生或腋生，萼片长圆形，花瓣白色，匙形或卵形，十字形开放。短角果倒卵状三角形或倒心状三角形，扁平，无毛，先端稍凹，裂瓣具网脉。种子2行，呈椭圆形，浅褐色（图9-31）。分布于全国各地。全草（药材名：荠菜）能凉肝止血、平肝明目、清热利湿。

常见的药用植物还有萝卜 *Raphanus sativus* L.，鲜根（药材名：莱菔）能消食下气、化痰、止血、解渴、利尿；开花结实后的老根（药材名：地骷髅）能消食

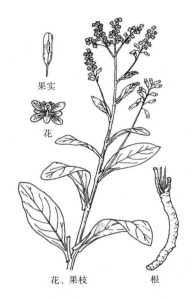

图9-30　菘蓝

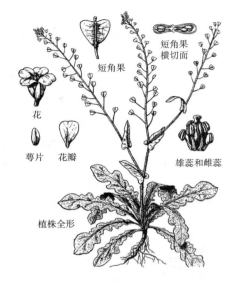

图9-31　荠菜

理气、清肺利咽、散瘀消肿；种子（药材名：莱菔子）能消食除胀、降气化痰。播娘蒿 *Descurainia sophia*（L.）Webb ex Prantl，种子（药材名：南葶苈子）能泻肺平喘、行水消肿。独行菜 *Lepidium apetalum* Willd.，种子（药材名：北葶苈子）功效同南葶苈子。白芥 *Sinapis alba* L.，种子（药材名：白芥子）能化痰逐饮、散结消肿。蔊菜 *Rorippa indica*（L.）Hiern，全草（药材名：蔊菜）能祛痰止咳、解表散寒、活血解毒、利湿退黄。

12. 蔷薇科 Rosaceae

草本或木本。常具刺。单叶或复叶，多互生，常有托叶。花两性，辐射对称；单生或排成伞房、圆锥花序；花托凸起或凹陷，边缘延伸成一碟状、杯状、坛状或壶状的托杯，又称萼筒、花托筒、被丝托等，萼片、花瓣和雄蕊均着生于托杯的边缘；萼片5；花瓣5，分离，稀无瓣；雄蕊通常多数；心皮1至多数，分离或结合，子房上位至下位，每室1至多数胚珠。蓇葖果、瘦果、核果或梨果。亚科检索表见表9-2。

我国约有55属，950种左右，分布全国。已知药用48属，400余种。

表 9-2　亚科检索表

1. 果实开裂，蓇葖果或蒴果；心皮 1～5，常离生；多无托叶 ························绣线菊亚科 Spiraooideae

1. 果实不开裂；有托叶。

　2. 子房上位，稀下位。

　　3. 心皮常多数，聚合瘦果或聚合小核果；萼宿存 ························蔷薇亚科 Rosoideae

　　3. 心皮 1；核果；萼常脱落 ························李亚科 Prunoideae

　2. 子房下位，心皮 2～5，多少连合并与萼筒结合；梨果 ························苹果亚科 Maloideae

【药用植物】

绣线菊 *Spiraea salicifolia* L.：叶互生，长圆状披针形至披针形，边缘有锯齿。圆锥花序顶生，长圆形或金字塔形；花粉红色。蓇葖果直立；花萼宿存，裂片常反折（图9-32）。分布于东北、华北。生于河流沿岸，湿草原或山沟。全株（药材名：绣线菊）能通经活血、通便利水。

龙牙草 *Agrimonia pilosa* Ledeb.：多年生草本，全株密生长柔毛。单数羽状复叶，小叶5～7，间有小型叶，无柄；托叶近卵形。顶生圆锥花序，花密集；花瓣5，黄色；雄蕊10；子房上位，2心皮。瘦果（图9-33）。全国广布。地上部分（药材名：仙鹤草）能收敛止血、截疟、止痢、解毒、补虚；带短小根状茎的冬芽（药材名：鹤草芽）能驱绦虫、解毒消肿。

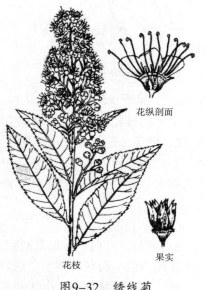

花纵剖面

花枝　果实

图9-32　绣线菊

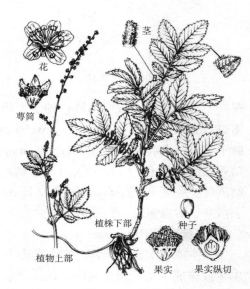

茎

花

萼筒

植株下部

植物上部　种子

果实　果实纵切

图9-33　龙牙草

掌叶覆盆子 *Rubus chingii* Hu.：落叶灌木，有倒刺。单叶互生，掌状5深裂，边缘有重锯齿，托叶条形。花单生于短枝顶端，白色。聚合小核果，球形，红色（图9-34）。分布于江西、安徽、江苏、浙江、福建各省。果实（药材名：覆盆子）能益肾固精缩尿、养肝明目、根能止咳、活血消肿。

金樱子 *Rosa laevigata* Michx.：常绿攀缘有刺灌木。羽状复叶，小叶3或5，椭圆状卵形或披针状卵形，近革质。花大，白色，单生于侧枝顶端。蔷薇果熟时红色，倒卵形，密生直刺（图9-35）。分布于华中、华东、华南各省区。果实（药材名：金樱子）能固精缩尿、固崩止带、涩肠止泻。

山楂 *Crataegus pinnatifida* Bunge：落叶乔木。小枝紫褐色，通常有刺。叶宽卵形至菱状卵形，两侧各有3～5羽状深裂片；托叶较大。伞房花序；花白色。梨果近球形，直径1～1.5cm，深红色，有灰色斑点（图9-36）。分布于东北、

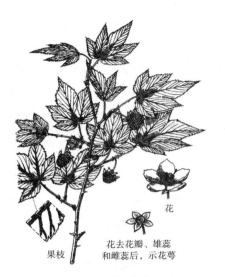

图9-34　掌叶覆盆子

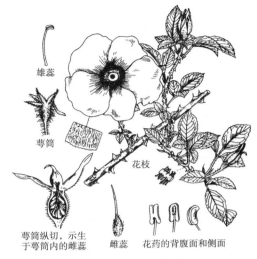

图9-35　金樱子

华北及河南、陕西、江苏；生于山坡边缘。同属植物山里红 *C. pinnatifida* Bge.var. *major* N. E. Br. 叶片分裂较浅，果形较大，直径 2.5cm。二者的果实（药材名：山楂）均能消食健胃，行气散瘀，化浊降脂；叶（药材名：山楂叶）均能活血化瘀、理气通脉。

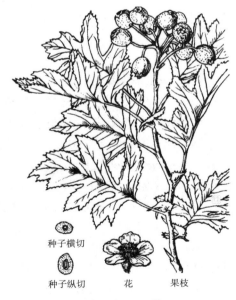

图9-36　山楂

　　贴梗海棠 *Chaenomeles speciosa*（Sweet）Nakai：落叶灌木。枝有刺。叶卵形至长椭圆形，托叶较大，肾形或半圆形。花先叶开放，猩红色，稀淡红色或白色，3～5 朵簇生；花梗粗短；托杯钟状。梨果球形或卵形，直径 4～6cm，黄绿色，芳香（图9-37）。分布于华东、华中及西南各地，多栽培。果实（药材名：木瓜）能舒筋活络、和胃化湿。

　　杏 *Prunus armeniaca* L.：落叶乔木。小枝棕褐色。单叶卵形至近圆形，叶柄近顶端有2腺体。花单生枝顶。花萼5裂；花瓣5，白色或稍带红色。雄蕊多数；雌蕊单心皮。核果黄色或黄红色，球形，核平滑。种子扁圆形（图9-38）。全国广布；多为栽培。种子（药材名：苦杏仁）能降气化痰、止咳平喘、润肠通便。

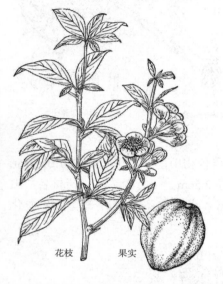

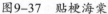
花枝　　　　果实

图9-37　贴梗海棠

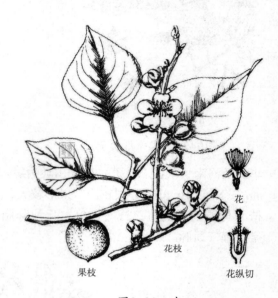
　　　　　　　　　　　花

　　　　　　　花枝
果枝　　　　　　　　　花纵切

图9-38　杏

　　常见药用植物还有月季 *R. chinensis* Jacq.，花（药材名：月季花）能活血调经、疏肝解郁。玫瑰 *R. rugosa* Thumb.，花（药材名：玫瑰花）能行气解郁、活血、止痛。地榆 *Sanguisorba officinalis* L.，根（药材名：地榆）能清凉止血、解毒敛疮。枇杷 *Eriobotrya japonica*（Thunb.）Lindl.，叶（药材名：枇杷叶）能清肺止咳、降逆止呕。梅 *Prunus mume*（Sieb.）Sieb. et Zucc，近成熟果实低温烘干焖至色变黑（药材名：乌梅）能敛肺、涩肠、生津、安蛔；干燥花蕾（药材名：梅花）能开郁和中、化痰解毒。桃 *P. persica*（L）Batsch，干燥成熟种子（药材名：桃仁）能活血祛瘀、润肠通便、止咳平喘。

13. 杜仲科 Eucommiaceae

　　落叶乔木，枝、叶折断时有银白色胶丝。叶互生，无托叶。花单性异株，无花被，先叶或与叶同时开放；雄花密集成头状花序状，雄蕊4～10，常为8；雌花单生，具短梗，子房上位，心皮2，合生，1室，胚珠2。翅果，扁平，狭椭圆形，含种子1粒。

　　杜仲为我国特产植物，1属，1种，分布于我国中部及西南各省区，各地均有栽培。

【药用植物】

杜仲 *Eucommia ulmoides* Oliv.：特征与科相同（图 9-39）。树皮（药材名：杜仲）为补阳药，能补肝肾、强筋骨、安胎。

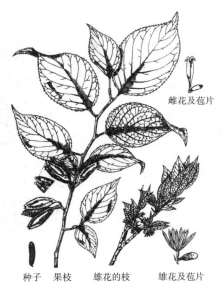

雌花及苞片

种子　果枝　雄花的枝　雄花及苞片

图9-39　杜仲

14. 豆科 Fabaceae（Leguminosae）

草本，木本或藤本。叶互生，多为复叶，有托叶，有叶枕（叶柄基部膨大的部分）。花序各种；花两性；花萼 5 裂，花瓣 5，多为蝶形花，少数为假蝶形花和辐射对称花；雄蕊 10，多二体雄蕊，少数分离或下部合生，稀多数；心皮 1，子房上位，胚珠 1 至多数，边缘胎座。荚果，种子无胚乳。亚科检索表见表 9-3。

我国有近 170 属，1670 余种，分布全国。已知药用 109 属，600 余种。

表 9-3　亚科检索表

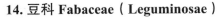

1. 花辐射对称；花瓣镊合状排列；雄蕊多数或有定数 ······················含羞草亚科 Mimosoideae
1. 花两侧对称；花瓣覆瓦状排列；雄蕊常为 10
  2. 花冠假蝶形；雄蕊分离 ·······················云实亚科 Caesalpinioideae
  2. 花冠蝶形；雄蕊分离或合生 ·······················蝶形花亚科 Papilionoideae

【药用植物】

合欢 *Albizia julibrissin* Durazz.：落叶乔木。二回羽状复叶，小叶镰刀状，两侧不对称。头状花序，伞房状排列；雄蕊多数，花丝细长，淡红色。荚果扁条形（图 9-40）。分布全国各地，常见栽培。树皮（药材名：合欢皮）能解郁安神、活血消肿；花（药材名：合欢花）能解郁安神。

决明 *Cassia obtusifolia* L.：一年生半灌木状草本。羽状复叶；小叶 3 对，倒卵形；叶轴上仅最下方一对小叶间有棒状的腺体1枚。花成对腋生；萼片、花瓣均为5，花冠黄色；雄蕊10，能育者7枚，花药有短喙，顶孔开裂。荚果细长，下弯呈镰状，近四棱形，长15～20cm。种子棱柱形，淡褐色，有光泽（图9-41）。原产热带美洲，我国有栽培。种子（药材名：决明子）能清热明目、润肠通便。

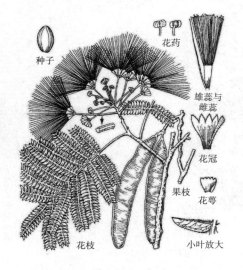

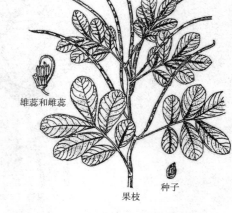

图9-40　合欢　　　　　　　　　　　　　图9-41　决明

　　皂荚 Gleditsia sinensis Lam.：落叶乔木。棘刺粗壮，常有分枝。小枝无毛。一回偶数羽状复叶；小叶3～9对，卵状矩圆形，边缘有圆锯齿。总状花序，花杂性；花萼钟状；花瓣白色；子房条形。荚果条形，黑棕色，有白色粉霜（图9-42）。分布于我国大部分地区，生于山坡林中或谷地、路旁，常栽培于庭院或宅旁。不育果实和成熟果实（药材名：猪牙皂和大皂角）能祛痰开窍、散结消肿；棘刺（药材名：皂角刺）能消肿托毒、排脓、杀虫。

　　膜荚黄芪 Astragalus membranaceus（Fisch.）Bunge：多年生草本。主根粗长，圆柱形。奇数羽状复叶，小叶13～27对，卵状披针形或椭圆形，两面被白色长柔毛。总状花序腋生；花黄白色，偶带紫红色；雄蕊10，二体；子房被柔毛。荚果膜质，膨胀，卵状矩圆形，有长柄，被黑色短柔毛（图9-43）。分布于东北、华北及甘肃、四川、西藏等地，生于林缘、灌丛或疏林下，亦见于山坡草地或草甸中。同属植物蒙古黄芪 A. membranaceus（Fisch.）Bunge var. mongholicus（Bunge）P. K. Hsiao 奇数羽状复叶的小叶12～18对，且小叶较膜荚黄芪小。花冠黄色至淡黄色，子房光滑无毛。荚果半卵圆形，先端有短喙，无毛。两者的根（药材名：黄芪）均能补气升阳、固表止汗、利水消肿、生津养血、行滞通痹、托毒排脓、敛疮生肌。

　　甘草 Glycyrrhiza uralensis Fisch. ex DC.：多年生草本。根状茎横走；主根粗长，外皮红棕色或暗棕色。全株被白色短毛及刺毛状腺体。羽状复叶，小叶5～17，卵形至宽卵形。总状花序腋生；花冠蓝紫色；雄蕊10，二体。荚果镰刀状或环状弯曲，密被刺状腺毛及短毛（图 9-44）。分布于东北、华北、西北地区，生于干旱沙地、河岸砂质地、山坡草地及盐渍化土壤中。根和根状茎（药材名：甘草）均能补脾益气、清热解毒、祛痰止咳、缓急止痛、调和诸药。

野葛 *Pueraria lobata*（Willd.）Ohwi：藤本。全株被黄色长硬毛。三出复叶，顶生小叶菱状卵形。总状花序腋生；花密集，花冠紫色。荚果条形，扁平（图 9-45）。分布全国。生于山地疏或密林中。根（药材名：葛根）能解肌退热、生津止渴、透疹、升阳止泻、通经活络、解酒毒。

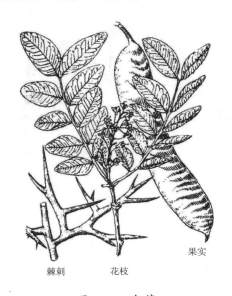

图9-42　皂荚

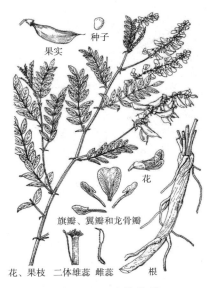

图9-43　膜荚黄芪

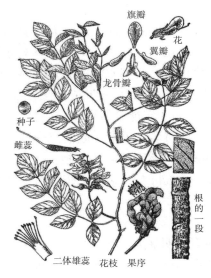

图9-44　甘草

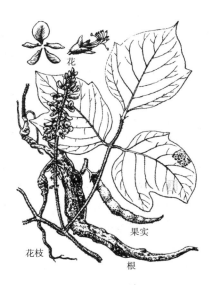

图9-45　野葛

槐 *Sophora japonica* L.：落叶乔木。奇数羽状复叶，小叶 7 ～ 15。圆锥花序顶生；花乳白色；雄蕊10，分离。荚果肉质，串珠状，种子间极缢缩（图9-46）。南北各省区广泛栽培。花（药材名：槐花）、花蕾（药材名：槐米）及果实（药材名：槐角）均能凉血止血、清肝明目。

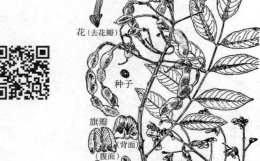

图9-46　槐

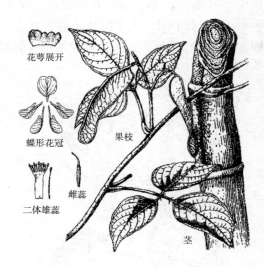

图9-47　密花豆

密花豆 *Spatholobus suberectus* Dunn：木质藤本，长达数十米。老茎砍断后可见数圈偏心环，鸡血状汁液从环处渗出。圆锥花序腋生。荚果舌形，种子1枚（图9-47）。分布于福建、广东、广西和云南，生于山地疏林或密林沟谷或灌丛中。藤茎（药材名：鸡血藤）能活血补血、调经止痛、舒筋活络。

常见药用植物还有含羞草 *Mimosa pudica* L.，全草（药材名：含羞草）能安神、散瘀止痛。儿茶 *Acacia catechu*（L. f.）Willd.，去皮枝干煎制的浸膏（药材名：儿茶）能活血止痛、止血生肌、收湿敛疮、清肺化痰。苏木 *Caesalpinia sappan* L.，心材（药材名：苏木）能活血祛瘀、消肿止痛。云实 *C. decapetala*（Roth）Alston，种子（云实）能解毒除积、止咳化痰、杀虫。扁茎黄芪 *Astragalus complanatus* R. Br. ex Bunge，种子（药材名：沙苑子）能补肾助阳、固精缩尿、养肝明目。苦参 *Sophora flavescens* Aiton，根（药材名：苦参）能清热燥湿、杀虫、利尿。柔枝槐 *S. tonkinensis* Gagnep.，根及根茎（药材名：山豆根）能泻火解毒、利咽消肿、止痛杀虫。补骨脂 *Psoralea corylifolia* L.，果实（药材名：补骨脂）能补肾助阳、纳气平喘、温脾止泻。

15. 芸香科 Rutaceae

木本，稀草本。有时具刺。叶、花、果常有透明油点。叶常互生；多为复叶或单身复叶，少单叶；无托叶。花多两性；辐射对称；单生或排成各式花序；萼片 3 ～ 5；花瓣 3 ～ 5；雄蕊与花瓣同数或为其倍数，生于花盘基部；心皮 2 ～ 5

或更多，多合生，子房上位，中轴胎座，每室胚珠 1 ~ 2。柑果、蒴果、核果和蓇葖果，稀翅果。

我国 20 余属，120 余种，分布全国。已知药用 23 属，105 种。

【药用植物】

橘 *Citrus reticulata* Blanco：常绿小乔木。枝细，多有刺。叶互生；叶柄有窄翼，顶端有关节；叶片披针形或椭圆形，有半透明油点。花单生或数朵丛生于枝端或叶腋；花瓣白色或带淡红色；雄蕊 15 ~ 30 枚；柑果球形或扁球形，熟时淡黄至朱红色，果皮薄而易剥离，果肉甜或酸（图 9-48）。分布于长江流域及以南地区，广泛栽培。成熟果皮（药材名：陈皮）能理气降逆、燥湿化痰；幼果或未成熟果皮（药材名：青皮）能疏肝破气、消积化滞；外层果皮（药材名：橘红）能理气宽中、燥湿化痰；种子（药材名：橘核）能理气、散结、止痛。

酸橙 *C. aurantium* L.：常绿小乔木。枝有长刺，新枝扁而具棱。叶互生；叶柄有狭长形或狭长倒心形的叶翼；叶片革质，倒卵状椭圆形或卵状长圆形，具半透明油点。花单生或数朵聚生，芳香；花萼 5 裂；花瓣 5，白色；雄蕊 20 枚以上；雌蕊短于雄蕊。柑果近球形，熟时橙黄色，果皮厚而难剥离，果肉味酸（图 9-49）。我国长江流域及以南各地有栽培。幼果（药材名：枳实）能破气消积、化痰除痞；未成熟果实（药材名：枳壳）能理气宽中、行滞消胀。

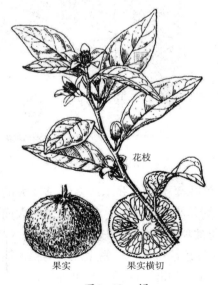

花枝

果实　　果实横切

图9-48　橘

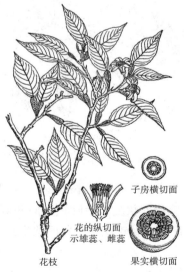

子房横切面

花的纵切面
示雄蕊、雌蕊

花枝　　　果实横切面

图9-49　酸橙

黄檗 *Phellodendron amurense* Rupr.：落叶乔木。树皮厚，木栓层发达，内皮鲜黄色。奇数羽状复叶对生；小叶 5 ~ 15，披针形至卵状长圆形，边缘有细钝齿，齿缝有腺点。雌雄异株；圆锥状聚伞花序；花小，黄绿色；雄蕊 5；雌蕊柱头 5 浅裂。浆果状核果，球形，熟时紫黑色，内有种子 2 ~ 5 粒（图 9-50）。分布于东北及华北，生于山地杂木林中。树皮（药材名：关黄柏）能清热燥湿、泻火除蒸、解毒疗疮。同属植物黄皮树 *P. chinense* C. K. Schneid. 落叶乔木。树皮厚，木栓层发达，内皮黄色。奇数羽状复叶对生；叶轴及叶柄密被褐锈色短柔毛；小叶 7 ～ 15 片，常两侧不对称，全缘或边缘浅波浪状，背面常密被长柔毛。雌雄异株；圆锥状聚伞花序；花小，黄绿色；雄花有雄蕊 5 ～ 6 枚，长于花瓣。浆果状核果球形，密集成团，熟时紫黑色。分布于湖北、湖南西北部、四川东部，生于山地杂木林中。树皮（药材名：川黄柏）功效与黄檗树皮相同。

吴茱萸 *Euodia ruticarpa*（A. Juss.）Benth.：常绿灌木或小乔木。有特殊气味。羽状复叶互生；小叶 5 ～ 13，椭圆形至卵形，下面有透明腺点。花单性异株；圆锥状聚伞花序顶生；果实扁球形，成熟时裂开呈 5 个果瓣，蓇葖果状，紫红色，表面有粗大油腺点（图 9–51）。分布于华东、中南、西南等地区。生于山区疏林或林缘，现多栽培。近成熟果实（药材名：吴茱萸）能散寒止痛、降逆止呕、助阳止泻。

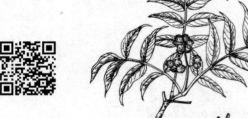

果枝　雄花　雌花

图9–50　黄檗

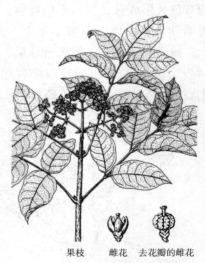

果枝　雌花　去花瓣的雌花

图9–51　吴茱萸

花椒 *Zanthoxylum bungeanum* Maxim.：落叶灌木或小乔木。茎干具增大的皮刺。奇数羽状复叶，叶轴腹面两侧有狭小叶翼；小叶 5 ～ 13，边缘齿缝有大而透明的腺点。圆锥状聚伞花序顶生；花单性；花被片 6 ～ 8；雄花雄蕊通常 5 ～ 8 枚；雌花中成熟心皮通常 2 ～ 3。蓇葖果，球形，红色或红紫色，密生凸起的粗大油腺点（图 9–52）。分布于华东、中南、西南及辽宁、河北、陕西、甘肃等地，生于路边、山坡灌丛中，常见栽培。果皮（药材名：花椒）能温中止痛、杀虫止痒。

常见药用植物还有白鲜 *Dictamnus dasycarpus* Turcz.，根皮（药材名：白鲜皮）能清热燥湿、祛风解毒。佛手柑 *Citrus medica* L. var. *sarcodactylis*（Hoola van Nooten）Swingle，果实（药材名：佛手）能疏肝理气、和胃止痛、燥湿化痰。枸橼 *C. medica* L.，成熟果实（药材名：香橼）能疏肝理气、宽中、化痰。

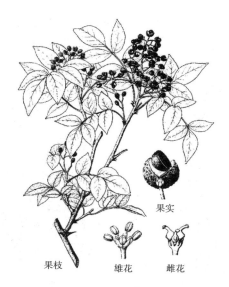

果实

果枝　　雄花　　雌花

图9-52　花椒

16. 大戟科 Euphorbiaceae

草本、灌木或乔木，有时呈肉质植物，常含乳汁。单叶，互生，叶基部常有腺体，有托叶。花常单性，同株或异株，花序各式，常为聚伞花序，或杯状聚伞花序；重被、单被或无花被，有时具花盘或退化为腺体；雄蕊 1 至多数，花丝分离或连合；雌蕊由 3 心皮组成，子房上位，3 室，中轴胎座，每室 1～2 胚珠。蒴果，稀浆果或核果。种子有胚乳。

我国有 70 余属，400 多种，分布全国各地，尤以华南和西南为多。已知药用 39 属，160 余种。

【药用植物】

大戟属 *Euphorbia*：具乳汁。花序为杯状聚伞花序（大戟花序），外观像一朵花，外面包有绿色杯状总苞，杯状总苞内有多数雄花和 1 朵雌花，均无花被；每雄花仅具 1 个雄蕊，花丝和花梗相连处有关节，是花被退化的痕迹；雌花生于花序中央，仅有 1 雌蕊，子房具长柄，下垂于总苞外。

大戟 *E. pekinensis* Rupr.：多年生草本，具乳汁。根圆锥形。茎被短柔毛。叶互生，矩圆状披针形。杯状聚伞花序；总花序常有 5 伞梗，基部有 5 枚叶状苞片；每伞梗又作 1 至数回分叉，最后小伞梗顶端着生 1 杯状聚伞花序；杯状总苞顶端 4 裂，腺体 4。蒴果表皮有疣状突起（图 9-53）。全国各地多有分布，生于山坡及田野湿润处。根（药材名：京大戟）能泄水逐饮、消肿散结。

巴豆 *Croton tiglium* L.：常绿灌木或小乔木，幼枝、叶有星状毛。叶互生，卵形至长圆卵形，两面疏生星状毛，叶基两侧近叶柄处各有 1 无柄腺体。花小，单性同株；总状花序顶生，雄花在上，雌花在下；萼片 5；花瓣 5，反卷；雄蕊多数；雌花常无花瓣，子房上位，3 室，每室有 1 胚珠。蒴果卵形，有 3 钝棱（图

9-54）。分布于长江以南，野生或栽培。种子（药材名：巴豆）有大毒，外用蚀疮；其炮制加工品巴豆霜能峻下冷积、逐水退肿、豁痰利咽。

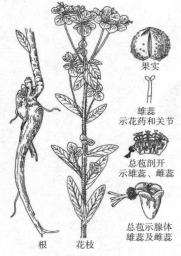
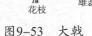

果实

雄蕊
示花药和关节

总苞剖开
示雄蕊、雌蕊

总苞示腺体
雄蕊及雌蕊

根　花枝

图9-53　大戟

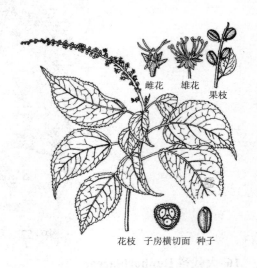

雌花　雄花

果枝

花枝　子房横切面　种子

图9-54　巴豆

　　蓖麻 Ricinus communis L.：一年生草本或在南方常成小乔木。叶互生，盾状，掌状分裂，叶柄有腺体。花单性同株，圆锥花序，花序下部生雄花，上部生雌花；花萼 3～5 裂；无花瓣；雄花雄蕊多数，花丝树状分枝；雌花子房上位，3 室，花柱 3，各 2 裂。蒴果常有软刺。种子有种阜（图 9-55）。全国均有栽培。种子（药材名：蓖麻子）有毒，能泻下通滞、消肿拔毒；蓖麻油为刺激性泻药。

　　常见药用植物还有甘遂 Euphorbia kansui T. N. Liou ex S. B. Ho，块根（药材名：甘遂）功效同大戟，有毒。续随子 E. lathyris L.，种子（药材名：千金子）有毒，能泻下逐水、破血消癥；外用疗癣蚀疣。地锦 E. humifusa Willd.，全草（药材名：地锦草）能清热解毒、凉血止血、利湿退黄。叶下珠 Phyllanthus urinaria L.，全草（药材名：叶下珠）能清热利尿、明目、消积。余甘子 P. emblica L.，果实（药材名：余甘子）能清热凉血、消食健胃、生津止咳。乌桕 Sapium sebiferum（L.）Roxb.，根皮、叶（药材名：乌桕）有小毒，能清热解毒、止血止痢。

17. 锦葵科 Malvaceae

木本或草本。植物体多具黏液细胞；韧皮纤维发达。幼枝、叶表面常有星状毛。单

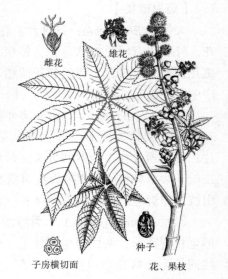

雌花

雄花

子房横切面

种子

花、果枝

图9-55　蓖麻

叶互生，常具掌状脉，有托叶。花两性，单生或聚伞花序；辐射对称，单生或成聚伞花序；萼片5，分离或合生，其外常有苞片称副萼，萼宿存；花瓣5，旋转状排列；雄蕊多数，单体雄蕊，花粉具刺；子房上位，由3至多数心皮合生，3至多室，中轴胎座。蒴果。

我国16属，80多种，分布于南北各地。已知药用12属，60种。

【药用植物】

苘麻 *Abutilon theophrasti* Medik.：一年生草本，全株有星状毛。叶互生，圆心形。花单生叶腋，黄色；无副萼；单体雄蕊；心皮15～20，排成轮状。蒴果半球形，分果片15～20，有粗毛，顶端有2长芒（图9-56）。全国各地均有广布，常见于荒地、田野，也多栽培。种子（药材名：苘麻子）能清热利湿、解毒、退翳。

冬葵 *Malva verticillata* L.：一年生或多年生草本，全株被星状柔毛。单叶互生，基部心形。花数朵至十数朵簇生叶腋；萼杯状；花淡粉紫色，花瓣5。蒴果扁球形，熟后心皮彼此分离并与中轴脱离，形成分果（图9-57）。全国各地均有广布，生于村旁、路旁、田埂草丛中，也有栽培。果实（药材名：冬葵果）能清热利尿、消肿。

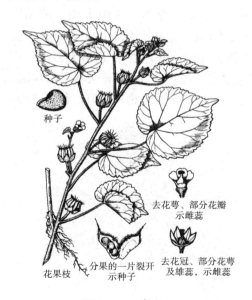

图9-56 苘麻

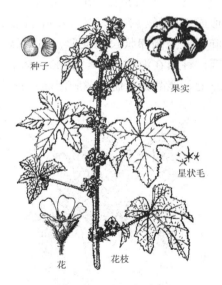

图9-57 冬葵

常见药用植物还有木芙蓉 *Hibiscus mutabilis* L.，叶、花及根皮（药材名：木芙蓉）能凉血、解毒、消肿、止痛。玫瑰茄 *H. sabdriffa* L.，根及种子（药材名：玫瑰茄）能利尿、强壮身体。草棉 *Gossypium herbaceum* L.，根（药材名：草棉）能补气、止咳；种子（药材名：棉籽）能补肝肾、强腰膝，有毒慎用。

18. 五加科 Araliaceae

木本，稀多年生草本。茎常有刺。叶多互生，常为掌状复叶或羽状复叶，少为单叶。花小，两性，稀单性，辐射对称；伞形花序或集成头状花序，常排成总状或圆锥状；萼齿 5，小形，花瓣 5～10，分离；雄蕊 5～10，生于花盘边缘，花盘生于子房顶部；子房下位，通常 2～5 室，每室 1 胚珠。浆果或核果。

我国有 23 属，约 180 种，除新疆外，全国均有分布。已知药用 19 属，112 种。

【药用植物】

（1）人参属 *Panax*　草本，掌状复叶轮生茎顶。

人参 *P. ginseng* C. A. Mey.：多年生草本。主根肉质，圆柱形或纺锤形，下面稍有分枝，根状茎（芦头）短，每年增生 1 节，有时其上生出不定根，习称"艼"。掌状复叶轮生茎端，通常一年生者生 1 片三出复叶，二年生者生 1 片掌状五出复叶，三年生者生 2 片掌状五出复叶，以后每年递增 1 片复叶，最多可达 6 片复叶；小叶片椭圆形或卵形，中央 1 片较大。伞形花序单个顶生，总花梗长于总叶柄。浆果状核果扁球形，熟时红色（图 9-58）。分布于东北，现多为栽培。根和根状茎（药材名：人参）能大补元气、复脉固脱、补脾益肺、生津养血、安神益智；经蒸制后（药材名：红参）能大补元气、复脉固脱、益气摄血；叶（药材名：人参叶）能补气、益肺、祛暑、生津；花和果实也可药用。

三七 *P. notoginseng*（Burkill）F. H. Chen：多年生草本。主根肉质，倒圆锥形或圆柱形。掌状复叶，小叶通常 3～7 片，形态变化较大，中央 1 片最大，长椭圆形至倒卵状长椭圆形，两面脉上密生刚毛（图 9-59）。主要栽培于云南、广西，种植在海拔 400～1800m 林下或山坡上人工荫棚下。根和根状茎（药材名：三七）能散瘀止血、消肿定痛；花（药材名：三七花）能清热、平肝、降压。

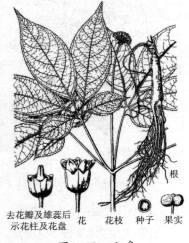

去花瓣及雄蕊后　　花　花枝　种子　果实
示花柱及花盘

图9-58　人参

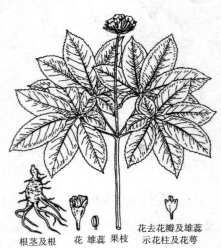

根茎及根　　花　雄蕊　果枝　　花去花瓣及雄蕊
示花柱及花萼

图9-59　三七

（2）五加属 *Acanthopanax*　木本植物，掌状复叶互生。

刺五加 *A. senticosus*（Rupr.et Maxim.）Harms：灌木，枝密生针刺。掌状复叶，小叶五，椭圆状倒卵形，幼叶下面沿脉密生黄褐色毛。伞形花序单生或 2～4 个丛生茎顶；花瓣黄绿色；花柱 5，合生成柱状，子房 5 室。浆果状核果，球形，有 5 棱，黑色（图 9-60）。分布于东北及河北、山西，生于林缘、灌丛中。根及根状茎或茎（药材名：刺五加）能益气健脾、补肾安神。

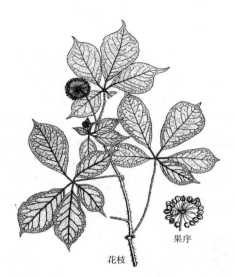

图9-60　刺五加

常见药用植物还有西洋参 *Panax quinquefolium* L.，根（药材名：西洋参）能补气养阴、清热生津。竹节参 *P. japonicus*（T. Nees）C. A. Mey.，根状茎（药材名：竹节参）能散瘀止血、消肿止痛、祛痰止咳、补虚强壮。细柱五加 *Acanthopanax gracilistylus* W. W. Smith，根皮（药材名：五加皮）能祛风湿、补益肝肾、强筋壮骨、利水消肿。土当归 *Aralia cordata* Thunb.，根状茎（药材名：九眼独活）能祛风燥湿、活血止痛、消肿。楤木 *A. chinensis* L.，根皮（药材名：楤木）能活血散瘀、健胃、利尿。通脱木 *Tetrapanax papyrifer*（Hook.）K. Koch，茎髓（药材名：通草）能清热利尿、通气下乳。刺楸 *Kalopanax septemlobus*（Thunb.）Koidz.，根皮及枝（药材名：刺楸）能祛风除湿、解毒杀虫。树参 *Dendropanax dentiger*（Harms）Merr.，根、茎、叶（药材名：树参）能祛风活络、舒筋活血，可治疗腰腿痛、风湿关节痛、偏头痛。

19. 伞形科 Apiaceae（Umbelliferae）

草本，常含挥发油，肉质根。茎常中空，有纵棱。叶互生，多为复叶或羽状分裂；叶柄基部扩大成鞘状。多为复伞形花序，常具总苞片；花小，5 基数；子房下位，由 2 心皮合生，2 室，每室有 1 倒悬胚珠。双悬果。

我国约有 100 属，610 多种，分布全国。已知药用 55 属，234 种。

【药用植物】

（1）当归属 *Angelica*　大型草本，茎常中空。羽状复叶或单叶羽状分裂，叶柄基部常膨大成囊状叶鞘。花白色或紫色。

当归 *A. sinensis*（Oliv.）Diels：多年生草本。根粗短，具香气。叶二至三回三出或羽状全裂，最终裂片卵形或狭卵形。复伞形花序，花绿白色。双悬果椭圆形，背向压扁，每分果有 5 条果棱，侧棱延展成宽翅（图 9-61）。主要栽培于甘肃、云南、四川、陕西、湖北等省。根（药材名：当归）能补血活血、调经止痛、润肠通便。

白芷 *A. dahurica*（Fisch. Ex Hoffm.）Benth. et Hook.f.：多年生高大草本。茎极粗壮，茎及叶鞘暗紫色。叶二至三回羽状分裂，最终裂片椭圆状披针形，基部下延成翅。花白色。双悬果背向压扁，阔椭圆形或近圆形（图 9-62）。分布于东北、华北。同属植物杭白芷 *A. dahurica*（Fisch. Ex Hoffm.）Benth et Hook. f. ex Franch. et Sav. var. *forosana*（H. Boissieu.）Shan et C. Q. Yuan 植株较矮。根肉质，圆锥形，具四棱。茎基及叶鞘黄绿色。叶三出式二回羽状分裂，最终裂片卵形至长卵形。小花黄绿色。双悬果长圆形至近圆形。分布于福建、台湾、浙江、江苏，多栽培。两者的根（药材名：白芷）均有祛风、活血、消肿、止痛的功效。

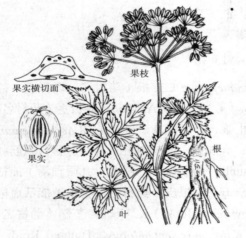

图9-61　当归

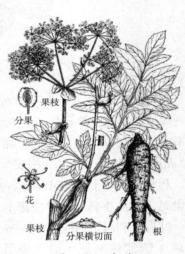

图9-62　白芷

（2）柴胡属 *Bupleurum*　草本，单叶，全缘，具叶鞘，叶脉多条呈弧状平行。花通常黄色。

柴胡 *B. chinense* DC.：多年生草本。主根粗大，坚硬。茎多丛生，上部多分枝，稍成"之"字形折曲。基生叶早枯，中部叶倒披针形或狭椭圆形，叶下面具粉霜。复伞形花序，花黄色。双悬果宽椭圆形，两侧略扁，棱狭翅状（图 9-63）。分布于东北、华北、华东、中南、西南等地。根（药材名：柴胡）能发表退热、疏肝解郁、升阳。

川芎 *Ligusticum chuanxiong* Hort.：多年生草本。根茎呈不规则的结节状拳形团块。地上茎枝丛生。茎基部的节膨大成盘状，生有芽。二至三回羽状复叶，小叶 3～5 对，边缘呈不整齐羽状分裂。复伞形花序；花白色。双悬果卵形（图

9-64）。分布于西南地区。主产于四川灌县，西南及北方均有种植。根茎（药材名：川芎）能活血行气、祛风止痛。

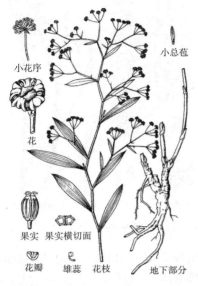
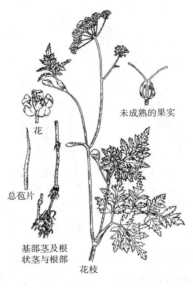

图9-63　柴胡　　　　　　　　　图9-64　川芎

　　白花前胡 *Peucedanum praeruptorum* Dum.：多年生草本。高 1m 左右。主根粗壮，圆锥形。基生叶为二至三回羽状分裂，最终裂片菱状倒卵形，叶柄长，基部有宽鞘；茎生叶较小，有短柄。复伞形花序，花白色。双悬果椭圆形或卵形（图 9-65）。主产于湖南、浙江、江西、四川等省。同属紫花前胡 *P. decursivum* Maxim. 茎高可达 2m，紫色。叶为一至二回羽状分裂，顶生裂片和侧生裂片基部下延成翅状；茎上部叶简化成膨大紫色的叶鞘。复伞形花序，花深紫色。主产于湖南、浙江、江西、山东等省。两者的根（药材名：前胡）均能化痰止咳、发散风热。

　　防风 *Saposhnikovia divaricata*（Turcz.）Schischk.：多年生草本。根粗壮。茎基密被褐色纤维状的叶柄残物。基生叶二回或近三回羽状全裂，最终裂片条形至倒披针形，顶生叶仅具叶鞘。复伞形花序；花白色。双悬果矩圆状宽卵形（图 9-66）。分布于东北、华北等地。根（药材名：防风）能发表祛风、除湿、止痛。

　　常见药用植物还有重齿毛当归 *Angelica pubescens* Maxim. f. *biserrata* Shan et C. Q.Yuan，根（药材名：独活）能祛风除湿、通痹止痛。竹叶柴胡 *Bupleurum marginatum* Wall. ex DC.，根或全草（药材名：滇柴胡）功效同柴胡。藁本 *Ligusticum sinense* Oliv. 和辽藁本 *L. jeholense* Nakai et Kitagawa.，根和根茎（药材名：藁本）能祛风散寒、除湿止痛。野胡萝卜 *Daucus carota* L.，果实（药材名：南鹤虱）能杀虫消积。珊瑚菜 *Glehnia littoralis* Fr. Schmidt ex Miq.，根（药材名：北沙参）能养阴清肺、养胃生津。蛇床 *Cnidium monnieri*（L.）Cuss.，果

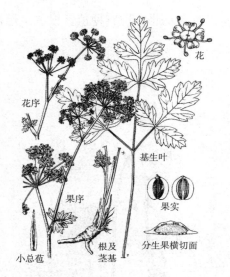

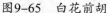

图9-65 白花前胡

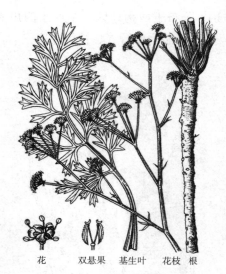

图9-66 防风

实（药材名：蛇床子）能燥湿祛风、杀虫止痒、温肾壮阳。明党参 *Changium smyrnioides* Wolff，根（药材名：明党参）能润肺、和胃。羌活 *Notopterygium incisum* Ting et H. T. Chang. 和宽叶羌活 *N. forbesii* Boiss.，根茎及根（药材名：羌活）能解表散寒、除湿止痛。芫荽 *Coriandrum sativum* L.，全草或果实（药材名：芫荽）能发表透疹、健胃。小茴香 *Foeniculum vulgare* Mill.，果实（药材名：小茴香）能理气开胃、祛寒疗疝。积雪草 *Centella asiatica*（L.）Urban，全草（药材名：积雪草）能清热利湿、解毒消肿。

（二）合瓣花亚纲 Sympetalae

合瓣花亚纲又称后生花被亚纲（Metachlamydeae），主要特征是花瓣多少连合，如漏斗状、钟状、唇形、管状、舌状等，更加有利于昆虫传粉，同时雄蕊和雌蕊可以得到更好的保护，因而被认为是较进化的植物类群。

20. 杜鹃花科 Ericaceae

常绿灌木或小乔木。单叶互生，常革质。花两性，辐射对称或略两侧对称；花萼4～5裂，宿存；花冠4～5裂；雄蕊常为花冠裂片数的2倍，少为同数，着生花盘基部，花药2室，多顶孔开裂，部分具尾状或芒状附属物；子房上位，稀下位，常4～5心皮，合生成4～5室，中轴胎座，每室胚珠多数。蒴果，少浆果或核果。

我国约15属，757种，分布全国。已知药用12属，127种。

【药用植物】

兴安杜鹃 *Rhododendron dauricum* L.：半常绿灌木。多分枝，小枝具鳞片和柔毛。单叶互生，常集生小枝上部，近革质，下面密被鳞片。花生枝端，先花后叶；花紫红或粉红，外具柔毛；雄蕊10。蒴果矩圆形（图9-67）。分布于东北、西北地区及内蒙古自治区。叶（药材名：满山红）有小毒，能止咳祛痰。

羊踯躅 *R. molle* G. Don：落叶灌木。单叶互生，纸质，长椭圆形或倒披针形，下面密生灰色柔毛。伞形花序顶生，花冠宽钟状，黄色，5裂，反曲，外被短柔毛，雄蕊5。蒴果长圆形（图9-68）。分布于长江流域及华南。花（药材名：闹羊花）有大毒，能祛风除湿、散瘀定痛。

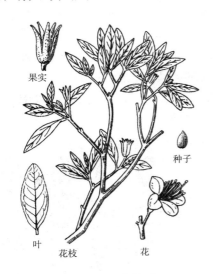

图9-67　兴安杜鹃

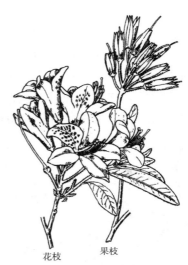

图9-68　羊踯躅

常见药用植物还有烈香杜鹃 *R. anthopogonoides* Maxim.，叶及嫩枝（药材名：小叶枇杷）能祛痰、止咳、平喘。照山白 *R. micranthum* Turcz.，植株有大毒，叶及带叶枝梢（药材名：照山白）能祛风通络、调经止痛、化痰止咳。岭南杜鹃 *R. mariae* Hance，花、叶、嫩枝或根（药材名：紫杜鹃）可镇咳、祛痰、平喘。杜鹃 *R. simsii* Planch.，根、叶、花及果实（药材名：杜鹃）入药，根有毒，能祛风湿，活血化瘀，止血；花、叶能清热解毒，化痰止咳，止痒。滇白珠 *Gaultheria leucocarpa* Bl. var. *crenulata*（Kurz）T. Z. Hsu，全株（药材名：白珠树）祛风除湿，舒筋活络，活血止痛。南烛 *Vaccinium bracteatum* Thunb.，叶（药材名：南烛叶）能益精气，强筋骨，止泻；果实（药材名：南烛子）能益肾固精，强筋明目；根（药材名：南烛根）能散瘀，消肿，止痛。

21. 木犀科 Oleaceae

灌木、乔木，或藤状灌木。叶常对生，单叶、三出复叶或羽状复叶。花两性，稀单性异株，辐射对称；圆锥、聚伞花序或花簇生，极少单生；花萼、花冠常4裂，稀无花瓣；雄蕊常2枚，着生于花冠上；子房上位，2室，每室常2胚珠，花柱单生，柱头2裂。核果、蒴果、浆果、翅果。

我国有12属，200余种，各地均有分布。已知药用8属，89种。

【药用植物】

连翘 *Forsythia suspense*（Thunb.）Vahl.：落叶灌木。枝条下垂，嫩枝具四棱，小枝茎中空。单叶对生，叶片完整或 3 全裂，卵形或长椭圆状卵形。春季先花后叶，1～3 朵簇生叶腋；萼 4 深裂；花冠黄色，深 4 裂；雄蕊 2；子房上位，2 室。蒴果狭卵形，木质，表面有瘤状皮孔。种子多数，具翅（图 9-69）。分布于东北、华北等地。果实（药材名：连翘）能清热解毒，消肿散结，疏散风热。秋季果实初熟尚带绿色时采收，除去杂质，蒸熟，晒干，习称"青翘"；果实熟透时采收，晒干，除去杂质，习称"老翘"。

女贞 *Ligustrum lucidum* Ait.：常绿乔木。单叶对生，革质，全缘。花小，密集成顶生圆锥花序；花冠白色，漏斗状，先端 4 裂；雄蕊 2；子房上位。核果矩圆形，微弯曲，熟时紫黑色，被白粉（图 9-70）。分布于长江流域以南。果实（药材名：女贞子）有滋补肝肾，明目乌发的功效。

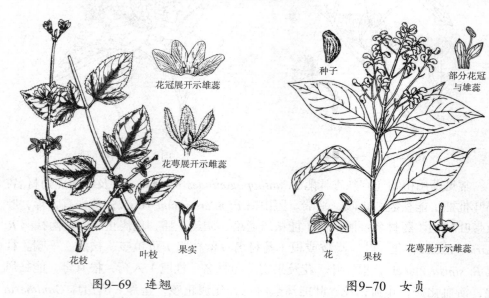

图9-69　连翘　　　　　　　　　图9-70　女贞

常见的药用植物还有白蜡树 *Fraxinus chinensis* Roxb.，枝皮或干皮（药材名：秦皮）能清热燥湿，收涩止痢，止带，明目。同属植物苦枥白蜡树 *F. rhynchophylla* Hance、尖叶白蜡树 *F. szaboana* Lingelsh. 和宿柱白蜡树 *F. stylosa* Lingelsh. 的枝皮或干皮亦作秦皮入药。

22. 龙胆科 Gentianaceae

草本，直立或攀缘。单叶对生，全缘。聚伞花序或花单生；花常两性，辐射对称，多呈聚伞花序；花萼筒状，常 4～5 裂；花冠筒状、漏斗状或辐状，常 4～5 裂，多旋转状排列，雄蕊与花冠裂片同数且互生，生于花冠管上；子房上位，2 心皮，1 室，侧膜胎座，胚珠多数。蒴果 2 瓣裂。种子多数。

我国 22 属，400 余种；各省均产，西南高山区较多。已知药用 15 属，108 种。

【药用植物】

龙胆 *Gentiana scabra* Bunge：多年生草本。根状茎簇生多数略肉质的须根。单叶对生，无柄，卵形或卵状披针形，全缘，主脉 3～5 条。聚伞花序密生于茎顶或叶腋；萼 5 深裂；花冠蓝紫色，钟状，5 浅裂，裂片间有褶，短三角形；雄蕊 5，花丝基部有翅；子房上位，1 室。蒴果长圆形。种子具翅（图 9-71）。分布于东北及华北等地。根及根茎（药材名：龙胆）能清热燥湿、泻肝胆火。同属植物条叶龙胆 *G. manshurica* Kitag.、三花龙胆 *G. triflora* Pall.、坚龙胆 *G. rigescens* Franch. ex Hemsl. 的根和根茎亦作龙胆入药。

秦艽 *Gentiana macrophylla* Pall.：多年生草本，茎基部有残叶的纤维。茎生叶对生，基生叶簇生，常为矩圆状披针形，5 条脉明显。聚伞花序顶生或腋生；花萼一侧开展；花冠蓝紫色；雄蕊 5。蒴果矩圆形，无柄（图 9-72）。分布于西北、华北、东北及四川等地。根（药材名：秦艽）能祛风湿，清湿热，止痹痛，退虚热。同属植物麻花秦艽 *G. straminea* Maxim.、粗茎秦艽 *G. crassicaulis* Duthia ex Burk.、小秦艽 *G. dahurica* Fisch. 的根亦作秦艽入药。

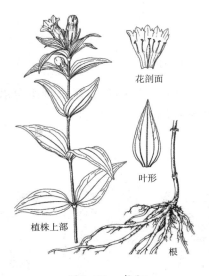

图9-71 龙胆

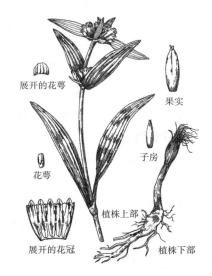

图9-72 秦艽

常见药用植物还有青叶胆 *Swertia mileensis* T. N. Ho et W. L. Shi，全草（药材名：青叶胆）能清肝利胆，清热利湿。双蝴蝶 *Tripterospermum chinense*（Migo）H.Smith，全草（药材名：肺形草）能清热解毒，止渴止血。

23. 夹竹桃科 Apocynaceae

木本或草本，常蔓生，具白色乳汁或水汁。单叶对生或轮生，稀互生，全缘；无托叶，稀有假托叶。花单生或聚伞花序，顶生或腋生；花两性，辐射对称；花萼合生成筒状或钟状，常 5 裂，基部内侧常有腺体；花冠高脚碟状、漏斗状、坛状，常 5 裂，旋转覆瓦状排列，喉部常有副花冠或附属体（鳞片或膜质或毛状）；雄蕊5，着生在花冠筒上或花冠喉部，花药长圆形或箭头状；花盘环状、杯状或舌状；子房上位，稀半下位，心皮2，离生或合生，1或2室，中轴胎座或侧膜胎座，胚珠1至多颗；花柱常为1，或因心皮分离而分开。果为蓇葖果，稀浆果、核果、蒴果。种子常一端被毛（图9-73）。

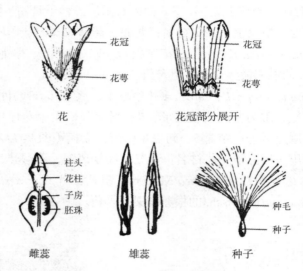

图9-73 夹竹桃科花的构造

我国有46属，176种，33变种，主要分布于长江以南各省区及台湾等沿海岛屿，华南与西南地区为中国的分布中心。已知药用35属，95种。

【药用植物】

罗布麻 *Apocynum venetum* L.：半灌木，具乳汁。枝条常对生，光滑无毛，带红色。单叶对生，椭圆状披针形至卵圆状长圆形，两面无毛，叶缘有细齿。花冠圆筒状钟形，紫红色或粉红色，筒内基部具副花冠；雄蕊5，花药箭形，基部具耳；花盘肉质环状；心皮2，离生。蓇葖果双生，下垂（图9-74）。分布于北方各省区及华东。叶（药材名：罗布麻叶）能平肝安神、清热利水。

萝芙木 *Rauvolfia verticillata* (Lour.) Baill.：灌木，多分枝，具乳汁，全体无毛。单叶对生或3～5叶轮生，长椭圆状披针形。聚伞花序顶生；

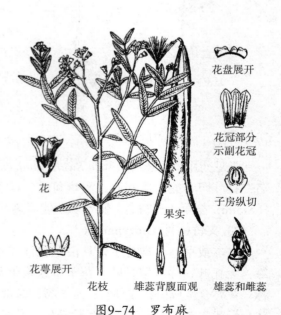

图9-74 罗布麻

花冠白色，高脚碟状，花冠筒中部膨大；雄蕊5；心皮2，离生。核果2，离生，卵形或椭圆形，熟时由红变黑（图9-75）。分布于西南、华南地区。根（药材名：萝芙木）能清热，降压，宁神。是提取"利血平"的主要原料。

络石 *Trachelospermum jasminoides*（Lindl.）Lem.：常绿攀缘灌木，全株具白色乳汁；嫩枝被柔毛。叶对生，叶片椭圆形或卵状披针形。聚伞花序；花萼5裂，裂片覆瓦状；花冠高脚碟状，白色，顶端5裂。蓇葖果双生。种子顶端具白色绢质种毛（图9-76）。分布于除新疆、青海、西藏及东北地区以外的各省区。带叶茎藤（药材名：络石藤）能祛风通络，凉血消肿。

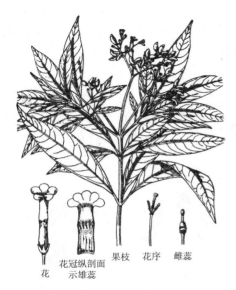

图9-75　萝芙木

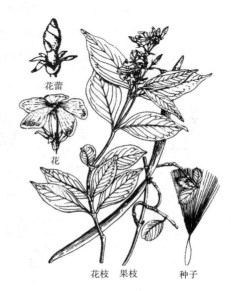

图9-76　络石

黄花夹竹桃 *Thevetia peruviana*（Pers.）K. Schum.：常绿小乔木，有乳汁。叶互生，近于无柄，稍革质。花大，鲜黄色，单生与枝顶叶腋，或数花成聚伞花序；萼片5，三角形；花冠漏斗形，5裂片右旋，长于管部；雄蕊5，着生于管的喉部，喉部内面有5枚黄色被毛鳞片，花盘分裂；子房2裂，2室。核果倒三角状扁球形，绿色，干后变成黑色，果皮骨质坚硬。我国南方各省常栽培于庭院或公路旁。以叶及种子（药材名：黄花夹竹桃）入药，有大毒，种子具有强心，利尿，消肿的功效；叶强心，解毒消肿。

常见药用植物还有长春花 *Catharanthus roseus*（L.）G. Don，全草（药材名：长春花）有毒，含长春碱等多种生物碱，能解毒抗癌，清热平肝。羊角拗 *Strophanthus divaricatus*（Lour.）Hook. et Arn.，全株有大毒，根或茎叶（药材名：羊角拗）有祛风湿、通经络、解疮毒、杀虫等功效。杜仲藤 *Parabarium micranthum*（A. DC.）Pierre，根茎和根皮（药材名：杜仲藤）有祛风活络、舒筋壮骨的功效。

24. 萝藦科 Asclepiadaceae

草本、藤本或灌木，有乳汁。单叶对生，少轮生或互生，全缘；叶柄顶端常具腺体。聚伞花序，稀总状花序；花萼筒短，5裂，内侧基部常有腺体；花冠常辐状或坛状，裂片5，覆瓦状或镊合状排列；副花冠由5枚离生或基部合生的裂片或鳞片所组成，生于花冠筒上、雄蕊背部或合蕊冠上；雄蕊5，与雌蕊贴生成合蕊柱；花丝合成具有蜜腺的筒状并将雌蕊包围的合蕊冠，或相互分离；花药合生成一环而贴生与柱头基部的膨大处；花粉粒常聚合成花粉块，每花药有花粉块2个或4个，或花粉器匙形，直立，其上为载粉器，内藏四合花粉，载粉器下面有1载粉器柄，基部有1黏盘，黏于柱头上，与花药互生；子房上位，心皮2，离生，花柱2，合生，柱头基部具5棱，顶端各2；胚珠多数。蓇葖果双生，或因1个不育而单生。种子多数，顶端具丝状长毛（图9-77）。

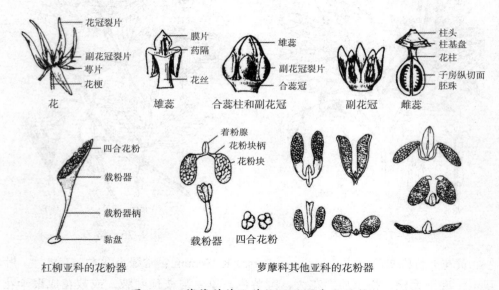

图9-77　萝藦科花及花粉器的形态和结构

我国有45属，270种，全国广布，以西南、华南最集中。已知药用33属，112种。

【药用植物】

白薇 *Cynanchum atratum* Bunge：多年生草本，有乳汁；全株被绒毛。根须状，有香气。茎直立，中空。叶对生；叶片卵形或卵状长圆形。聚伞花序，无花序梗；花深紫色。蓇葖果单生。种子一端有长毛（图9-78）。分布于南北各省。根及根状茎（药材名：白薇）能清热凉血、利尿通淋、解毒疗疮。

柳叶白前 *C. stauntonii*（Decne.）Schltr. ex Levl.：半灌木。根状茎细长，匍匐，节上丛生须根，无香气。叶对生，狭披针形。聚伞花序；花冠紫红色，花冠裂片三角形，内面具长柔毛；副花冠裂片盾状；花粉块2，每室1个，长圆形。蓇葖果单生。种子顶端具绢毛（图9-79）。分布于长江流域及西南各省。根及根状茎（药材名：白前）有降气、消痰、止咳的功效。

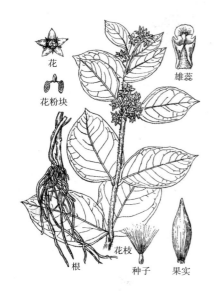

图9-78 白薇

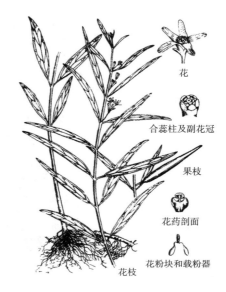

图9-79 柳叶白前

杠柳 *Periploca sepium* Bunge：落叶蔓生灌木，具白色乳汁，全株无毛。叶对生，披针形，革质。聚伞花序腋生；花萼5深裂，其内面基部有10个小腺体；花冠紫红色，裂片5枚，中间加厚，反折，内面被柔毛；副花冠环状，顶端10裂，其中5裂延伸成丝状而顶部内弯；四合花粉承载于基部有黏盘的匙形载粉器上。蓇葖果双生，圆柱状。种子顶部有白色绢毛（图9-80）。分布于长江以北及西南地区。根皮（药材名：香加皮）有毒，能利水消肿，祛风湿，强筋骨。

徐长卿 *Cynanchum paniculatum* (Bge.) Kitag.：多年生直立草本，高约1m。根须状，多至50余条，根有香气。叶对生，纸质，披针形至线形，两端锐尖，两面无毛或叶面具疏柔毛，叶缘有边毛；聚伞花序生于顶部叶腋，着花10余朵；花冠黄绿色；副花冠裂片5，基部增厚，顶端钝；柱头5角形，顶端略为突起。蓇葖果单生，披针形，向端部长渐尖；种子长圆形，种毛白色绢质（图9-81）。全国广布。根和根茎（药材名：徐长卿）

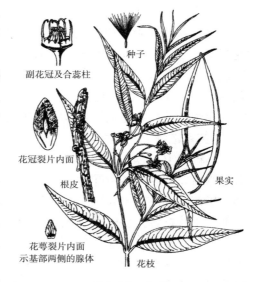

图9-80 杠柳

能祛风，化湿，止痛，止痒。

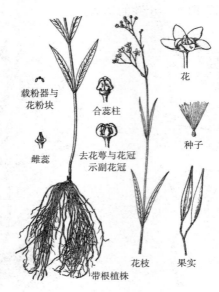

图9-81　徐长卿

常见药用植物还有牛皮消 *C.auriculatum Royle* ex Wight，块根（药材名：白首乌）有小毒，能安神、补血。同属白首乌 *C. bungei* Decne.，块根亦作白首乌入药。娃儿藤 *Tylophora ovata*（Lindl.）Hook. ex Steud.，全草（药材名：三十六荡）有毒，能祛风除湿，散瘀止痛，止咳定喘，解蛇毒。马利筋 *Asclepias curassavica* L.，全草（药材名：莲生桂子花）有毒，含强心苷（马利筋苷），可消炎止痛，止血。

25. 马鞭草科 Verbenaceae

木本，稀草本，常具特殊气味。单叶或复叶，多对生。花两性，常两侧对称，呈穗状或聚伞花序，或再由聚伞花序组成圆锥状、头状或伞房状复杂花序；花萼 4～5 裂，宿存；花冠 2 唇形或不等的 4～5 裂；雄蕊 4，常二强，着生于花冠管上；子房上位，2 心皮合生，常因假隔膜而成 4～10 室，每室胚珠 1～2，花柱顶生，柱头 2 裂，稀不裂。核果或呈蒴果状而裂为 4 枚小坚果。

我国 21 属，175 种。主要分布于长江以南各省。已知药用 15 属，100 余种。

【药用植物】

马鞭草 *Verbena officinalis* L.：多年生草本。茎四方形。叶对生，基生叶边缘有粗锯齿及缺刻，茎生叶常 3 深裂。穗状花序细长如马鞭；花冠淡紫色，略 2 唇形；雄蕊二强。蒴果长圆形，成熟时裂成 4 枚小坚果（图9-82）。全国广布。地上部分（药材名：马鞭草）能活血散瘀、解毒、利水、退黄、截疟。

蔓荆 *Vitex trifolia* L.：落叶灌木，有香味；小枝四棱形，密生细柔毛。通常三出复叶，小叶片背面密被灰白色绒毛。圆锥花序顶生；花冠淡紫色或蓝紫色，外面及喉部有毛，花冠管内有较密的长柔毛，顶端 5 裂，二唇形，下唇中间裂片较大；雄蕊 4，伸出花冠外。核果近圆形，成熟时黑色；果萼宿存，外被灰白色绒毛（图 9-83）。分布于福建、台湾、广西、广东、云南等地区。果实（药材名：蔓荆子）能疏散风热、清利头目。同属植物单叶蔓荆 *V. trifolia* L. var. *simplicifolia* Cham. 果实亦作蔓荆子入药。

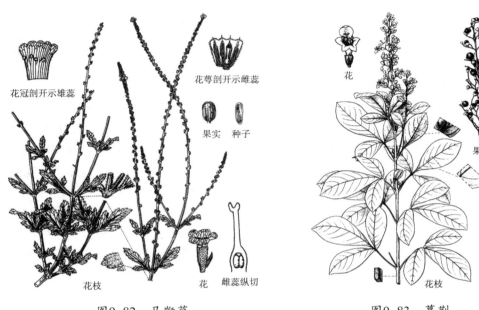

图9-82 马鞭草   图9-83 蔓荆

常见药用植物还有杜虹花 *Callicarpa formosana* Rolfe，叶（药材名：紫珠叶）能凉血收敛止血，散瘀解毒消肿。同属植物广东紫珠 *Callicarpa kwangtungensis* Chun，茎枝和叶（药材名：广东紫珠）能收敛止血，散瘀，清热解毒。大叶紫珠 *Callicarpa macrophylla* Vahl，叶或带叶嫩枝（药材名：大叶紫珠）能散瘀止血，消肿止痛。华紫珠 *Callicarpa cathayana* H. T. Chang，茎叶及根（药材名：紫珠）能收敛止血，清热解毒。海州常山 *Clerodendrum trichotomum* Thumb.，根、茎、叶、嫩枝及果实（药材名：臭梧桐）能祛风除湿、降血压。牡荆 *Vitex negundo* L. var. *cannabifolia*（Sieb.et Zucc.）Hand.-Mazz.，新鲜叶（药材名：牡荆叶）供提取牡荆油用，能祛痰，止咳，平喘；果实（药材名：牡荆子）能化湿祛痰，止咳平喘，理气止痛；根（药材名：牡荆根）能祛风解表，除湿止痛；茎（药材名：牡荆茎）能祛风解表，解毒止痛。大青 *Clerodendrum cyrtophyllum* Turcz.，茎、叶（药材名：大青木）能清热利湿，凉血解毒。其叶在部分地区作大青叶药用。兰香草 *Caryopteris incana*(Thunb.)Miq.，全草或带根全草（药材名：兰香草）能疏风解表，祛寒除湿，散瘀止痛。三花莸 *C. terniflora* Maxim.，全草（药材名：六月寒）能发表散寒，宣肺止咳，活血调经。马缨丹 *Lantana camara* L.，根或地上部分（药材名：五色梅）入药，有小毒，根能清热解毒，散结止痛；枝、叶能祛风止痒，解毒消肿。

26. 唇形科 Labiatae

草本，稀灌木。多含挥发油而有香气。茎四棱形。叶对生。花两性，两侧对称，成轮状聚伞花序（轮伞花序），有的再集成穗状、总状、圆锥状或头状的复合花序；花萼合生，通常 5 裂，宿存；花冠 5 裂，多二唇形，通常上唇 2 裂，下唇 3 裂；雄蕊 4，二强，或仅有 2 枚发育；花药 2 室，纵裂；雌蕊子房上位，2 心皮组成，常 4 深裂成假 4 室，每室 1 胚珠，花柱常着生于子房裂隙的基底。果实由 4 枚小坚果组成。

我国 99 属，808 种；全国广布。已知药用 75 属，436 种。

【药用植物】

益母草 *Leonurus japonicas* Houtt.：一年生或二年生草本。茎钝四棱形。基生叶有长柄，近圆形，5 ～ 9 浅裂，叶基心形；茎生叶菱形，掌状 3 深裂，顶部叶线形或线状披针形，几无柄。轮伞花序腋生；花冠二唇形，淡红紫色，有时开白花。小坚果矩圆状三棱形（图9-84）。全国广布。地上部分（药材名：益母草）能活血调经，利尿消肿，清热解毒。果实（药材名：茺蔚子）能活血调经，清肝明目。

丹参 *Salvia miltiorrhiza* Bge.：多年生草本。全株密被柔毛及腺毛。根粗大，外皮砖红色。羽状复叶对生，小叶 3 ～ 5 片，卵圆形或狭卵形。轮伞花序组成假总状；花冠紫色；能育雄蕊 2 枚。小坚果长圆形（图9-85）。全国广布。根和根茎（药材名：丹参）能活血祛瘀，通经止痛，清心除烦，凉血消痈。

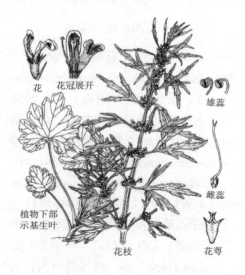

图9-84　益母草

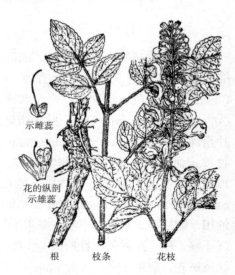

图9-85　丹参

黄芩 *Scutellaria baicalensis* Ceorgi：多年生草本。主根肥厚，断面黄色。茎基部多分枝。单叶对生，披针形或条状披针形，无柄或具短柄。总状花序顶生，花序中花偏向一侧；花冠紫、紫红至蓝色，近基部明显弯曲，下唇的中裂片三角状卵圆形。小坚果近球形，包围于宿萼中（图9-86）。分布于华北、东北及西南等地区。根（药材名：黄芩）清热燥湿，泻火解毒，止血，安胎。

薄荷 *Mentha haplocalyx* Briq.：多年生草本，有清凉浓香气。茎四棱。叶对生，卵形或长圆形，两面均有腺鳞，叶脉密生柔毛。轮伞花序腋生；花冠淡紫色或白色；雄蕊 4 枚，前对较长。小坚果椭圆形（图 9-87）。全国各地有分布或栽培。地上部分（药材名：薄荷）能疏散风热，清利头目，利咽，透疹，疏肝行气。

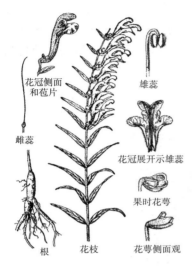

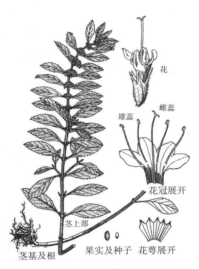

图9-86　黄芩　　　　　　　　　　图9-87　薄荷

常见药用植物还有紫苏 *Perilla frutescens*（L.）Britt.，叶（或带嫩枝）（药材名：紫苏叶）能解表散寒，行气和胃；茎（药材名：紫苏梗）能理气宽中，止痛，安胎；果实（药材名：紫苏子）能降气化痰，止咳平喘，润肠通便。藿香 *Agastache rugosa*（Fisch. et Meyer.）O. Ktze.，地上部分（药材名：土藿香）祛暑解表，化湿和胃。石香薷 *Mosla chinensis* Maxim，地上部分（药材名：香薷）发汗解表，化湿和中。同属江香薷 *M. chinensis* 'Jiangxiangru'，地上部分亦作香薷入药。半枝莲 *Scutellaria barbata* D. Don，全草（药材名：半枝莲）能清热解毒，化瘀利尿。荆芥 *Schizonepeta tenuifolia* Briq.，地上部分（药材名：荆芥）能解表散风，透疹，消疮；花穗（药材名：荆芥穗）能解表散风，透疹消疮。夏枯草 *Prunella vulgaris* L.，果穗（药材名：夏枯草）能清肝泻火，明目，散结消肿。广藿香 *Pogostemon cablin*（Blanco）Benth.，地上部分（药材名：广藿香）能芳香化浊，和中止呕，发表解暑。活血丹 *Glechoma longituba*（Nakai）Kupr.，地上部分（药材名：连钱草）利湿通淋，清热解毒，散瘀消肿。毛叶地瓜儿苗 *Lycopus lucidus* Turcz. var. *hirtus* Regel，地上部分（药材名：泽兰）能活血调经，祛瘀消痈，利水消肿。

27. 茄科 Solanaceae

草本或灌木，稀小乔木或藤本。单叶互生，茎顶部有时呈大小叶对生状，无托叶。两性花，辐射对称，单生、簇生或为聚伞花序；萼片 5，宿存，常果时增大；花冠 5，联合成辐状、钟状、漏斗状或高脚碟状；雄蕊 5，稀 4，着生于花冠上；子房上位，2 心皮合生成 2 室，有时出现假隔膜而下部变成 4 室，每室胚珠多数。浆果或蒴果。种子盘形或肾形。

【药用植物】

宁夏枸杞 *Lycium barbarum* L.：灌木，具枝刺。叶互生或丛生于短枝上，长椭圆状披针形或卵状矩形。花数朵簇生，花冠粉红色或淡紫色。浆果宽椭圆形，熟时红色（图 9-88）。产于宁夏、甘肃、青海、新疆、内蒙古，河北等省区，现多为栽培。果实（药材名：枸杞子）能滋补肝肾，益精明目；根皮（药材名：地骨皮）能凉血除蒸，清肺降火。

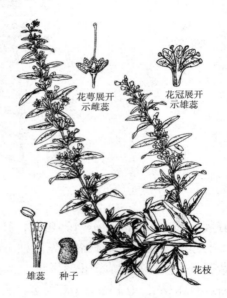

花萼展开
示雄蕊

花冠展开
示雄蕊

雄蕊　种子　　　　　　　　　花枝

图9-88　宁夏枸杞

同属植物枸杞 *L. chinensis* Mill. 与上种主要区别：枝细长柔弱，常弯曲下垂。叶宽披针形或长卵形。花冠筒短或近等于裂片，裂片有缘毛。全国广布。根皮亦作为地骨皮入药；果实（药材名：土枸杞子）功效与宁夏枸杞相似。

白花曼陀罗 *Datura metel* L.：一年生粗壮草本。全体近无毛。单叶互生，卵形或广卵形，基部不对称，全缘或具波状齿。花单生，直立；花萼筒状，顶端 5 裂，果实宿存；花冠白色，漏斗状，大型，在蕾中对折旋转，具 5 棱，上部 5 浅裂，每裂有短尖；雄蕊 5。蒴果近球形，疏生短刺，成熟后 4 瓣开裂（图 9-89）。主产华南和江苏、浙江。花（药材名：洋金花）能平喘止咳，解痉定痛。叶和根也可入药，叶（药材名：曼陀罗叶）能镇咳平喘，止痛拔脓；根（药材名：曼陀罗根）能镇咳，止痛，拔脓。

颠茄 *Atropa belladonna* L.：多年生草本。茎下部叶互生，上部叶一大一小对生，椭圆状卵形或卵形。花下垂，单生于叶腋，花梗有腺毛；花萼钟状，果实稍增大而向外展开；花冠钟状，暗紫色，5 浅裂。浆果球形，熟时黑紫色。含多数扁肾形小种子（图 9–90）。原产欧洲，我国有引种栽培。全草含阿托品类生物碱，为抗胆碱药，有解痉、镇痛、抑制腺体分泌及扩大瞳孔的功效。

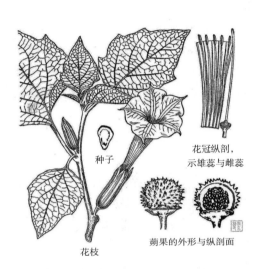

种子
花冠纵剖，
示雄蕊与雌蕊
蒴果的外形与纵剖面
花枝

图9-89　白花曼陀罗

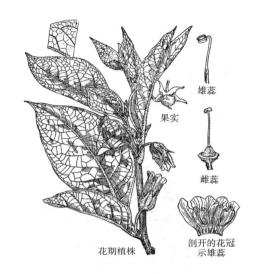

雄蕊
果实
雌蕊
花期植株
剖开的花冠
示雄蕊

图9-90　颠茄

常见药用植物还有莨菪 *Hyoscyamus niger* L.，种子（药材名：天仙子）能解痉止痛，平喘，安神。漏斗泡囊草 *Physochlaina infundibularis* Kuang，根（药材名：华山参）能温肺祛痰，平喘止咳，安神镇惊。龙葵 *Solanum nigrum* L.，全草（药材名：龙葵）有小毒，能清热解毒，利水消肿，利尿通淋。酸浆 *Physalis alkekengi* L. var. *franchetii*（Mast.）Makino，宿萼或带果实的宿萼（药材名：锦灯笼）能清热解毒，利咽化痰，利尿通淋。白英 *Solanum lyratum* Thunb.，全草（药材名：白英）能清热解毒，祛风利湿，化痰。山莨菪 *Anisodus tanguticus*（Maxinowicz）Pascher，全株有毒，根（药材名：山莨菪）有大毒，有解痉镇痛、活血祛瘀、止血生肌功效，是抗胆碱药的原料。

28. 玄参科 Scrophulariaceae

草本，稀木本。叶多对生，稀轮生或互生，无托叶。花两性，常两侧对称；呈总状或聚伞花序；花萼 4～5 裂，宿存；花冠 4～5 裂，多少呈 2 唇形；雄蕊多为 4 枚，二强，稀 2 或 5 枚，生于花冠管上；子房上位，2 心皮，2 室，中轴胎座，每室胚珠多数；花柱顶生。蒴果，稀浆果。种子多而细小。

我国 60 余属，634 种，全国广布，主产西南。已知药用 45 属，233 种。

【药用植物】

玄参 *Scrophularia ningpoensis* Hemsl.：多年生高大草本。根肥大呈纺锤形，黄褐色，干后变黑。茎下部叶对生，上部叶有时互生；叶片卵状披针形。聚伞花序排成大而疏散的圆锥状；花萼 5 裂几达基部；花冠紫褐色，管布多壶状；二强雄蕊。蒴果卵形（图9-91）。分布于长江流域，以及华东、中南及西南等省。根（药材名：玄参）能清热凉血，滋阴降火，解毒散结。

地黄 *Rehmannia glutinosa*(Gaertner)Liboschitz ex Fischer et C. A. Meyer：多年生草本，全株密被灰白色长柔毛及腺毛。根状茎肥大呈块状，鲜时黄色。叶常基生。总状花序顶生；花冠下垂，外面紫红色，内面常有黄色带紫的条纹。蒴果卵形（图9-92）。分布于长江以北大部分省区。药用者多为栽培品，主产于河南、山西等地。新鲜块根（药材名：鲜地黄）能清热生津，凉血，止血；干燥块根（药材名：生地黄）能清热凉血，养阴生津；生地黄的炮制品为熟地黄，能滋阴补血，益精填髓。

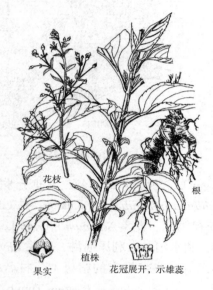

图9-91 玄参

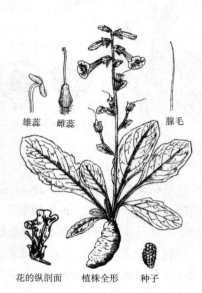

图9-92 地黄

常见药用植物还有胡黄连 *Picrorhiza scrophulariiflora* Pennell.，根状茎（药材名：胡黄连）退虚热，除疳热，清湿热。阴行草 *Siphonostegia chinensis* Benth.，全草（药材名：北刘寄奴）能活血祛瘀，通经止痛，凉血，止血，清热利湿。毛地黄 *Digitalis purpurea* L.，原产欧洲，我国有栽培。叶（药材名：洋地黄）有强心、利尿的功效。

29. 茜草科 Rubiaceae

木本或草本，有时攀缘状。单叶对生或轮生，常全缘；有托叶，常宿存。花两性，辐射对称，常为聚伞花序再排成圆锥状或头状，少单生；花萼和花冠常4～5裂；雄蕊与花冠裂片同数而互生，贴生于花冠筒上；子房下位，2心皮2室，每室胚珠1至多数。蒴果、浆果或核果。

我国有97属，700多种，主产西南至东南部，西北至北部较少。已知药用59属，210余种。

【药用植物】

栀子 *Gardenia jasminoides* Ellis：常绿灌木。叶革质，全缘，对生或 3 叶轮生，有短柄；披针形、椭圆形或广披针形；上面光亮，下面脉腋内簇生短毛。花大，白色，芳香，单生枝顶；花部常 5～7 数；萼筒倒圆锥形，有纵棱；花冠高脚碟状；子房下位，1 室，胚珠多数。果实卵形至长椭圆形，具 5～9 条翅状纵棱，熟时黄色（图 9-93）。分布于我国南部和中部，多地有栽培。果实（药材名：栀子）能泻火除烦，清热利湿，凉血解毒；外用消肿止痛。

茜草 *Rubia cordifolia* L.：多年生攀缘草本。根丛生，橙红色。茎四棱，棱上具倒生刺。叶常 4 枚轮生，具长柄；叶片卵形至卵状披针形，基部心形，上面粗糙，下面中脉及叶柄上有倒生刺，基生 3 脉或 5 脉。聚伞花序呈疏松的圆锥状；花小，花冠黄白色，5 裂；雄蕊 5 枚。浆果成熟时橙红色（图 9-94）。全国广布。根及根状茎（药材名：茜草）能凉血，祛瘀，止血，通经。

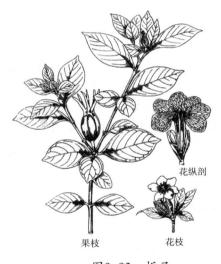

图 9-93 栀子

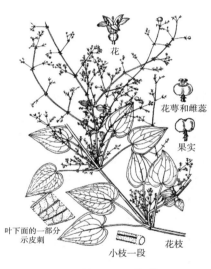

图 9-94 茜草

钩藤 *Uncaria rhynchophylla*（Miq.）Miq.ex Havil.：常绿木质藤本。小枝四棱形。叶椭圆形，上面光亮，背面脉腋内常有束毛；托叶 2 深裂，裂片条状钻形；叶腋内有钩状变态枝。头状花序单生叶腋或顶生呈总状花序状，总花梗中部着生几枚总苞片；花冠黄色，5 数。蒴果（图 9-95）。分布于广西、江西、湖南、福建、广东及西南地区。带钩茎枝（药材名：钩藤）能息风定惊，清热平肝。

常见药用植物还有红大戟 *Knoxia valerianoides* Thorel ex Pitard，块根（药材名：红大戟）能泄水逐饮，消肿散结。巴戟天 *Morinda officinalis* How，根肉质（药材：巴戟天）能补肾阳，强筋骨，祛风湿。鸡矢藤 *Paederia scandens*（Lour.）Merr.，全草（药材名：鸡屎藤）能祛风利湿，消食化积，止咳，止痛。白花蛇舌草 *Hedyotis diffusa* Willd.，全草（药材名：白花蛇舌草）能清热解毒，活血利

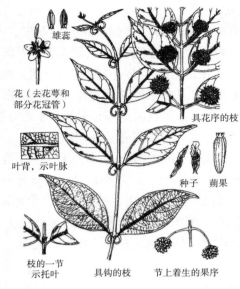

雄蕊

花（去花萼和
部分花冠管）

叶背，示叶脉

种子　蒴果

具花序的枝

枝的一节
示托叶

具钩的枝

节上着生的果序

图9-95　钩藤

尿，消炎止痛。咖啡（小粒咖啡）*Coffea arabica* L.，种子（药材名：咖啡）能兴奋神经，强心，健胃，利尿。白马骨 *Serissa serissoides*（DC.）Druce，全株（药材名：六月雪）能疏风解表、清热利湿、舒筋活络。虎刺 *Damnacanthus indicus*（L.）Gaertn.f.，根（药材名：虎刺）能祛风利湿、活血止痛。金鸡纳树 *Cinchona ledgeriana*（Howard）Moens ex Trim.，树皮（药材名：金鸡纳皮）能抗疟，退热，解酒。可作为提取奎宁的原料。

30. 忍冬科 Caprifoliaceae

灌木、乔木或藤本。多单叶，对生，少羽状复叶，常无托叶。花两性，辐射对称或两侧对称；呈聚伞花序或再组成各种花序，稀数朵簇生或单生；花萼4～5裂；花冠管状，多5裂，有时二唇形；雄蕊与花冠裂片同数而互生，贴生于花冠管上；子房下位，2～5心皮合生成1～5室，每室胚珠1至多数。浆果、核果或蒴果。

我国有12属，200余种，全国广布。已知药用9属，100余种。

【药用植物】

忍冬 *Lonicera japonica* Thunb.：多年生半常绿木质藤本。幼枝绿色，密生短柔毛和腺毛。单叶对生，卵形至长卵状椭圆形，幼时两面被短毛。花成对腋生，苞片叶状；花冠唇形，上唇4裂，下唇反卷不裂；初开时白色，后转黄色，故又有"金银花"之称；雄蕊5枚。浆果球形，熟时黑色（图9-96）。全国大部分省区有广布。茎枝能清热解毒，疏风通络；花蕾或带初开的花（药材名：金银花）能清热解毒，疏散风热。

灰毡毛忍冬 *L. japonica* Hand.-Mazz.：本种可凭其叶下面具有由稠密的短糙

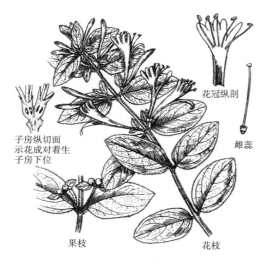

子房纵切面
示花成对着生
子房下位

花冠纵剖

雌蕊

果枝

花枝

图9-96 忍冬

毛所组成的、通常呈灰白色的毡毛，网脉隆起呈蜂窝状，以及幼枝通常不具开展长糙毛而与近似种区别开。分布于华东、华中、华南和部分西南省份。花蕾或带初开的花（药材名：山银花）功效同金银花。同属植物红腺忍冬 *L. hypoglauca* Miq.、华南忍冬 *L. confusa* DC. 和黄褐毛忍冬 *L. fulvotomentosa* Hsu et S.C. 花蕾或带初开的花亦作山银花入药。

常见药用植物还有接骨草（陆英）*Sambucus chinensis* Lindl.，茎叶（药材名：陆英）能利尿消肿，活血止痛。接骨木 *S. williamsii* Hance，茎枝（药材名：接骨木）能祛风、利湿、活血、止血、止痛，接骨续筋。荚蒾 *Viburnum dilatatum* Thunb.，根、茎和叶（药材名：荚蒾）入药，茎、叶能疏风解表，清热解毒，活血，根能祛瘀消肿，解毒。

31. 葫芦科 Cucurbitaceae

草质藤本，具卷须。多单叶互生，常为掌状浅裂及深裂，有时为鸟趾状复叶。花单性，同株或异株，辐射对称；花萼及花冠5裂；雄花有雄蕊5枚，分离或各式合生，合生时常为2对合生，1枚分离，药室直或折曲；雌花子房下位，3心皮1室，侧膜胎座，每室胚珠常多数；花柱1，柱头膨大，3裂。瓠果，稀蒴果。种子常扁平。

我国32属，150余种，全国广布，以华南和西南种类最多。已知药用25属，90余种。

【药用植物】

栝楼 *Trichosanthes kirilowii* Maxim.：多年生草质攀缘草本。块根肥厚，圆柱状。叶掌状浅裂或中裂。雌雄异株，雄花组成总状花序，雌花单生；花萼、花冠均5裂，花冠白色，中部以上细裂成流苏状；雄花有雄蕊3枚。瓠果近球形，熟时黄褐色。种子椭圆形、扁平、浅棕色（图9-97）。主产于长江以北及华东地区。

块根（药材名：天花粉）能清热泻火，生津止渴，消肿排脓；果实（药材名：瓜蒌）能清热涤痰，宽胸散结，润燥滑肠；种子（药材名：瓜蒌子）能润肺化痰、滑肠通便；果皮（药材名：瓜蒌皮）能清化热痰、理气宽胸。同属植物双边栝楼 *T. rosthornii* Harms 与上种主要区别是：植株较小，叶片常 3～7 深裂，几达基部，裂片线状披针形至倒披针形，稀菱形，极稀再分裂；种子棱线距边缘较远。分布于华中、西南、华南及陕西、甘肃。入药部位及功效同栝楼。

罗汉果 *Siraitia grosvenorii*（Swingle）C. Jeffrey ex A. M. Lu et Z. Y. Zhang：多年生草质攀缘藤本，全株被短柔毛。根块状。卷须 2 分叉几达中部。叶片心状卵形。花单性异株，雄花序总状，雌花单生或 2～5 朵集生总梗顶端。瓠果圆形或长圆形，被柔毛，具 10 条纵线。种子边缘有两层微波状缘檐（图 9-98）。分布于广西、贵州、湖南、广东和江西等省，栽培品种较多。果实（药材名：罗汉果）能清热润肺，利咽开音，滑肠通便。

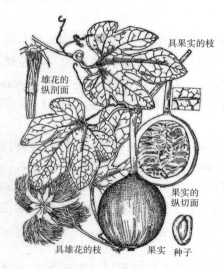

图9-97　栝楼

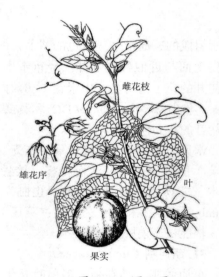

图9-98　罗汉果

常见药用植物还有绞股蓝 *Gynostemma pentaphyllum*（Thunb.）Makino，全草（药材名：绞股蓝）能清热解毒，止咳祛痰，抗癌防老，降血脂。雪胆 *Hemsleya chinensis* Cogn. ex Forbes et Hemsl.，块根（药材名：雪胆）能清热利尿，消肿止痛。木鳖 *Momordica cochinchinensis*（Lour.）Spreng.，种子（药材名：木鳖子）有毒，能散结消肿，攻毒疗疮。冬瓜 *Benincasa hispida*（Thunb.）Cogn.，果皮（药材名：冬瓜皮）能利尿消肿。丝瓜 *Luffa cylindrica*（L.）Roem.，成熟果实的维管束（药材名：丝瓜络）能祛风、通络、活血、下乳。王瓜 *Trichosanthes cucumeroides*（Ser.）Maxim，成熟果实（药材名：王瓜）能清热、生津、化瘀、通乳。

32. 桔梗科 Campanulaceae

草本，常有白色乳汁。单叶互生或对生，稀轮生，无托叶。花两性，辐射对称或两侧对称；单生或成聚伞、总状、圆锥状花序；花萼常 5 裂，宿存；花冠常呈钟状或管状，5 裂；雄蕊 5，着生于花冠基部或花盘上，花丝分离，花药分离或合生成管状；子房通常下位或半下位，2～5 心皮合生成 2～5 室，中轴胎座，每室胚珠多数；花柱圆柱状，柱头 2～5 裂。蒴果，稀浆果。种子扁平，小形，有时有翅。

我国有 17 属，170 余种，全国广布。已知药用 13 属，111 种。

【药用植物】

桔梗 *Platycodon grandiflorus*（Jacq.）A. DC.：多年生草本，有白色乳汁。根肉质，长圆锥形。叶对生、轮生或互生。花单生或数朵生于枝顶；花萼 5 裂，被白粉，宿存；花冠蓝紫色，阔钟形，5 裂；雄蕊 5 枚；子房半下位，5 心皮合生成 5 室，中轴胎座，柱头 5 裂。蒴果倒卵形，自顶部 5 瓣裂（图 9-99）。全国广布。根（药材名：桔梗）有宣肺、利咽、祛痰、排脓的功效。

沙参 *Adenophora stricta* Miq.：多年生草本，具白色乳汁。根圆锥形，质地较泡松。茎生叶互生，无病，狭卵形。茎、叶、花萼均被短硬毛。花序狭长；花 5 数；花冠宽钟状，蓝色或紫色；花丝基部边缘被毛；花盘宽圆筒状；子房下位，花柱与花冠近等长。硕果。分布于河南、安徽、江苏、浙江、江西、湖南、福建等省。根（药材名：南沙参）能养阴清肺，益胃生津，化痰，益气。同属植物轮叶沙参 *A. tetraphylla*（Thunb.）Fisch.，茎高大。茎生叶 3～6 片轮生，叶片卵圆形至条状披针形。花序狭圆锥状，花序分枝大多轮生；花冠细小，近于筒状，口部稍收缢，蓝紫色。蒴果球状圆锥形（图 9-100）。分布于广东、广西、四川、云南、贵州、山东、河北、山西、内蒙古及华东、东北。根亦作南沙参入药。

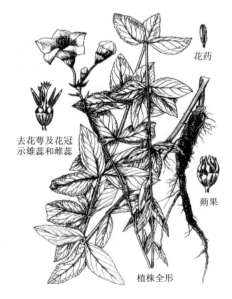

图9-99　桔梗

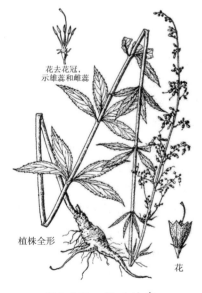

图9-100　轮叶沙参

党参 *Codonopsis pilosula*（Franch.）Nannf.：多年生草质缠绕藤本，具乳汁。根圆柱状，具多数瘤状茎痕。老茎无毛，多分枝。叶互生，常卵形，全缘或微波状，幼叶两面有短伏毛。花单生或 1～3 朵生于分枝顶端；花 5 数；花冠淡黄色，内面具明显紫斑，阔钟形；子房半下位，3 室。蒴果 3 瓣裂（图 9-101）。分布于东北、西北、华北等地。根（药材名：党参）能健脾益肺，养血生津。同属植物素花党参 *C. pilosula* Nannf. var. *modesta*（Nannf.）L. T. Shen、川党参 *C. tangshen* Oliv. 的根亦作党参入药。

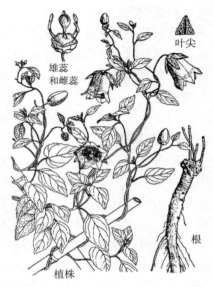

图9-101　党参

常见药用植物还有半边莲 *Lobelia chinensis* Lour.，全草（药材名：半边莲）能清热解毒，利尿消肿。羊乳 *Codonopsis lanceolata*（Sieb. et Zucc.）Trautv.，根（药材名：四叶参）能益气养阴，解毒消肿，排脓，通乳。铜锤玉带草 *Pratia nummularia*（Lam.）A. Br. et Aschers.，全草（药材名：铜锤玉带草）能祛瘀除湿，活血化瘀，清热解毒，消肿止痛。蓝花参 *Wahlenbergia marginata*（Thunb.）A. DC，根或全草（药材名：蓝花参）能益气补虚，祛痰，截疟。

33. 菊科 Compositae（Asteraceae）

常为草本，稀木本。有些种类具乳汁或树脂道。叶互生，稀对生或轮生。头状花序，外被 1 至多层总苞片；头状花序单生或再排成总状、聚伞状、伞房状或圆锥状；花序柄扩大的顶部平坦或隆起称为花序托；小花的基部有时具 1 小苞片称托片；花萼无或常变态成冠毛、刺状或鳞片状，宿存；花冠呈管状、舌状或假舌状，少二唇形、漏斗状；头状花序中小花有异型（外围舌状、假舌状或漏斗状花，称缘花；中央为管状花，称盘花）或同型（全为管状花或舌状花）；雄蕊 5，稀 4，聚药雄蕊；子房下位，2 心皮 1 室，1 枚胚珠而基生；花柱 1，柱头 2 裂。瘦果，顶端常有刺状、羽状冠毛或鳞片。

我国有 250 属，2300 余种，全国广布。已知药用 155 属，778 种。

【药用植物】

根据头状花序花冠类型及分泌结构的不同，常分为两个亚科，即管状花亚科（Carduoideae）和舌状花亚科（Liguliflorae）。

（1）管状花亚科 Carduoideae　头状花序全部为管状花，或兼有舌状花（缘花）。植物体无乳汁。大多数菊科植物都属于此亚科。

菊花 *Chrysanthemum morifolium* Ramat.：多年生草本，基部木质，全株被白色绒毛。叶卵形至宽卵形，羽状浅裂或深裂，叶缘有大小不等的圆齿或锯齿。头状花序，总苞片多层，外层绿色，条形，边缘膜质，内层长圆形，边缘宽膜质；舌状花雌性，多层，形色多样；管状花两性，黄色，基部带有膜质鳞片。瘦果无冠毛（图9-102）。全国各地广泛栽培。头状花序（药材名：菊花）能散风清热，平肝明目，清热解毒。

白术 *Atractylodes macrocephala* Koidz.：多年生草本。根状茎肥大，块状。叶具长柄，3深裂，裂片椭圆形至披针形，叶缘有锯齿。头状花序；苞片叶状，羽状分裂，裂片刺状；全为管状花，紫红色；冠毛羽状。瘦果密被柔毛（图9-103）。分布于陕西、湖北、湖南、江西、浙江等省，多为栽培。根茎（药材名：白术）能健脾益气，燥湿利水，止汗，安胎。

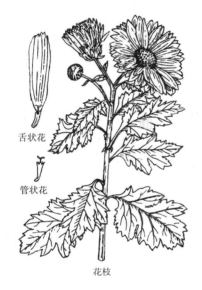

图9-102　菊花

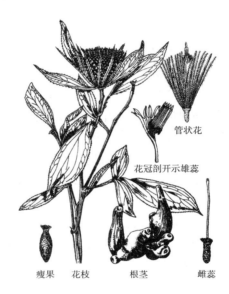

图9-103　白术

茅苍术 *Atractylodes lancea*（Thunb.）DC.：多年生草本。根状茎圆柱形，结节状，横切面有红棕色油点，有香气。单叶互生，革质，叶缘有刺状齿；下部叶常3裂，中裂片较大，卵形；上部叶无柄，通常不裂，倒卵形至椭圆形。头状花序顶生，最外是1轮羽状深裂的叶状苞片，裂片刺状，其内为5～8层三角状卵形的总苞片；花冠管状，白色或略紫色；子房密被柔毛（图9-104）。分布于华东、中南及西南等地。根茎（药材名：苍术）能燥湿健脾，祛风散寒，明目。同属植物北苍术 *A. chinensis*（DC.）Koidz. 产黄河以北，根状茎亦作苍术入药。

红花 *Carthamus tinctorius* L.：一年生草本。叶互生，长椭圆形或卵状披针形，近无柄而稍抱茎，叶缘齿端有尖刺。头状花序，总苞片数层，外侧2～3层叶状总苞片，卵状披针形，绿色，上部边缘有锐刺；内侧数层苞片卵状椭圆形，白色，膜质，无刺；全为管状花，初开时黄色，后转橘红色。瘦果无冠毛（图9-105）。全国各地有栽培。花（药材名：红花）能活血通经、散瘀止痛。

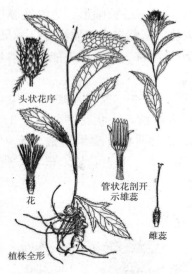

图9-104　茅苍术

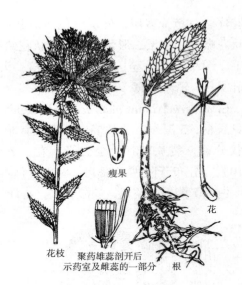

图9-105　红花

常见药用植物还有野菊 *Ghrysanthemum indicum* L.，头状花序（药材名：野菊花）能清热解毒，泻火平肝。木香 *Aucklandia lappa* Decne.，根（药材名：木香）能行气止痛，健脾消食。黄花蒿 *Artemisia annua* L.，地上部分（药材名：青蒿）能清虚热，除骨蒸，解暑热，截疟，退黄。艾 *A. argyi* Levl. et Vant.，叶（药材名：艾叶）能温经止血，散寒止痛，外用祛湿止痒，又作灸条使用。祁州漏芦 *Rhaponticum uniflorum*（L.）DC.，根（药材名：漏芦）能清热解毒，消痈，下乳，舒筋通脉。苍耳 *Xanthium sibiricum* Patr.，带总苞果实（药材名：苍耳子）能散风寒，通鼻窍，祛风湿。牛蒡 *Arctium lappa* L.，果实（药材名：牛蒡子）能疏散风热、宣肺透疹、解毒利咽。豨莶草 *Siegesbeckia orientalis* L.，地上部分（药材名：豨莶草）祛风湿，利关节，解毒。茵陈蒿 *Artemisia capillaries* Thunb.，幼苗（药材名：茵陈）能清利湿热，利胆退黄。同属植物滨蒿 *A. scoparia* Waldst. et Kit. 幼苗分亦作茵陈入药。春季幼苗高 6 ～ 10cm 时采收或秋季花蕾长成至花初开时采割，除去杂质和老茎，晒干。春季采收的习称“绵茵陈”，秋季采割的称“花茵陈”。紫菀 *Aster tataricus* L. f.，根和根茎（药材名：紫菀）润肺下气，消痰止咳。旋覆花 *Inula japonica* Thunb.，头状花序（药材名：旋覆花）能降气，消痰，行水，止呕。同属的欧亚旋覆花 *I. Britannica* L. 亦作旋覆花入药。鳢肠 *Eclipta prostrata* L.，地上部分（药材名：墨旱莲）能滋补肝肾，凉血止血。大蓟 *Cirsium japonicum* Fisch.ex DC.，地上部分（药材名：大蓟）能凉血止血，散瘀解毒消痈。刺儿菜 *C. setosum*（Willd.）MB.，地上部分（药材名：小蓟）能凉血止血，散瘀解毒消痈。鼠麴草 *Gnaphalium affine* D. Don，全草（药材名：鼠曲草）能止咳平喘，降血压，祛风湿。佩兰 *Eupatorium fortunei* Turcz.，地上部分（佩兰）能芳香化湿，醒脾开胃，发表解暑。一枝黄花 *Solidago decurrens* Lour.，全草（药材名：

一枝黄花）能清热解毒，疏散风热。千里光 *Senecio scandens* Buch.-Ham.，地上部分（药材名：千里光）能清热解毒，明目，利湿。

（2）舌状花亚科 Ligulif lorae 植物体含乳汁，头状花序全为舌状花。

蒲公英 *Taraxacum mongolicum* Hand.-Mazz.：多年生草本，有乳汁。根直生。叶莲座状生，倒披针形，羽状深裂，顶裂片较大。花葶数个，外层总苞片先端常有小角状突起，内层总苞片远长于外层，先端有小角；全为黄色舌状花。瘦果先端具细长的喙，冠毛白色（图9-106）。除新疆、西藏等省区外，全国广布。全草（药材名：蒲公英）能清热解毒，消肿散结，利尿通淋。碱地蒲公英 *T. borealisinense* Kitam. 或同属多种植物亦作蒲公英入药。

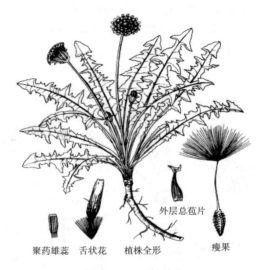

外层总苞片

聚药雄蕊　舌状花　植株全形　　　　瘦果

图9-106　蒲公英

常见药用植物还有苦荬菜 *Ixeris polycephala* Cass.，全草（药材名：苦荬菜）能清热解毒，消肿散结。黄鹌菜 *Youngia japonica*（L.）DC.，全草或根（药材名：黄鹌菜）能清热解毒，利尿消肿，止痛。苦苣菜 *Sonchus oleraceus* L.，全草（药材名：滇苦菜）能清热解毒，凉血止血。

二、单子叶植物纲

34. 禾本科 Poaceae（Gramineae）

草本或木本。茎特称为秆，多直立，节和节间明显。单叶互生，2列；常由叶片、叶鞘和叶舌组成，叶片常带形或披针形，基部直接着生在叶鞘顶端；在叶片、叶鞘连接处的近轴面常有膜质薄片，称为叶舌；在叶鞘顶端的两侧各有1附属物，称为叶耳。花序以小穗为基本单位，然后再排成各种复合花序；小穗轴（花序轴）基部的苞片称为颖；花常两性，小穗轴上具小花1至多数；小花基部的2枚苞片，特称为外稃和内稃；花被片退化为鳞被（浆片），常2～3枚；雄蕊多为 3 ～ 6，少为 1 枚，花药常丁字状着生；雌蕊 1，子房上位，1 室，胚珠 1，花柱 2 ～ 3，柱头羽毛状。颖果。

本科约 700 属，11000 种，广泛分布于世界各地。我国有 220 多属，近 1800 种，全国各省区均有分布。已知药用 85 属，173 种。

【药用植物】

薏苡 *Coix lacryma-jobi* L. var. *ma-yuen*（Roman.）Stapf.：一年生草本。秆高 1 ～ 1.5m，多分枝。总状花序，雄花序位于雌花序上部，具 5 ～ 6 对雄小穗；雌小穗位于花序下部，为甲壳质的椭圆形总苞所包被。总苞有纵长直条纹，质地较薄，揉搓和手指按压可破，暗褐色或浅棕色。颖果长圆形（图 9-107）。多分布于长江中下游及以南省区，特别是我国东南部常见栽培或逸生，辽宁、河北、河南、陕西等地也有。生于温暖潮湿的坡边地和山谷溪沟。种仁（药材名：薏苡仁）能利水渗湿，健脾止泻，除痹排脓，解毒散结。

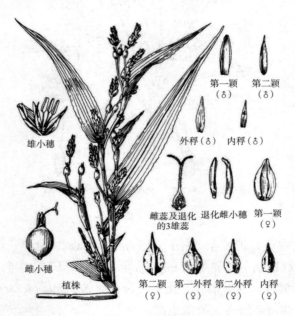

图9-107 薏苡

淡竹叶 *Lophatherum gracile* Brongn.：多年生草本；须根中部膨大呈纺锤形小块根。叶舌质硬，褐色，背有糙毛；叶片披针形，具明显小横脉。圆锥花序，小穗线状披针形；颖具 5 脉，边缘膜质；雄蕊 2。颖果长椭圆形（图 9-108）。分布于华东、华南、西南等地区。生于山坡、林地或林缘、道旁庇荫处。茎叶（药材名：淡竹叶）能清热泻火，除烦止渴，利尿通淋。

淡竹 *Phyllostachys nigra*（Lodd. ex Lindl.）Munro var. *henonis*（Mitford）Stapf ex Rendle：秆高 7 ～ 18m，秆壁厚，箨鞘顶端极少有深褐色微小斑点。小穗披针形，具 2 ～ 3 朵小花，小穗轴具柔毛；颖 1 ～ 3 片；外稃密生柔毛，内稃短于外

秤；柱头 3，羽毛状（图 9-109）。分布于黄河流域以南。生于林中。淡竹和青竿竹 *Bambusa tuldoides* Munro、大头典竹 *Sinocalamus beecheyanus*（Munro）McClure var. *pubescens* P. F. Li 茎秆的中间层（药材名：竹茹）能清热化痰，除烦，止呕。

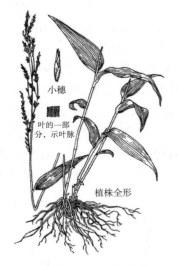

图9-108 淡竹叶

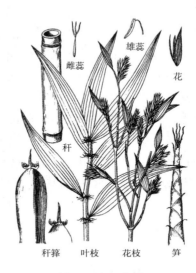

图9-109 淡竹

本科常用药用植物还有青皮竹 *Bambusa textilis* McClure 和华思劳竹 *Schizostachyum chinense* Rendle，秆内分泌物（药材名：天竺黄）能清热豁痰，凉心定惊。大麦 *Hordeum vulgare* L.，发芽果实（药材名：麦芽）能行气消食，健脾开胃，回乳消胀。白茅 *Imperata cylindrica*（L.）Beauv. var. *major*（Nees）C. E. Hubb.，根状茎（药材名：白茅根）能凉血止血，清热利尿。稻 *Oryza sativa* L. 和粟 *Setaria italica*（L.）Beauv.，成熟果实经发芽干燥的炮制加工品（药材名：稻芽和谷芽）能消食和中，健脾开胃。芦苇 *Phragmites communis* Trin.，根状茎（药材名：芦根）能清热泻火，生津止渴，除烦，止呕，利尿。小麦 *Triticum aestivum* L. 轻浮瘪瘦的果实（药材名：浮小麦）、玉蜀黍 *Zea mays* L. 的花柱和柱头（药材名：玉米须）等，也可药用。

35. 天南星科 Araceae

草本植物；地下茎多样。叶常基生。肉穗花序，花序外面有佛焰苞包围；花两性或单性，辐射对称。花雌雄同序者，雌花位于花序轴下部，雄花位于花序轴上部。花被片无或 4 ～ 6；雄蕊 1 至多数；子房上位，心皮 1 至数枚，组成 1 至数室，每室胚珠 1 至多数。浆果。

本科约 110 属，3500 多种，分布于热带及亚热带地区。我国有近 30 属，180 多种，多分布于西南、华南各省区。已知药用 22 属，106 种。

【药用植物】

天南星 *Arisaema erubescens*（Wall.）Schott：块茎扁球形。叶 1，叶柄中部以

下具鞘，叶片放射状分裂，裂片无定数。佛焰苞绿色，管部圆筒形，檐部常三角状卵形至长圆状卵形，先端渐狭，略下弯，有线形尾尖或无。肉穗花序单性；附属器棒状，圆柱形，直立。雄花雄蕊 2～4。雌花子房卵圆形。浆果（图9-110）。除东北、内蒙古、新疆、山东、江苏外都有分布，海拔 3200m 以下的林下、灌丛、草坡、荒地均有生长。天南星和异叶天南星 *A. heterophyllum* Blume、东北天南星 *A. amurense* Maxim. 的块茎（药材名：天南星）能散结消肿。

半夏 *Pinellia ternata*（Thunb.）Breit.：块茎圆球形。叶 2～5，有时 1。叶柄上具珠芽。幼苗叶片为全缘单叶；老株叶片 3 全裂。佛焰苞绿色或绿白色，管部狭圆柱形。肉穗花序，雌花集中在花轴下部，雄花集中在花轴上部，中间间隔约 3mm；附属器细柱状，长达 10cm。浆果（图 9-111）。全国大部分地区有分布。块茎（药材名：半夏）药用，味辛，性温。能燥湿化痰，降逆止呕，消痞散结。掌叶半夏 *P. pedatisecta* Schott 的块茎在江苏、河北、河南、山西等地作半夏使用。

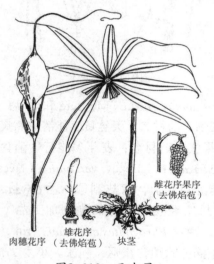

图9-110　天南星

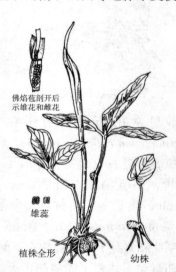

图9-111　半夏

石菖蒲 *Acorus tatarinowii* Schott：多年生草本；根茎横走，芳香，直径 2～5mm。叶片剑状线形，长 20～50cm，中脉不显著。佛焰苞叶状，剑状线形；肉穗花序。两性花，花黄绿色。浆果。种子具长硬毛，种皮光滑（图 9-112）。产黄河以南各省区。生长于湿地或溪旁石上。根状茎（药材名：石菖蒲）能开窍豁痰，醒神益智，化湿开胃。藏菖蒲 *A. calamus* L. 的根状茎（药材名：藏菖蒲）能温胃，消炎止痛。

本科常用药用植物还有千年健 *Homalomena occulta*（Lour.）Schott，根状茎（药材名：千年健）能祛风湿，健筋骨。独角莲 *Typhonium giganteum* Engl.，块茎（药材名：白附子）能祛风痰，定惊搐，解毒散结，止痛。鞭檐犁头尖 *T. flagelliforme*（Lodd.）Bl.，块茎（药材名：水半夏）为半夏在两广、福建等地区的习用品。海芋 *Alocasia odora*（Roxb.）K. Koch 的根状茎也可药用。

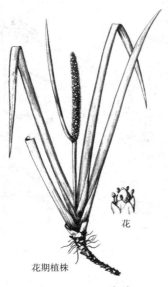

花

花期植株

图9-112 石菖蒲

36. 百合科 Liliaceae

常为多年生草本，稀为亚灌木、灌木或乔木状。地下变态茎形态多样。花两性，稀单性；常为辐射对称；花被片6，2轮，离生或部分连合，常为花冠状；雄蕊通常与花被片同数，花药基着或丁字状着生；子房上位，稀半下位；常3室，中轴胎座，每室胚珠1至多数。蒴果或浆果，稀坚果。

本科约250属，3500种，多分布于亚热带及温带地区。我国近60属，720多种，全国各地均有分布。已知药用52属，374种。《中国药典》收载22种药物。

【药用植物】

卷丹 *Lilium lancifolium* Thunb.：具鳞茎；鳞叶多数，肉质。茎具白色绵毛。叶散生，矩圆状披针形或披针形，上部叶腋有珠芽。花下垂，花被片披针形，反卷，橙红色，有紫黑色斑点。蒴果（图 9-113）。全国大部分地区有分布。生海拔 400 ~ 2500m 山坡灌木林下、草地、路边或水旁。卷丹和百合 *L. brownii* F. E. Brown var. *viridulum* Baker、细叶百合 *L. pumilum* DC. 的肉质鳞叶（药材名：百合）能养阴润肺，清心安神。

浙贝母 *Fritillaria thunbergii* Miq.：具由 2 枚鳞叶互抱组成的鳞茎。叶常对生、散生或轮生，近条形至披针形。花 1 ~ 6 朵，淡黄色，钟形，俯垂；叶状苞片 2 ~ 4 枚，先端卷曲。蒴果具棱，棱上有宽 6 ~ 8mm 的翅（图 9-114）。分布于江苏南部、浙江北部和湖南。生于海拔较低的山丘荫蔽处或竹林下。鳞茎（药材名：浙贝母）能清热化痰止咳，解毒散结消痈。

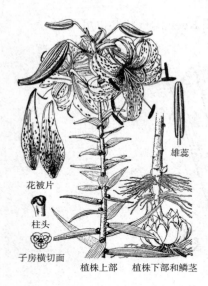

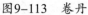

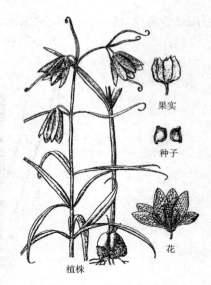

图9-113　卷丹　　　　　　　　　　图9-114　浙贝母

川贝母 *F. cirrhosa* D. Don、甘肃贝母 *F. przewalskii* Maxim. ex Batal.、暗紫贝母 *F. unibracteata* Hsiao et K. C. Hsia、瓦布贝母 *F. unibracteata* var. *wabuensis*（S. Y. Tang et S. C. Yue）Z. D. Liu，S. Wang et S. C. Chen、梭砂贝母 *F. delavayi* Franch. 和太白贝母 *F. taipaiensis* P. Y. Li 的鳞茎（药材名：川贝母）能清热润肺，化痰止咳，散结消痈。新疆贝母 *F. walujewii* Regel 和伊贝母 *F. pallidiflora* Schrenk 的鳞茎（药材名：伊贝母）、平贝母 *F. ussuriensis* Maxim. 的鳞茎（药材名：平贝母）功效类似。湖北贝母 *F. hupehensis* Hsiao et K. C. Hsia 的鳞茎（药材名：湖北贝母）能清热化痰，止咳，散结。

黄精 *Polygonatum sibiricum* Red.：根状茎圆柱形，节间两头不等膨大。叶4 ~ 6枚轮生，条状披针形，先端稍卷曲。2 ~ 4朵花似呈伞形状，花梗明显，俯垂；花被片6，乳白色至淡黄色，下部合生成筒。浆果黑色（图9-115）。分布于东北、华北，以及西北、华东的一些省区。黄精和滇黄精 *P. kingianum* Coll.et Hemsl.、多花黄精 *P. cyrtonema* Hua 的根状茎（药材名：黄精）能补气养阴，健脾，润肺，益肾。

麦冬 *Ophiopogon japonicus*（L. f.）Ker-Gawl.：多年生草本，具椭圆形或纺锤形的小块根。叶基生成丛，禾叶状。总状花序；花葶通常比叶短得多。花被片常稍下垂而不展开，披针形，白色或淡紫色；花柱基部宽阔，向上渐狭；子房半下位。种子球形，成熟时黑紫色（图9-116）。南方大部分地区有分布。生于山坡阴湿处、林下或溪旁；浙江、四川等地均有栽培。块根（药材名：麦冬）能养阴生津，润肺清心。湖北麦冬 *Liriope spicata*（Thunb.）Lour. var. *prolifera* Y. T. Ma 和短葶山麦冬 *L. muscari*（Decne.）Bailey 的块根（药材名：山麦冬）与麦冬功效相同。

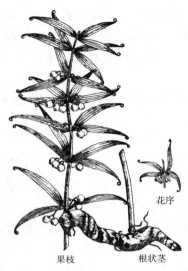

图9-115　黄精

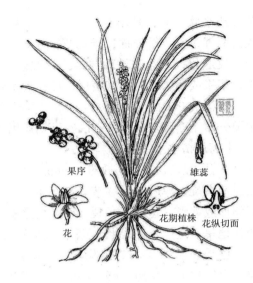

图9-116　麦冬

　　本科常用药用植物还有玉竹 *Polygonatum odoratum*（Mill.）Druce ，根状茎（药材名：玉竹）能养阴润燥，生津止渴。华重楼（七叶一枝花）*Paris polyphylla* Smith var. *chinensis*（Franch.）Hara，分布于华东、华南及西南等各省区。生于林下及灌丛。根状茎（药材名：蚤休）能清热解毒，消肿止痛，凉肝定惊。宽瓣重楼（云南重楼）*P. polyphylla* Smith var. *yunnanensis*（Franch.）Hand. Mazz.，分布于云南、贵州、四川、湖北、湖南、福建、广西等省区。根状茎（药材名：蚤休）功效与华重楼相同。天门冬 *Asparagus cochinchinensis*（Lour.）Merr.，全国大部分地区有分布。生于山坡、路旁及疏林下。块根（药材名：天冬）为滋阴药，能养阴润燥，清肺生津。知母 *Anemarrhena asphodeloides* Bunge，分布于华北、西北及东北等各省区。生于干燥的丘陵地、草甸、草原。根状茎（药材名：知母）能清热泻火，生津润燥。土茯苓（光叶菝葜）*Smilax glabra* Roxb.，分布于长江流域以南各省区，甘肃南部亦有分布。生于山坡、灌丛及疏林下。块根（药材名：土茯苓）能除湿，解毒，通利关节。芦荟 *Aloe vera* L. var. chinensis（Haw.）Berg.，我国南方各省区常见栽培，叶或叶汁干燥品（药材名：芦荟）为泻下药，能清热，利湿，解毒。藜芦 *Veratrum nigrum* L.，分布于东北、华北、西北及四川、江西、河南、山东等省。生于林下阴湿处。鳞茎（药材名：藜芦）为涌吐药，能涌吐，杀虫，有毒。海南龙血树 *Dracaena cambodiana* Pierre ex Gagnep.，分布海南等地。剑叶龙血树 *D. cochinchinensis*（Lour.）S. C. Chen，分布于广西、云南等省区。树脂（药材名：国产血竭）为活血化瘀药，内服能活血化瘀，止痛；外用能止血，生肌，敛疮。

37. 薯蓣科 Dioscoreaceae

缠绕草质或木质藤本。地下变态茎形态多样。叶互生，有时中部以上对生，单叶或掌状复叶，基出脉 3 ～ 9，侧脉网状；叶柄扭转，有时基部有关节。花单性或两性，常雌雄异株；雄花花被片 6，2 轮，离生或基部合生；雄蕊 6，有时其中 3 枚退化；雌花花被片与雄花相似；子房下位，3 室，每室常有胚珠 2 枚。蒴果，浆果或翅果；蒴果三棱形，棱扩大呈翅状。

本科约 9 属，650 多种，分布于全球的热带和温带地区。我国 1 属，50 余种，主要分布于西南至东南各省区。已知药用 37 种。

【药用植物】

薯蓣 *Dioscorea opposita* Thunb.：缠绕草质藤本。根状茎长圆柱形，垂直生长。茎右旋。单叶，常在茎下部互生，中部以上对生；叶片纸质，卵状三角形至宽卵形或戟形，边缘常 3 裂；叶腋内常有珠芽。雌雄异株；穗状花序，雄花序轴明显地呈 "之" 字状曲折。蒴果宽大于长，3 棱状扁圆形或 3 棱状圆形。种子四周有膜质翅（图 9-117）。除青藏、新疆、岭南外，大部分地区有分布。生于山坡、山谷林下，溪边、路旁的灌丛中或杂草中；或为栽培。根状茎（药材名：山药）能补脾养胃，生津益肺，补肾涩精。

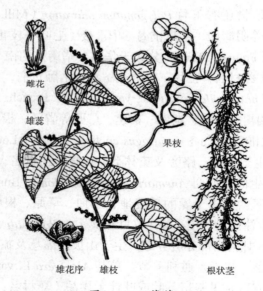

雌花　雄蕊　果枝　雄花序　雄枝　根状茎

图 9-117　薯蓣

本科常用药用植物还有穿龙薯蓣 *D. nipponica* Makino，根状茎（药材名：穿山龙）能祛风除湿，舒筋通络，活血止痛，止咳平喘。粉背薯蓣 *D. hypoglauca* Palibin，根状茎（药材名：粉萆薢）能利湿去浊，祛风除痹。绵萆薢 *D. spongiosa* J. Q. Xi，M. Mizuno et W. L. Zhao 和福州薯蓣 *D. futschauensis* Uline ex R. Knuth，根状茎（药材名：绵萆薢）有相同功效。黄山药 *D. panthaica* Prain et Burkill，根状茎（药材名：黄山药）能理气止痛，解毒消肿。黄独 *D. bulbifera* L. 的块茎（药材名：黄药子）也能药用。

38. 鸢尾科 Iridaceae

常为多年生草本。地下部分通常具根状茎、球茎或鳞茎。叶多基生，条形、剑形或为丝状，基部鞘状，互相套叠。花两性，色泽鲜艳美丽，常辐射对称，单生或组成各种花序；花被裂片 6，2 轮排列；雄蕊 3；花柱 1，上部多有 3 个分枝，分枝圆柱形或扁平呈花瓣状，柱头 3 ～ 6，子房下位，3 室，中轴胎座，胚珠多数。蒴果，成熟时室背开裂。

本科 70 ～ 80 属，约 1800 种，广泛分布于热带、亚热带及温带地区。我国 11 属，70 多种，多分布于西南、西北及东北各地。已知药用 8 属，39 种。

【药用植物】

番红花 *Crocus sativus* L.：多年生草本。球茎扁圆球形，外有黄褐色的膜质包被。叶条形，基生，不互相套叠，叶丛基部包有 4 ～ 5 片膜质的鞘状叶。花茎极短；花紫红色。花被管细长，裂片 6，2 轮排列；雄蕊 3；花柱细长，橙红色，上部 3 分枝，柱头 3，略扁，顶端有齿。蒴果（图 9-118）。原产于欧洲南部，国内有栽培。柱头（药材名：西红花）能活血化瘀，凉血解毒，解郁安神。

射干 *Belamcanda chinensis*（L.）DC.：多年生草本。根状茎为不规则的块状，黄色或黄褐色。叶互生，嵌叠状排列，剑形，基部鞘状抱茎。二歧状伞房花序顶生；花橙红色，散生深红色斑点；花被裂片 6，2 轮排列，内轮裂片较外轮裂片略小；雄蕊 3；花柱顶端 3 裂，裂片边缘向外翻卷；子房下位，3 室，胚珠多数。蒴果，室背开裂。种子着生在果轴上（图 9-119）。全国大部分地区均有分布。生于林缘或山坡草地。根状茎（药材名：射干）能清热解毒，消痰，利咽。

鸢尾 *Iris tectorum* Maxim. 的根状茎（药材名：川射干）与射干功效相同。

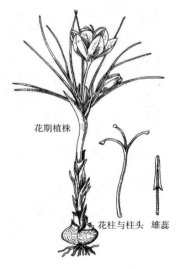

图9-118　番红花

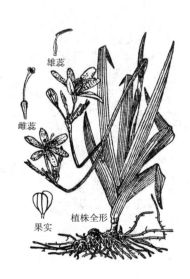

图9-119　射干

39. 姜科 Zingiberaceae

多年生草本，通常具特殊香味。地下变态茎明显。叶通常2行排列，羽状平行脉；具叶鞘及叶舌。花序种种；花两性，常两侧对称；花被片6，2轮，外轮萼状，常合生成管，1侧开裂，顶端常又3齿裂，内轮花冠状，基部合生，上部3裂，通常位于后方的1枚裂片较两侧的为大；侧生退化雄蕊2，花瓣状、或极小或缺；唇瓣1，形态与色彩多样；发育雄蕊1；子房下位，3室，中轴胎座，或1室，侧膜胎座，胚珠常多数。蒴果或浆果状。种子有假种皮。

本科约50属，1300种，主要分布于热带、亚热带地区。我国20属，200多种，分布于东南至西南各地。已知药用15属，100余种。

【药用植物】

姜 *Zingiber officinale* Rosc.：根状茎肥厚，多分枝，有特殊辛辣味。叶片披针形或线状披针形。总花梗长达25cm，穗状花序球果状；苞片卵形，顶端有小尖头；花冠黄绿色；唇瓣中裂片长圆状倒卵形，有紫色条纹及淡黄色斑点，侧裂片较小；药隔附属体钻状（图9-120）。我国大部分地区有栽培。根状茎（药材名：干姜）为温里药，能温中散寒，回阳通脉，燥湿消痰；新鲜根状茎（药材名：生姜）为解表药，能解表散寒，温中止呕，化痰止咳。

草豆蔻 *Alpinia katsumadai* Hayata：多年生草本，植株高达3m。叶片线状披针形。总状花序顶生；小苞片乳白色，壳状；侧生退化雄蕊小，钻状；唇瓣顶端微2裂，具红、黄条纹；子房有毛（图9-121）。蒴果球形。广东、广西及海南等地有分布。近成熟种子团（药材名：草豆蔻）为芳香化湿药，能燥湿健脾，温胃止呕。

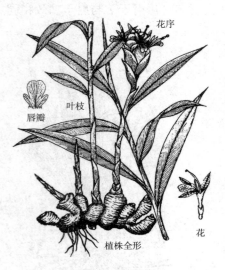

图9-120 姜

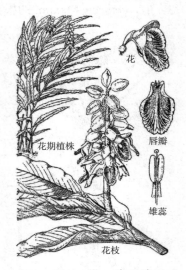

图9-121 草豆蔻

同属植物红豆蔻（大高良姜）*A. galanga*（L.）Willd.，分布于台湾、广东、广西、云南等地。生于沟谷、林下、草丛中。根状茎（药材名：大高良姜）为温里药，能散寒，暖胃，止痛。成熟果实（药材名：红豆蔻）能燥湿散寒，醒脾消食。高良姜 *A. officinarum* Hance，分布于海南、广东、广西等省区。根状茎（药材名：高良姜）为温里药，能温胃散寒，消食止痛。益智 *A. oxyphylla* Miq.，分布于海南、广东、广西等地。成熟果实（药材名：益智）为补阳药，能温脾止泻，摄唾涎，暖肾，固精缩尿。山姜 *A. japonica*（Thunb.）Miq. 和华山姜 *A. chinensis*（Retz.）Rosc.，分布于南方各省区。果实在福建做砂仁用，称建砂仁。

姜黄 *Curcuma longa* L.：根茎橙黄色；不定根末端膨大呈块根。叶片长圆形或椭圆形。花葶由叶鞘内抽出；穗状花序；苞片淡绿色，上部无花的较窄，白色，边缘淡红色；花冠淡黄色；唇瓣倒卵形，淡黄色，中部深黄，药室基部有距（图9-122）。多为栽培。根状茎（药材名：姜黄）为活血化瘀药，能破血行气，通经止痛。

广西莪术 *C. kwangsiensis* S. G. Lee et C. F. Liang：分布于广西、云南。块根（药材名：郁金、桂郁金）为活血化瘀药，能行气化瘀，清心解郁、利胆退黄；根状茎（药材名：莪术）为活血化瘀药，能行气破血，消积止痛。同属植物蓬莪术 *C. aeruginosa* Roxb.、温郁金 *C. wenyujin* Y. H. Chen et C. F. Liang，根状茎（药材名：莪术）、块根（药材名：郁金），商品药材名分别为绿丝郁金、温郁金。

阳春砂 *Amomum villosum* Lour.：茎散生。中部叶片长披针形，上部叶片线形。穗状花序；唇瓣圆匙形，具瓣柄；药隔附属体3裂；子房被白色柔毛。蒴果椭圆形，成熟时紫红色，干后褐色，表面被柔刺（图9-123）。分布于福建、广东、广西及云南。成熟果实（药材名：砂仁）为芳香化湿药，能化湿开胃，温脾止泻，理气安胎。

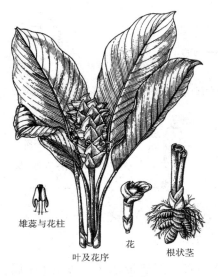

图9-122　姜黄

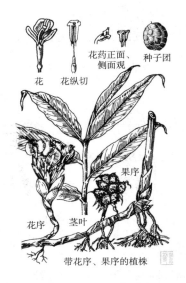

图9-123　阳春砂

同属植物缩砂密（绿壳砂仁）*A. villosum* Lour. var. *xanthioides*（Wall. ex Bak.）T. L. Wu et Senjen，分布于云南。海南砂 *A. longiligulare* T. L. Wu，分布于海南。成熟果实（药材名：砂仁）功效与阳春砂相同。草果 *A. tsao-ko* Crevost et Lemaire，分布于云南、广西、贵州等省区。成熟果实（药材名：草果）为芳香化湿药，能燥湿温中，除痰截疟。白豆蔻 *A. kravanh* Pierre ex Gagnep.，原产柬埔寨、泰国，我国云南、广东有栽培。成熟果实（药材名：豆蔻）为芳香化湿药，能化湿消痞，行气温中，开胃消食。爪哇白豆蔻 *A. compactum* Soland ex Maton，原产印度尼西亚，我国海南有栽培。成熟果实亦作豆蔻入药，能化湿消痞，行气温中，开胃消食。

40. 兰科 Orchidaceae

多为陆生或附生草本。常有根状茎或块茎。茎下部常膨大成鳞茎。总状花序、圆锥花序，稀头状花序或花单生。花两性，常两侧对称；花被片6，2轮；萼片3，离生或合生；花瓣3，中央1枚特化为唇瓣（由于花作180°扭转，常位于下方），形态变化多样；花柱与雄蕊完全合生成1柱状体，特称为合蕊柱；蕊柱顶端常具药床和1花药，腹面有1柱头穴，柱头与花药之间有1舌状物，称蕊喙；花粉常粘合成团块状，并进一步特化成花粉块；子房下位，常1室而具侧膜胎座，胚珠多数；蒴果。种子细小，极多（图9-124）。

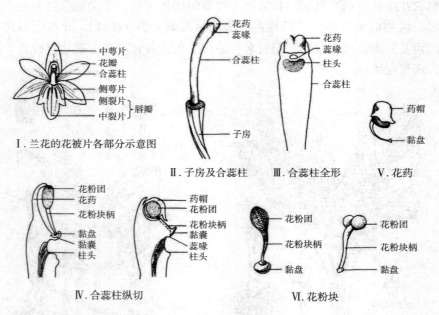

图9-124　兰花的构造

本科约有700属，2万种，多分布于热带、亚热带地区。我国171属，1200多种，多分布于云南、台湾及海南等地。已知药用76属，287种。

【药用植物】

天麻（赤箭）*Gastrodia elata* Bl.：腐生草本。块茎肉质，具较密的节。茎直立，无绿叶，下部被数枚膜质鞘。总状花序；萼片与花瓣合生，顶端 5 裂；唇瓣 3 裂；合蕊柱有短的蕊柱足。蒴果（图 9-125）。全国大部分地区均有分布。块茎（药材名：天麻）为平肝熄风药，能平肝息风，止痉，祛风除痹。

石斛（金钗石斛）*Dendrobium nobile* Lindl.：附生草本。茎直立，肉质状肥厚，干后金黄色。叶革质，长圆形，先端不等侧 2 裂。总状花序；萼囊圆锥形；唇瓣宽卵形，基部两侧具紫红色条纹，唇盘中央具 1 个紫红色大斑块；蕊柱绿色（图 9-126）。分布于我国台湾、香港、海南、广西、四川、贵州、湖北、云南及西藏等省区。生于密林老树干或潮湿岩石上。新鲜或干燥茎（药材名：石斛）为滋阴药，能益胃生津，滋阴清热。

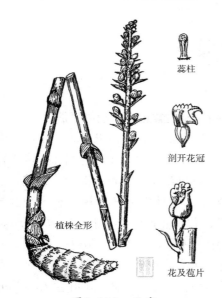

图 9-125　天麻

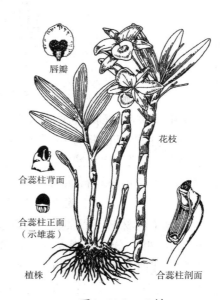

图 9-126　石斛

同属植物铁皮石斛 *D. officinale* Kimura et Migo［*D. candidum* Wall. ex Lindl.］，分布于安徽、浙江、福建、广西、四川、云南等省区；马鞭石斛（流苏石斛）*D. fimbriatum* Hook.［*D. fimbriatum* Hook. var. *oculatum* Hook. F.］，分布于广西、贵州、云南等省区；以上 2 种及其他近似种亦为中药石斛的原植物来源。

白及 *Bletilla striata*（Thunb. ex A. Murray）Rchb. f.：陆生草本。块茎肥厚，扁球形，上面具荸荠似的环带，富黏性。叶互生，基部收狭成鞘并抱茎。总状花序顶生，花序轴多少呈"之"字状曲折。花紫红色或粉红色；萼片与花瓣相似，离生；唇瓣中部以上明显 3 裂，唇盘上面的 5 条脊状褶片仅在中裂片上面为波状；花粉团 8 个。蒴果直立（图 9-127）。分布于陕西、甘肃、江苏、安徽、浙江、江西、湖南、湖北、广东、广西、福建、四川、贵州等省区。生于向阳山坡、疏林

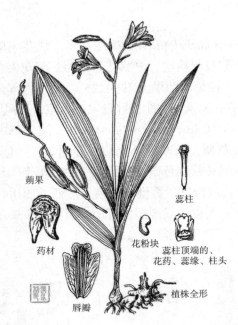

蒴果

蕊柱

药材

花粉块

蕊柱顶端的、
花药、蕊缘、柱头

唇瓣

植株全形

图9-127　白及

下、草丛中。块茎（药材名：白及）为止血药，能收敛止血，消肿生肌。

　　本科常用药用植物还有手参 *Gymnadenia conopsea*（L.）R. Br.，分布于东北、华北、西北及川西北等地。生于山坡林下、草地。块茎（药材名：手参）能补益气血，生津止渴。石仙桃 *Pholidota chinensis* Lindl.，分布于浙江、福建、广东、海南、广西、云南、贵州、西藏等省区。生于林中或林缘树上、岩壁及岩石上。全草（药材名：石仙桃）能清热解毒，化痰止咳。羊耳蒜 *Liparis nervosa*（Thunb.）Lindl.，分布于黑龙江、吉林、辽宁、内蒙古、河北、山西、陕西、甘肃、山东、江西、河南、四川、云南、贵州、西藏等省区。生于林下、灌丛中草地荫蔽处。全草（药材名：羊耳蒜）能清热解毒，凉血止血。斑叶兰 *Goodyera schlechendaliana* Reichb. f.，分布于长江流域以南各省区。生于林下、林缘草丛及阴湿处。全草（药材名：斑叶兰）能清热解毒，消肿止痛。

下　篇

常用动物药和矿物药的
辨识与应用

第十章 动物药的辨识与应用

动物药是中药的重要组成部分。《神农本草经》已记载动物药 65 种。据调查我国入药的动物有 1581 种，分布在 11 门，415 科，816 属，常用中药集中在脊索动物门、节肢动物门、软体动物门、环节动物门。

第一节 动物的分类

全世界现存动物超过 150 万种，对动物的分类与植物分类相似，动物学的分类系统是以动物形态上或解剖上的相似程度为基础的，基本上能反映出动物界的自然亲缘关系，分类等级仍为界、门、纲、目、科、属、种。

一、动物界的分门

动物界的分门，根据动物细胞的分化、胚层的形成、体腔的发展、对称的形式、体节的有无、各器官系统的发展等基本特征分成若干个门，但是由于缺乏比较完善的、公认的分类系统，门数不一。多数分为 19 门。常用药用动物的门有：

1. 多孔动物门 Porifera（又称海绵动物门 Spongia） 药用种类少，中药紫梢花来源于海绵科动物脆针海绵。

2. 腔肠动物门 Coelenterata 海生动物海蜇、珊瑚是该门药用动物。

3. 环节动物门 Annelida 有重要的药用动物，如常用中药地龙、水蛭均属环节动物门。

4. 软体动物门 Mollusca 药用动物较多，常用中药有石决明、瓦楞子、珍珠、蛤壳、牡蛎、海螵蛸等。

5. 节肢动物门 Arthropoda 药用动物种类多，常用中药有土鳖虫、蜈蚣、桑螵蛸、蝉蜕、白僵蚕、斑蝥、蜂蜜、露蜂房等。

6. 棘皮动物门 Echinodermata 常见的药用动物有海参、海胆、海星等。

7. 脊索动物门 Chordata 药用动物种类最多，常用中药有海龙、海马、鲤鱼、蟾酥、哈士蟆油、龟甲、鳖甲、蛤蚧、蕲蛇、乌梢蛇、蛇蜕、鸡内金、刺猬皮、五灵脂、穿山甲、麝香、阿胶、鹿茸、羚羊角、牛黄、紫河车等。

动物类中药可依动物分类系统，生产应用上常常采用药用部位、所含化学成分或功能及药理作用分类编列。按药用部位编列的常用动物药如下：

1. 全动物类 紫梢花、五谷虫、蝼蛄、水蛭、全蝎、地龙、蜈蚣、土鳖虫、斑蝥、红娘子、青娘子、虻虫、九香虫、乌梢蛇、金钱白花蛇、蕲蛇、海马、海龙、蛤蚧等。

2. 角骨类 穿山甲、珊瑚、海胆、鹿茸、鹿角、犀角、羚羊角、水牛角、龟板、鳖甲、玳瑁、虎骨、豹骨、乌骨鸡等。

3. 贝壳类 紫贝齿、蛤壳、珍珠母、石决明、牡蛎、瓦楞子、海螵蛸等。

4. 生理、病理产物 珍珠、紫草茸、蟾酥、蝉蜕、蛇蜕、僵蚕、夜明砂、望月砂、蚕沙、五灵脂、白丁香、虫白蜡、牛黄、麝香、蜂蜡、蜂房、蜂蜜、马宝、狗宝等。

5. 脏器类 桑螵蛸、蛤蟆油、凤凰衣、鸡内金、熊胆、紫河车、水獭肝、海狗肾、刺猬皮、象皮等。

6. 加工品 阿胶、水牛角浓缩粉、鹿角胶、鹿角霜、龟板胶、血余炭等。

二、动物的学名

动物的命名大多数也和植物命名一样，采用林奈首创的双名法，由两个拉丁字或拉丁化的文字，分别表示动物学名的属名和种名，在学名之后附加定名人的姓氏，如意大利蜂 *Apis mellifera* Linn.、大连湾牡蛎 *Ostrea talienwhanensis* Crosse 等。动物与植物命名不同之处，在于种内如有不同的亚种时，则采用三名法，亚种紧接在种名的后面，如中华大蟾蜍 *Bufo bufo gargarizans* Cantor、中国林蛙 *Rana temporaria chensinensis* David. 等。如有亚属，则亚属名在属名和种名之间，并外加括号，如乌龟 *Chinemys*（*Geoclcmxs*）*reevesii*（Gray）。若属名改变，则在定名人氏外加括号，重新组合人名不写，如似海龙 *Syngnathoides biaculeatus*（Bloch）、合浦珠母贝 *Pteria martensii*（Dunker）等。一般不用变种、变型。拉丁学名中的属名、亚属名及命名人的第一个拉丁字母必须大写，其余均小写。

第二节 常用动物药

一、环节动物门及其常用动物药

环节动物门动物身体出现分节，有疣足、刚毛和真体腔，为高等无脊椎动物的开始。世界环节动物约 1.7 万种，我国记录的约有 1000 种。主要生活在淡水、海水，或潮湿的陆地上，少数营寄生生活。常见的环节动物门动物中药有地龙、水蛭等。

1. 地龙　来源于钜蚓科动物参环毛蚓 *Pheretima aspergillum*（E.Perrier）的干燥体。习称"广地龙"，能清热定惊，通络，平喘，利尿。全体有多数明显的环节，背部棕褐色至紫灰色，腹部浅黄棕色；第 14 ～ 16 环节为生殖环带，习称"白颈"，较光亮。体前端稍尖，尾端钝圆，刚毛圈粗糙而硬，色稍浅。雄生殖孔在第 18 节腹侧刚毛圈一小孔突上，外缘有数环绕的浅皮褶，内侧刚毛圈隆起，前面两边有横排（一排或两排）小乳突，每边 10 ～ 20 个不等。受精囊孔 2 对，位于 7/8 ～ 8/9 节间一椭圆形突起上，约占节周 5/11（图 10-1）。生长在各种潮湿、疏松的土壤中。分布于广东、海南、广西等地。野生或人工养殖均有。

通俗环毛蚓 *P. vulgaris* Chen、威廉环毛蚓 *P. guillelmi*（Michaelsen）或栉盲环毛蚓 *P. pectinifera* Michaelsen 的干燥体同等入药，习称"沪地龙"。主产于上海、浙江、江苏、安徽、山东、河南等地。

2. 水蛭　来源于水蛭科动物蚂蟥 *Whitmania pigra* Whitman、水蛭 *Hirudo nipponica* Whitman 或柳叶蚂蟥 *W. acranulata* Whitman 的干燥全体。有毒。能破血，逐瘀，通经。蚂蟥体大型，有多数环节，前端略尖，后端钝圆，两端各具 1 吸盘，前吸盘不显著，后吸盘较大；背部黑褐色或黑棕色，稍隆起，可见黑色斑点排成 5 条纵纹；腹面平坦，腹面及体两侧均呈棕黄色（图 10-2）。蚂蟥及水蛭全国各地均产，柳叶蚂蟥主产于河北、安徽、江苏、福建及湖北等地。

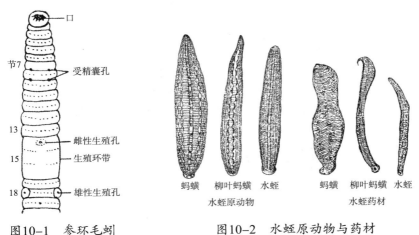

图10-1　参环毛蚓　　　图10-2　水蛭原动物与药材

二、软体动物门及其常用动物药

软体动物门较环节动物门动物结构复杂，功能更完善，本门的动物体外大都覆盖有各式各样的贝壳，因此，又被称为贝类。我国软体动物门动物中药达 198 种。主要生活在海水、淡水和陆地上等。常见的软体动物门动物中药有珍珠、牡蛎、石决明等。

1. 珍珠 来源于珍珠贝科动物马氏珍珠贝 *Pteria martensii*（Dunker）或蚌科动物三角帆蚌 *Hyriopsis cumingii*（Lea）、褶纹冠蚌 *Cristaria plicata*（Leach）等双壳类动物贝壳内外套膜受刺激所产生的分泌物层叠而成的颗粒状物。前者所产珍珠称海水珍珠，后二者所产珍珠称淡水珍珠。呈类球形、卵圆形、长圆形、棒状或不规则形，直径 1.5 ～ 8mm。表面类白色、浅粉红色、浅蓝色或浅黄绿色，半透明，光滑或微有凹凸，具特有的彩色光泽。质地坚硬，破碎面可见层纹。无臭，味淡。天然珍珠形较圆，表面多平滑细腻，洁白如玉，内外一色。淡水养殖的珍珠外形不规则，比天然品颗粒大，多为长粒状，大多数带有瘤结，光泽弱，断面中央有异物。珍珠能安神定惊，明目消翳，解毒生肌。海水珍珠主产于广西、广东、海南及台湾，淡水珍珠主产于江苏、黑龙江、浙江、安徽、上海。以广西合浦产者为道地药材，称为"南珠"，野生或人工养殖均有。人工养殖珍珠是根据自然珍珠形成原理，将外套膜做成小切片，插入贝体外套膜内外表皮之间的结缔组织中，然后将贝体放入水域中养殖，促使形成珍珠，称为无核珍珠；另一种方法是将蚌壳的珍珠层磨成小核，用专门的工具插入蚌的外套膜内，即可培养出有核珍珠。天然珍珠全年可采，以 12 月为多。人工养殖珍珠，以接种后养殖 2 ～ 3 年秋末采收为宜。自动物体内剖取珍珠，洗净，干燥。

2. 牡蛎 源于为牡蛎科动物长牡蛎 *Ostrea gigas* Thunberg. 的贝壳。能重镇安神，潜阳补阴，软坚散结，收敛固涩。长牡蛎贝壳长形，壳较薄。壳长为壳高的 3 倍左右。右壳较平，鳞片坚厚，环生鳞片呈波纹状，排列稀疏。放射肋不明显。左壳深陷，鳞片粗大。左壳壳顶固着面小。壳内面白色，壳顶内面有宽大的韧带槽。闭壳肌痕大。主产于山东以北至东北沿海。主为野生品，亦有养殖。全年均可采收，去肉（作食品用），洗净，晒干。大连湾牡蛎 *O. talienwhanensis* Crosse 或近江牡蛎 *O. rivularis* Gould 的贝壳同等入药（图 10-3）。大连湾牡蛎主产于辽宁、河北、山东等省沿海。近江牡蛎主产地较广，北起东北，南至广东省、海南省沿海。

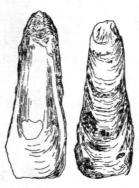
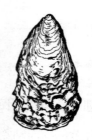

长牡蛎　　　　　大连湾牡蛎

图10-3　长牡蛎与大连湾牡蛎

3. 石决明　来源于鲍科动物杂色鲍（九孔鲍）*Haliotis diversicolor* Reeve、皱纹盘鲍 *H. discus hannai* Ino、羊鲍 *H. ovina* Gmelin、澳洲鲍 *H. ruber*（Leach）、耳鲍 *H. asinina* L. 或白鲍 *H. laevigata*（Donovan）的贝壳。功能平肝潜阳，清肝明目。

（1）杂色鲍　呈长卵圆形，内面观略呈耳形，长 7～9cm，宽 5～6cm，高约 2cm。表面暗红色，有多数不规则的螺肋和细密生长线，螺旋部小，体螺部大，从螺旋部顶处开始向右排列有 20 余个疣状突起，末端 6～9 个开孔，孔口与壳面平。内面光滑，具珍珠样彩色光泽（图 10-4）。产于我国福建以南沿海；越南、印度尼西亚、菲律宾等国均有分布。

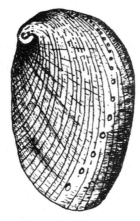

图10-4　石决明（杂色鲍）

（2）皱纹盘鲍　呈长椭圆形，长 8～12cm，宽 6～8cm，高 2～3cm。表面灰棕色，有多数粗糙而不规则的皱纹，生长线明显，常有苔藓类或石灰虫等附着物，疣状突起末端 4～5 个开孔，孔口突出壳面，壳较薄。产于我国辽宁、山东、江苏等沿海；朝鲜、日本均有分布。

（3）羊鲍　近圆形，较小，长 4～8cm，宽 2.5～6cm，高 0.8～2cm。壳顶位于近中部而高于壳面，螺旋部与体螺部各占 1/2，在螺旋部边缘有 2 行整齐的突起，尤以上部较为明显，末端 4～5 个开孔，呈管状。产于我国台湾、海南、西沙群岛；澳大利亚、印度尼西亚、菲律宾等国均有分布。

（4）耳鲍　狭长，略扭曲，呈耳状，长 5～8cm，宽 2.5～3.5cm，高约 1cm。表面光滑，具翠绿色、紫色及褐色等多种颜色形成的斑纹，螺旋部小，体螺部大，疣状突起的末端 5～7 个开孔，孔口与壳平，多为椭圆形，壳薄，质较脆。产于我国台湾、海南、西沙群岛；澳大利亚、印度尼西亚、菲律宾等国均有分布。

（5）澳洲鲍　呈扁平卵圆形，长 13～17cm，宽 11～14cm，高 3.5～6cm。表面砖红色，螺旋部约为壳面的 1/2，螺肋和生长线呈波伏隆起，疣状突起 30 余个，末端 7～9 个开孔，孔口突出壳面。主产于澳洲、新西兰。

（6）白鲍 呈卵圆形，长 11 ～ 14cm，宽 8.5 ～ 11cm，高 3 ～ 6.5cm。表面砖红色，光滑，壳顶高于壳面，生长线颇为明显，螺旋部约为壳面的 1/3，疣状突起 30 余个，末端 9 个开孔，孔口与壳面平。多混在澳洲鲍中。夏、秋二季捕捉，去肉，除去壳外附着的杂质，洗净，干燥。

三、节肢动物门及其常用动物药

节肢动物门是无脊椎动物，动物界种类最多的一门动物，绝大多数种类演化成为真正的陆生生物。现存动物达 100 余万种，它们的生活环境广泛，占据了陆上所有环境，药用种类达上千种。常见的节肢动物门动物中药有蜈蚣、全蝎、桑螵蛸、斑蝥、土鳖虫、蝉蜕、蜂蜜、僵蚕等。

1. 蜈蚣 来源于蜈蚣科动物少棘巨蜈蚣 *Scolopendra subspinipes mutilans* L. Koch 的干燥体。有毒。能息风镇痉，攻毒散结，通络止痛。呈扁平长条形，长 9 ～ 15cm，宽 0.5 ～ 1cm。由头部和躯干部组成，全体共 22 个环节。头部暗红色或红褐色，略有光泽，有头板覆盖，头板近圆形，前端稍突出，两侧贴有颚肢一对，前端两侧有触角一对。躯干部第一背板与头板同色，其余 20 个背板为棕绿色或墨绿色，具光泽，自第四背板至第二十背板上常有两条纵沟线；腹部淡黄色或棕黄色，皱缩；自第二节起，每节两侧有步足一对；步足黄色或红褐色，偶有黄白色，呈弯钩形，最末一对步足尾状，故又称尾足，易脱落。末对附肢基侧板后端有 2 尖棘，同肢前腿节腹面外侧有 2 棘，内侧 1 棘，背面内侧 1 ～ 3 棘（图 10-5）。主产于浙江、湖北、江苏、安徽等省。野生，现多为家养。

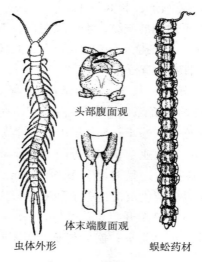

头部腹面观

体末端腹面观

虫体外形　　　　　　蜈蚣药材

图10-5　少棘巨蜈蚣

2. 全蝎 来源于钳蝎科动物东亚钳蝎 *Buthus martensii* Karsch 的干燥全体。有毒。能息风镇痉，攻毒散结，通络止痛。东亚钳蝎头胸部与前腹部呈扁平长椭圆形，后腹部呈尾状，皱缩弯曲。完整者体长约 6cm。头胸部呈绿褐色，前端可见 1 对短小的螯肢和 1 对较长大的钳状脚须，形似蟹螯。背面覆有梯形背甲，腹面有足 4 对，均为 7 节，末端各具 2 爪钩。前腹部具 7 环节，第 7 节色深，背甲上有 5 条隆脊线。背面绿褐色，后腹部棕黄色，6 节，节上均有纵沟，末节有锐钩状毒刺，毒刺下方无距（图 10-6）。主产于河南、山东等地。产河南者称"南全蝎"（又称淡全蝎），产山东者称"东全蝎"（又称咸全蝎）。此外湖北、安徽、河北、辽宁等省亦产。现多人工饲养。春末至秋初捕捉，除去泥沙，放入清水或淡盐水中呛死，然后入盐水锅中（每 500g 蝎子加入食盐 60 ～ 90g）煮 3 ～ 4 小时，至身能挺直竖立，脊背抽沟，腹瘪时捞出，置通风处，阴干。

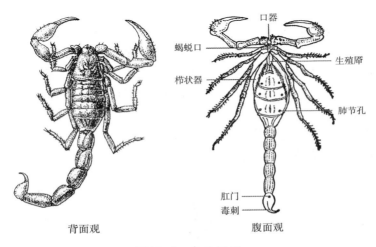

口器
蝎蜕口
栉状器
生殖厣
肺节孔
肛门
毒刺

背面观　　　　腹面观

图10-6　东亚钳蝎

3. 桑螵蛸　来源于螳螂科昆虫大刀螂 *Tenodera sinensis* Saussure 的干燥卵鞘。习称"团螵蛸"，为主流品种。能益肾固精，缩尿，止浊。大刀螂体形较大，呈黄褐色或绿色，长约 7cm。头部三角形。前胸背板、肩部较发达。后部至前肢基部稍宽。前胸细长，侧缘有细齿排列。中纵沟两旁有细小的疣状突起，其后方有细齿，但不甚清晰。前翅革质，前缘带绿色，末端有较明显的褐色翅脉；后翅比前翅稍长，向后略微伸出，有深浅不等的黑褐色斑点散布其间。雌性腹部特别膨大（图 10-7）。全国大部分地区均产，夏、秋清晨露水未干时捕捉，可戴手套，放入容器内闷死、烫死或蒸死后晒干。小刀螂 *Statilia maculata*（Thunb.）或巨斧螳螂 *Hierodula patellifera*（Serville）的干燥卵鞘同等入药。分别习称"长螵蛸"及"黑螵蛸"。小刀螂主产浙江、江苏、安徽、山东、湖北等地，巨斧螳螂主产于河北、山东、河南、山西等地。

4. 斑蝥　来源于芫青科昆虫南方大斑蝥 *Mylabris phalerata* Pallas 或黄黑小斑蝥 *M. cichorii* L. 的干燥体。有大毒。能破血消癥，攻毒蚀疮，发泡冷灸。南方大斑蝥呈长圆形，长 1.5 ～ 2.5cm，宽 0.5 ～ 1cm。头及口器向下垂，有较大的复眼

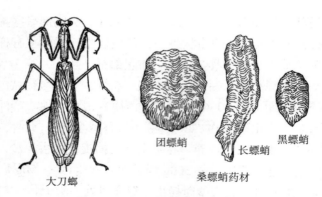

团螵蛸　　　　　长螵蛸　　黑螵蛸

桑螵蛸药材

大刀螂

图10-7　大刀螂和桑螵蛸药材

及触角各 1 对；触角末端数节膨大呈棒状，末节基部窄于前节，多已脱落。背部
具革质鞘翅 1 对，黑色，有 3 条黄色或棕黄色的横纹；鞘翅下面有棕褐色薄膜状
透明的内翅 2 片。胸腹部乌黑色，胸部有足 3 对，腹部呈环节状，有黑色绒毛。
黄黑小斑蝥较小，长 1 ~ 1.5cm。完整的触角末节基部与前节等宽（图 10-8）。
全国大部分地区皆产，以河南、广西、安徽、云南为多。群集于大豆、花生、茄
子、棉花及瓜类的叶、花、芽上。夏、秋清晨露水未干时捕捉，可戴手套，放入
容器内闷死、烫死或蒸死后晒干。

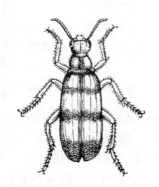

图10-8　南方大斑蝥

5. 土鳖虫　　来源于鳖蠊科昆虫地鳖 *Eupolyphaga sinensis* Walker 的雌虫干燥
体。有小毒。能破血逐瘀，续筋接骨。地鳖呈扁平卵圆形，前端较窄，后部较
宽，背部隆起，边缘较薄，长 1.3 ~ 3cm，宽 1.2 ~ 2.4cm。背面紫褐色，具光泽，
无翅。背部有胸背板 3 节，前胸背板较发达，盖住头部；腹背板 9 节，呈覆瓦状
排列。腹面红棕色，头部较小，有丝状触角 1 对，常脱落。胸部有足 3 对，具细
毛和刺。腹部有横环节。地鳖主产于江苏、安徽、河南、湖北、四川等省。野生
或饲养。夏、秋二季捕捉。一般用食饵或夜间用灯光诱捕。置沸水中烫死，晒干
或烘干。冀地鳖 *Steleophaga lancyi*（Boleny）的雌虫干燥体也同等入药。冀地鳖
呈长椭圆形，长 2.2 ~ 3.7cm，宽 1.4 ~ 2.5cm。背面黑棕色，通常在边缘带有淡

黄褐色斑块及黑色小点（图 10-9）。冀地鳖主产于河北、北京、山东、浙江等省市。野生或饲养。

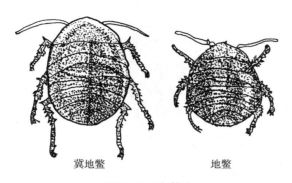

冀地鳖　　　　　地鳖

图10-9　地鳖虫

6. 蝉蜕　来源于蝉科昆虫黑蚱 *Cryptotympana pustulata* Fabricius 的若虫羽化时脱落的皮壳。能散风除热，利咽，透疹，退翳，解痉，镇静，抗惊厥。黑蚱体大色黑而有光泽；雄虫长 4.4 ～ 4.8cm，翅展约 12.5cm，雌虫稍短。复眼 1 对，大形，两复眼间有单眼 3 只，触角 1 对。口顺发达，刺吸式，唇基梳状，上唇宽短，下唇延长成管状，长达第 3 对足的基部。胸部发达，后胸腹板上有一显著的锥状突起，向后延伸。足 3 对。翅 2 对，膜质，黑褐色，半透明，基部染有黄绿色，翅静止时覆在背部如屋脊状。腹部钝圆，共 9 节。雄蝉腹部第 1 节间有特殊的发音器官，雌蝉同一部位有听器（图 10-10）。分布于我国辽宁以南的大部分地区。栖于杨、柳、榆、槐、枫杨等树上。经过一个世代往往要 12 ～ 13 年。夏、秋两季自地面或树上拾取若虫羽化时脱落的皮壳。

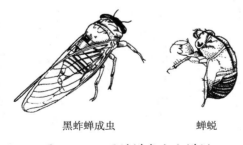

黑蚱蝉成虫　　　　蝉蜕

图10-10　黑蚱蝉成虫和蝉蜕

7. 蜂蜜　来源于蜜蜂科昆虫中华蜜蜂 *Apis cerana* Fabricius 或意大利峰 *A. mellifera* L. 在蜂巢中酿成的蜜。气芳香，味极甜，能补中，润燥，止痛，解毒。中华蜜蜂蜂群由工蜂、蜂王和雄蜂组成。工蜂全体被黄褐色毛。头略呈三角形。胸部 3 节。翅 2 对，膜质透明。足 3 对，有采集花粉的构造。腹部圆锥状，有毒腺和螫针。腹下有蜡板 4 对，内有蜡腺，分泌蜡质。蜂王体最大，翅短小，腹部特长，生殖器发达，专营生殖产卵 。雄蜂较工蜂稍大，头呈球形，尾无毒腺和螫针，足上无采集花粉的构造，腹无蜡板和蜡腺（图10-11）。各地均产，以广东、云南、福建、江苏、浙江等地产量较大，均为人工养殖生产。

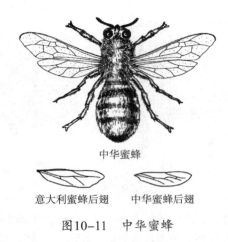

中华蜜蜂

意大利蜜蜂后翅   中华蜜蜂后翅

图10-11　中华蜜蜂

8. 僵蚕　来源于蚕蛾科昆虫家蚕 *Bombyx mori* L. 的 4 ～ 5 龄幼虫因感染（或人工接种）白僵菌 *Beauveria bassiana*（Bals.）Vaillant 而致死的干燥虫体。能祛风定惊，化痰散结。僵蚕呈类圆柱形，多弯曲皱缩，长 2 ～ 5cm，直径 0.5 ～ 0.7cm。表面灰白色或黄白色，被有白色粉霜状的气生菌丝和分生孢子。头部较圆，黄棕色。体节明显，尾部略呈二歧分支状。腹面有足 8 对，呈突起状（图10-12）。分布于浙江、江苏、四川、广东等地，多为自然病死者，亦有非蚕区进行人工饲养。拾取感染白僵菌致死的蚕，晒干或微火烘干。

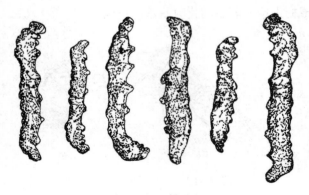

图10-12　僵蚕

四、脊索动物门及其常用动物药

脊索动物门是动物界种最高等的一门，包括所有的脊椎动物，如无颌类、鱼类、两栖类、爬行类、鸟类、哺乳类等，也包括一些无脊椎而有脊索的海洋动物。世界上已知的脊索动物门动物 7 万余种，现存的约 4.1 万种。常见的脊索动物门动物中药有海马、海龙、蟾酥、蛤蟆油、蕲蛇、阿胶、麝香、鹿茸、牛黄等。

1. 海马　来源于海龙科动物线纹海马 *Hippocampus kelloggi* Jordan et Snyder、的干燥体。能温肾壮阳，散结消肿。线纹海马全体呈扁长条形而弯曲，体长约30cm。表面黄白色。头略似马头，有冠状突起，前方有 1 管状长吻，口小，无牙，两眼深陷。躯干部七棱形，尾部四棱形，渐细卷曲，体上有瓦楞形的节纹，并具短棘，习称"马头、蛇尾、瓦楞身"。分布于广东、福建、台湾、山东等地沿海，亦有养殖。夏、秋两季捕捞，洗净，晒干或除去皮膜及内脏，晒干。刺海马 *H. histrix* Kaup、大海马 *H. kuda* Bleeker、三斑海马 *H. trimaculatus* Leach 或小海马（海蛆）*H. japonicus* Kaup 的干燥体也同等入药（图 10–13）。

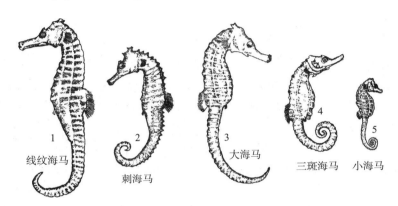

图10–13　海马

2. 海龙　来源于海龙科动物刁海龙 *Solenognathus hardwickii*（Gray）的干燥体。能温肾壮阳，散结消肿。刁海龙体狭长侧扁，全长 30 ~ 50cm。表面黄白色或灰褐色。头部具管状长吻，口小，无牙，两眼圆而深陷，头部与体轴略呈钝角。躯干部宽 3cm，五棱形，尾部前方六棱形，后方渐细，四棱形，尾端卷曲。背棱两侧各有 1 列灰黑色斑点状色带，腹部中央鳞片特别突出。全体被以具花纹的骨环及细横纹，各骨环内有突起粒状棘。胸鳍短宽，背鳍较长，有的不明显，无尾鳍。分布于广东、海南、福建沿海。多于夏、秋二季捕捞，除去皮膜及内脏，洗净，晒干；尖海龙直接洗净，晒干。拟海龙 *Syngnathoides biaculeatus*（Bloch）或尖海龙 *Syngnathus acus* L. 的干燥体也同等入药。拟海龙体扁平，全长 20 ~ 22cm。表面灰黄色或黄白色，头部常与体轴成一直线，躯干部粗壮，略呈四棱形，后方渐细，呈四棱形，尾部细尖，微卷，无尾鳍。拟海龙主产于广东、海南、福建沿海。尖海龙体细长，呈鞭状，全长 10 ~ 30cm，中部直径 0.4 ~ 0.5cm，未去皮膜。表面黄褐色，头较小而细尖，吻细长，呈管状；躯干部七棱形，尾部四棱形，向后渐细，末端不卷曲，有尾鳍。腹部中央棱微凸出，有的腹面可见育儿囊。质较脆弱，易撕裂。尖海龙主产于山东沿海（图 10–14）。

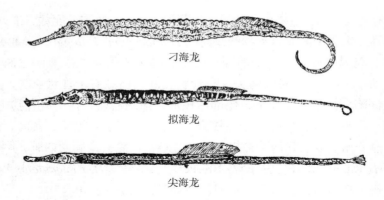

刁海龙

拟海龙

尖海龙

图10-14　海龙药材

3. 蟾酥　来源于蟾蜍科动物中华大蟾蜍 *Bufo bufo gargarizans* Cantor 或黑眶蟾蜍 *B. melanostictus* Schneider 的耳后腺及皮肤腺分泌的白色浆液，经加工而成。有毒。能解毒，止痛，开窍醒神。中华大蟾蜍形如蛙，体粗壮，体长 10cm 以上，雄性较小，皮肤粗糙，全身布满大小不等的圆形瘰疣。头宽大，口阔，吻端圆，吻棱显著。近吻端有小形鼻孔 1 对。眼大而突出。眼后方有圆形鼓膜，头顶部两侧有大而长的耳后腺 1 个。躯体粗而宽。在繁殖季节，雄蟾蜍背面多为黑绿色，体侧有浅色斑纹；雌蟾背面斑纹较浅，瘰疣乳黄色，有棕色或黑色的细花斑。四肢粗壮，前肢短、后肢长，趾端无蹼，步行缓慢。雄蟾前肢内侧 3 指（趾）有黑色婚垫，无声囊。穴居在泥土中，或栖于石下及草间；栖居草丛、石下或土洞中，黄昏爬出捕食。中国分布于东北、华北、华东、华中、西北、西南等地区。国外分布在俄罗斯、朝鲜。全国均有，夏、秋二季捕捉，洗净泥土，晾干，用特制的铜镊子夹压耳后腺及皮肤腺挤出白色浆液，或用牛角刮刀刮取。收集白色浆液，滤去杂质。取纯浆放入圆模中晒干或晾干，即为"团蟾酥"，河北、山东多用此法加工；如涂于箬竹叶或玻璃板上晒干或阴干，干后自行翘起，即为"片蟾酥"（图 10-15），江苏、浙江多用此法加工。

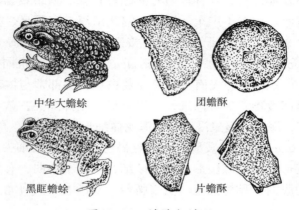

中华大蟾蜍　　　　　团蟾酥

黑眶蟾蜍　　　　　片蟾酥

图10-15　蟾蜍与蟾酥

4. 哈士蟆油 来源于蛙科动物中国林蛙 *Rana temporaria chensinensis* David 雌蛙的干燥输卵管。能补肾益精，养阴润肺。雌蛙体长 71～90mm，雄蛙较小；头较扁平，头长宽相等或略宽；吻端钝圆，略突出于下颌，吻棱较明显；鼻孔位于吻眼之间，鼻间距大于眼间距而与上眼睑宽。背侧褶在鼓膜上方呈曲折状；后肢长为体长的 185% 左右，后肢前伸贴体时胫跗关节超过眼或鼻孔；外侧 3 趾间几乎近 2/3 蹼；鼓膜部位有三角形黑斑。雄蛙第一指基部的两个大婚垫内下侧间的间距明显，近腕部一团不大于指部一团；有一对咽侧下内声囊。栖息在阴湿的山坡树丛中离水体较远，9 月底至次年 3 月营水栖生活。在严寒的冬季，它们成群聚集在河水深处的大石块下进行冬眠。分布于中国和蒙古。包括黑龙江、吉林、辽宁、内蒙古、河北、山西、陕西、甘肃、青海、新疆、山东、江苏、四川、西藏。9～10 月，以霜降期捕捉最好，选肥大雌蛙，用绳从口部穿过，悬挂风干，阴天及夜晚收入室内，避免受潮，影响品质。剥油前用热水（70℃）浸烫 1～2分钟，立即捞出，装入麻袋中焖润过夜，次日用刀剖开腹部，轻轻取出输卵管，去净卵子及其他内脏，置通风处阴干（图 10-16）。

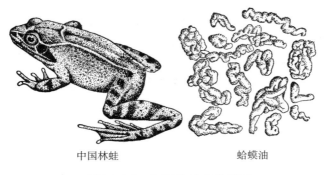

中国林蛙　　　　　蛤蟆油

图10-16　中国林蛙与蛤蟆油

5. 蕲蛇 来源于蝰科动物五步蛇 *Agkistrodon acutus*（Güenther）的干燥体。有毒。祛风，通络，止痉。五步蛇长 120～150cm，大者可达 200cm 以上。背面棕褐色或稍带绿色，其上具灰白色大方形斑块 17～19 个，尾部 3～5 个，此斑由左右两侧大三角斑在背正中合拢形成，偶尔也有交错排列的，斑块边缘色深，腹面乳白色；咽喉部有排列不整齐的小黑点；腹部中央和两侧有大黑斑。头大、三角形，与颈部可明显区分，有长管牙。吻鳞与鼻间鳞均向背方翘起。鼻孔与眼之间有一椭圆形颊窝，为温觉感受器官。背鳞多为 21 行，少数 23 行，除靠近腹鳞的 1～3 行鳞细弱外，其余均是强棱并具有鳞孔，棱的后半隆起成崤，所以体表很粗糙。腹鳞雄性为 157～165 片，雌性为 163～171 片。尾下鳞雄性 56～63 片，雌性 52～58 片，前端约 20 枚为单行或杂以个别成对的，尾后端为双行；尾尖一枚鳞片侧扁而尖长，角质化程度较高，形成一角质刺，俗称"佛指甲"。分布于于浙江、江西、广东、广西、福建等地。多于夏、秋二季捕捉，捕后剖开蛇腹，除去内脏，洗净，用竹片撑开腹部，盘成圆盘状，干燥后拆除竹片（图 10–17）。

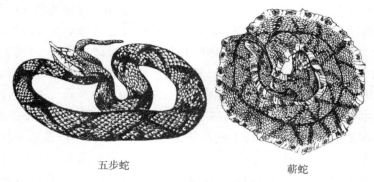

五步蛇　　　　　　　　　蕲蛇

图 10–17　五步蛇–蕲蛇

6. 阿胶　来源于马科动物驴 *Equus asinus* L. 的干燥或鲜皮经煎煮、浓缩制成的固体胶块。能补血止血，滋阴润燥。驴形似马，多为灰褐色，不威武雄壮，它的头大耳长，胸部稍窄，四肢瘦弱，躯干较短，因而体高和身长大体相等，呈正方形。颈项皮薄，蹄小坚实，体质健壮，抵抗能力很强。耐粗放，性情温驯。阿胶主产于山东东阿、平阴及浙江杭州。此外，上海、北京、天津、辽宁、河北、河南等省市亦产。将驴皮浸泡，去毛，切成小块，再漂泡洗净，加水煎煮数次，过滤，合并滤液，用文火浓缩（或加适量黄酒、冰糖、豆油）至稠膏状，冷却凝固后，切块，阴干（图 10–18）。

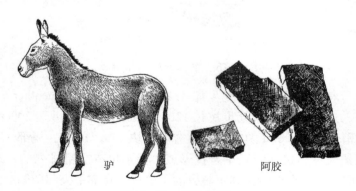

驴　　　　　　　　　阿胶

图 10–18　驴与阿胶

7. 麝香　来源于鹿科动物林麝 *Moschus berezovskii* Flerow、马麝 *M. sifanicus* Przewalsk 或原麝 *M. moschiferus* L. 成熟雄体香囊中的干燥分泌物。能开窍醒神，活血通经，消肿止痛。麝体形小，长 65～95cm，体重 8～13kg。体毛粗硬，曲折如波浪状，易折断，深棕色，体背体侧较深，腹毛较淡，下颌白色，颈两侧各有白色毛延至腋下，呈两条白带纹，颈背、体背有土黄色斑点，排列成四、五纵行，在腰及臀部两侧的斑点，明显而密集。雌雄均无角。耳长直立，上部圆形。

眼大，吻端裸露，无眶下腺，雄兽上犬齿发达，露出唇外，向下微曲。四肢细长，后肢较前肢长；主蹄狭尖，侧蹄显著，尾短，雄兽鼠蹊部有香腺囊，囊内分泌麝香，外部略隆起。栖息于多岩石的针叶林和针、阔混交林中。常独居，多于晨昏活动。食物为松树、冷杉、雪松的嫩枝叶，地衣苔藓，杂草及各种野果等。分布东北、华北及陕西、甘肃、青海、新疆、四川、西藏、云南、贵州、广西、湖北、河南、安徽等地。现在多人工饲养，活体取香。主产四川、西藏、云南、陕西、甘肃、内蒙古；此外，东北、河南、安徽、湖北、广西、贵州、青海等地亦产。野生的多在冬季至次春猎取，猎获后，立即割取香囊，阴干，将毛剪短，习称"毛壳麝香"（整麝香）。剖开香囊，除去囊壳，取囊中分泌物，习称"麝香仁"。饲养三龄以上的麝定期用特制掏针从囊孔掏取香囊中分泌物，阴干或用干燥器密闭干燥，即得麝香仁（图10-19）。

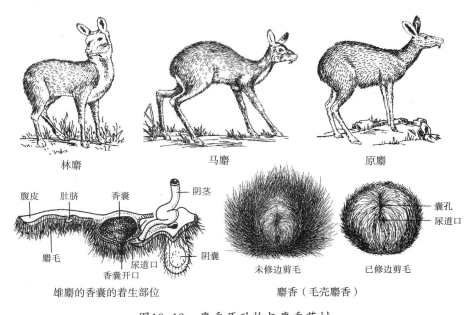

图10-19 麝香原动物与麝香药材

8. 鹿茸 来源于鹿科动物梅花鹿 *Cervus nippon* Temminck 或马鹿 *C. elaphus* L. 的雄鹿未骨化密生茸毛的幼角。前者习称"花鹿茸"，后者习称"马鹿茸"。能补肾阳，益精血，强筋骨，调冲任，托疮毒。梅花鹿是一种中型的鹿。雄鹿有角，雌鹿无角。耳大直立。颈细长，颈和胸部下方有长毛。尾短，臀部有明显白斑。四肢细长。冬毛厚密，棕灰色或棕黄色，有白色斑点，夏季白斑更明显。腹部毛白色，四肢毛色较淡，背部有深棕色的纵纹（图10-20）。大都人工饲养。野生者栖息于混交林、山地草原和森林边缘附近。分布于东北、华北、华东以及西北、西南地区。花鹿茸主产于吉林、辽宁、河北等地。

同属马鹿 *C. elaphus* L. 的雄鹿未骨化密生茸毛的幼角也同等入药，马鹿体形

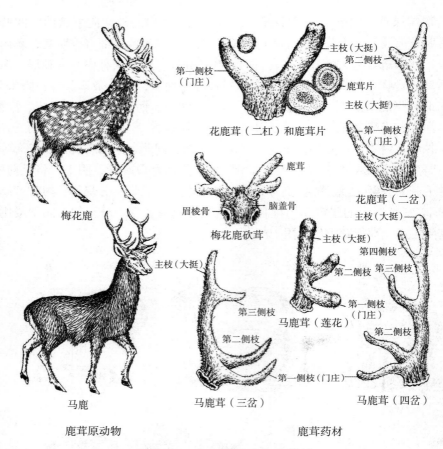

图中标注文字：

第一侧枝（门庄）

主枝（大挺）
第二侧枝
鹿茸片
主枝（大挺）
第一侧枝（门庄）

花鹿茸（二杠）和鹿茸片

鹿茸
眉棱骨　脑盖骨
梅花鹿砍茸

花鹿茸（二岔）

主枝（大挺）
第四侧枝
第二侧枝　第三侧枝
第一侧枝（门庄）
马鹿茸（莲花）
第二侧枝

主枝（大挺）
第三侧枝
第二侧枝
第一侧枝（门庄）
马鹿茸（三岔）

主枝（大挺）
第二侧枝
马鹿茸（四岔）

梅花鹿

马鹿

鹿茸原动物　　　　　　　　　鹿茸药材

图10-20　鹿茸原动物和药材

较大。雄鹿有角，耳大直立。颈下被毛较长。尾短，有软的尾毛。蹄大成卵圆形，二侧蹄较长。毛色均匀，冬毛厚密，棕灰色，嘴和下颌毛色棕黑，两颊较浅，额上棕色，耳郭背黄褐色。颈上有棕黑色鬃毛，脊背平直，上有一条棕黑色背纹。体侧黄棕色，臀部有黄白色斑。夏毛较短，赤褐色，睑、嘴及四肢内侧苍灰色。有人工饲养。野生者栖于较大的混交林中，或高山的森林草原。分布于东北、内蒙古、西北、西南等地。马鹿茸主产于黑龙江、吉林、内蒙古、新疆、青海、云南、四川及甘肃等省，东北产者习称"东马鹿茸"，西北产者习称"西马鹿茸"。马鹿多野生，现亦有人工饲养。鹿的生长年龄约为20年，以3～6年所生的茸最佳。

9. 中药牛黄　来源于牛科动物黄牛 *Bos taurus domesticus* Gmelin 的干燥胆结石。能清心，豁痰，开窍，凉肝，息风，解毒。黄牛被毛以黄色为最多，品种可能因此而得名、但也有红棕色和黑色等。头部略粗重，鼻阔口大，上唇上部有两个大鼻孔，皮肤硬而光滑，无毛，称为鼻镜，眼耳较大，头上有角1对，左右分开，角形不一，中空，内有骨质角髓，角根圆形。皮肤较厚、被毛较长、骨骼粗壮、肌肉发达，鬐甲低平、背腰平直、胸部较深、中躯较长、四肢短而粗壮有力，4趾，均有蹄甲，其后2趾不着地，称悬蹄，尾较长，尾端具丛毛，关节筋腱明显，蹄质坚实。牛黄主产于西北（西牛黄）、东北（东牛黄）、华北（京牛黄）及西南。进口牛黄主产印度、加拿大、阿根廷、美国、乌拉圭、智利及澳大利亚等国。产于加拿大、阿根廷、美国、乌拉圭、智利者，称为"金山牛黄"，产于印度者称为"印度黄"，产澳洲者称为"澳洲黄"。宰牛时检查牛的胆囊、胆管，发现有硬块，即滤去胆汁，将牛黄取出，除净附着的薄膜，用通草丝或棉花等包好，放阴凉处，至半干时用线扎好，以防破裂，阴干。取自胆囊的习称"胆黄"或"蛋黄"，取自胆管和肝管的习称"管黄"或"肝黄"（图10-21）。

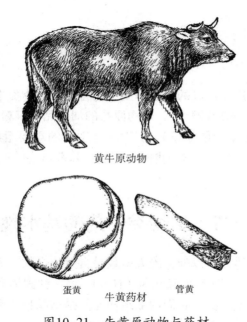

黄牛原动物

蛋黄　　牛黄药材　　管黄

图10-21　牛黄原动物与药材

扫一扫看课件

第十一章 矿物药的辨识与应用

矿物是由地质作用而形成的天然单质或化合物。矿物类中药是可供药用的原矿物（朱砂、炉甘石、自然铜等）、矿物原料的加工品（轻粉、芒硝等）、动物或动物骨骼的化石（龙骨、龙齿等）。矿物药是中药的重要组成部分。《神农本草经》已记载矿物药 46 种。据调查我国入药的矿物药有 84 种，按阳离子分类法将其分为 12 类。

第一节 矿物类中药的基本性质

矿物除少数是自然元素以外，绝大多数是自然化合物，大部分是固态，少数是液态如水银（Hg），或气态如硫化氢（H_2S）。每一种固体矿物具有一定的物理和化学性质，这些性质取决于它们内部结构尤其是结晶物质和化学成分。人们常常利用这些性质的不同，来鉴别不同种类的矿物。

1. 结晶形状 由结晶质（晶体）组成的矿物都具有固定的结晶形状。

2. 结晶习性 一般是指晶体的外观形态。含水矿物有一系列特征，如比重小、硬度低，大多为外生成因等。

3. 透明度 矿物透光能力的大小称为透明度。矿物磨至 0.03mm 标准厚度时比较其透明度，分为三类：①透明矿物，能容许绝大部分光线通过，隔着它可以清晰地透视另一物体，如无色水晶、云母等；②半透明矿物，能通过一部分光线，隔着它不能看清另一物体，如辰砂、雄黄等；③不透明矿物，光线几乎完全不能通过，即使是在边缘部分或薄片，也不透光，如代石、滑石等。透明度是鉴定矿物的特征之一。在显微镜下鉴定时，通常透明矿物利用透射偏光显微镜鉴定；不透明矿物利用反射偏光显微镜鉴定。

4. 颜色 矿物的颜色，主要是矿物对光线中不同波长的光波均匀吸收或选择吸收所表现的性质。一般分三类：①本色，矿物的成分和内部构造所决定的颜色（矿物中含有色离子），如朱红色的辰砂。②外色，由混入的有色物质污染等原因形成的颜色，与矿物本身的成分和构造无关。外色的深浅，除与带色杂质的量有关外，还与分散的程度有关，如紫石英、大青盐等。③假色，某些矿物中，有时可见变彩现象，这是由于投射光受晶体内部裂缝、解理面及表面的氧化膜的反射所引起光波的干涉作用而产生的颜色，如云母。

矿物在白色毛瓷板上划过后所留下的粉末痕迹称条痕，粉末的颜色称为条痕色。条痕色比矿物表面的颜色更为固定，因而具有鉴定意义。有的粉末颜色与矿物本身颜色相同，例如朱砂；也有不同色的，如中药自然铜本身为铜黄色而其粉末则为黑色。大多数透明或浅色半透明矿物，条痕色都很浅，甚至为白色；而不透明矿物的条痕色具有鉴定意义。如中药磁石（磁铁石）和赭石（赤铁矿），有时两种表面均为灰黑色，不易区分，但磁石条痕色是黑色；赭石条痕色为樱桃红色，故可区分。

5. 光泽　矿物表面对于投射光线的反射能力称为光泽。反射能力的强弱，也就是光泽的强度。矿物的光泽由强至弱分为：金属光泽，如自然铜等；半金属光泽，如磁石等；金刚光泽，如朱砂等；玻璃光泽，如硼砂等。如果矿物的断口或集合体表面不平滑，并有细微的裂缝、小孔等，使一部分反射光发生散射或相互干扰，则可形成一些特殊的光泽。主要有油脂光泽，如硫黄等；绢丝光泽，如石膏等；珍珠光泽，如云母等；土状光泽，如软滑石，即高岭石等。

6. 比重　为在温度4℃时矿物与同体积水的重量比。各种矿物的比重在一定条件下为一常数。如石膏为2.3，朱砂为8.09～8.20等。

7. 硬度　矿物抵抗某种外来机械作用的能力称为硬度。一般鉴别矿物硬度常用摩氏硬度计。摩氏硬度计多由十种不同的矿物组成，按其硬度由小到大分为十级，前面的矿物可以后面的矿物划刻，但它们之间的等级是极不均衡的，不是成倍数和成比例的关系。这十个物的硬度级数和以压入法测得这十个矿物的绝对硬度（kg/mm^2）。

鉴定硬度时，可取样品矿物和上述标准矿物互相划刻。例如样品与滑石相互划刻时，滑石受损而样品不受损，与石膏相互划刻时，双方均受损，与方解石刻划时，方解石不受损而样品受损，即可确定其样品硬度为2级。在实际工作中经常是用四级法来代替摩氏硬度计的十级。指甲（相当于2.5）、铜钥匙（3左右）、小刀（5.5左右）、石英或钢锥（7），用它们与矿物相互刻划，粗略求得矿物的硬度。硬度6～7的矿物药材可以在玻璃上留下划痕，如磁石、自然铜等。矿物药材中最大的硬度不超过7。精密测定矿物的硬度，可用测硬仪和显微硬度计等。测定硬度时，必须在矿物单体和新解理面上试验。

8. 解理、断口　矿物受力后沿一定结晶方向裂开成光滑平面的性能称为解理，所裂成的平面称为解理面。解理是结晶物质特有的性质，其形成和晶体构造的类型有关，所以是矿物的主要鉴定特征。如云母可极完全解理；方解石可完全解理；而石英实际上没有解理。矿物受力后不是沿一定结晶方向断裂，断裂面是不规则和不平整的，这种断裂面称为断口。非晶质矿物也可产生断口。断口面的形态有下列几种：平坦状断口，断口无粗糙起伏，如软滑石（高岭石）。贝壳状断口，呈椭圆形曲面的形态，曲面常现有不规则的同心条纹，表面形似贝壳，如胆矾；参差状断口，断口粗糙不平，如青礞石等。锯齿状断口，断口状似锯齿，如铜等。

解理的发育程度与断口的发育程度互为消长关系，具完全解理的矿物在解理方向常不出现断口，具不完全解理或无解理的矿物碎块上常见到断口。利用断口的发生程度可以帮助划分解理等级。

9. 矿物的力学性质 矿物受压轧、锤击、弯曲或拉引等力作用时所呈现的力学性质有下列几种：

（1）脆性 指矿物容易被击破或压碎的性质。如自然铜、方解石等。

（2）延展性 指矿物能被压成薄片或抽成细丝的性质。如金、铜等。

（3）挠性 指矿物在外力作用下趋于弯曲而不发生折断，除去外力后不能恢复原状的性质，如滑石等。

（4）弹性 指矿物在外力作用下而变形，外力取消后，在弹性限度内，能恢复原状的性质。如云母等。

（5）柔性 指矿物易受外力切割并不发生碎裂的性质。如石膏等。

10. 磁性 指矿物可以被磁铁或电磁吸引或其本身能够吸引物体的性质。有极少数矿物具有显著的磁性。如磁铁矿等。矿物的磁性与其化学成分中含有磁性元素 Fe、Co、Ni、Mn、Cr 等有关。

11. 气味 有些矿物具有特殊的气味，尤其是矿物受锤击、加热或湿润时较为明显。如雄黄灼烧有砷的蒜臭；胆矾具涩味；石盐具咸味等。

12. 发光性 有些矿物受外界能量的激发，呈现发光现象，称发光性。如方解石产生鲜红色荧光，硅酸矿产生微带黄色的鲜绿色磷光等。

13. 其他 少数矿物药材具有吸水分的能力，因此，可以吸粘舌头或润湿双唇，有助于鉴别。如龙骨、龙齿、软滑石（高岭石）等。

第二节 矿物类中药的分类及常用矿物类中药

一、矿物类中药的分类

1. 按阳离子的种类进行分类 因为阳离子通常是对药效起着较重要的作用。一般分汞化合物类，如朱砂、轻粉等；铁化合物类，如自然铜、赭石等；铅化合物类，如密陀僧、铅丹等；铜化合物类，如胆矾、铜绿等；铝化合物类，如白矾、赤石脂等；砷化合物类，如雄黄、信石等；矽化合物类，如白石英、玛瑙等；镁化合物类，如滑石等；钙化合物类，如石膏、寒水石等；钠化合物类，如硼砂等；其他类，如炉甘石、硫黄等。

2. 按阴离子的种类进行分类 矿物在矿物学上的分类，通常是以阴离子为依据而进行分类的。《中国药典》2000 年版就采用了此法，把朱砂、雄黄、自然铜等归为硫化合物类；石膏、芒硝、白矾归为硫酸盐类；磁石、赭石、信石归为氧化物类；炉甘石、鹅管石归为碳酸盐类；轻粉归为卤化物类。

二、矿物类中药的辨识

矿物类中药的辨识，在我国许多本草里都有记载，特别是宋代出现了多种辨识方法，当时已能用矿物的外形、颜色、比重以及物理、化学方法来甄别真伪与优劣。目前，矿物药的鉴定，一般采用以下方法：

1. 性状鉴定 外形明显的中药，首先应根据矿物的一般性质进行鉴定，除了外形、颜色、条痕、质地、气味等检查外，还应检查其硬度、解理、断口、有无磁性及比重等。

2. 显微鉴定 在矿物的显微鉴别中，利用透射偏光显微镜或反射偏光显微镜观察透明的或不透明的药用矿物的光学性质。这两种显微镜都要求矿物磨片后才能观察。利用偏光显微镜的不同组合观察和测定矿物药折射率来鉴定和研究晶质矿物药。单偏光镜下观察矿物，主要特征有形态、解理、颜色、多色性、突起、糙面等。正交偏光镜下观测，主要特征有消光（视域内矿物呈现黑暗）及消光位、消光角、干涉色及级序等。锥光镜下观察，主要特征有干涉图，确定矿物的轴性、光性正负等。

3. 理化鉴别 目前仍沿用一般的物理、化学分析方法对矿物药的成分进行定性和定量分析。随着现代科学技术的迅速发展，国内外对矿物药的鉴定已采用了许多快速准确的新技术，主要有以下方法：

（1）X 射线行射分析法 当某一矿物药被 X 射线照射，因其晶型、分子构型、分子内成键方式等不同而产生不同的衍射特征图谱，据此可用于矿物药的鉴别，其方法简便，快捷，样品用量少，所得图谱信息量大。

（2）热分析法 该法是指程序控制温度下测量物质的物理性质与温度关系的一类技术。矿物受热后，它的热能、质量、结晶格架、磁性、几何尺寸等都会随之变化，利用该方法可对矿物药鉴别。其方法有热重分析、差热分析、热电法、热磁法等。

（3）原子发射光谐分析法 根据组成物质的原子受激烈激发后直接发出的可见光谱确定其化学成分的方法。它是对矿物药中所含元素进行定性和半定量分析的一种方法。

（4）荧光分析法 矿物药经高能量的短波光线照射后能吸收其部分能量，并在短暂的时间内，以低能量的长波形式释放出光，即荧光，如紫石英。

（5）极谱分析法　测定矿物药中极微量有毒元素，如砷（As）可用此方法，在矿物药样品制成的液体中放入汞电极达到一定电位后，在一定的低温条件下产生催化波，测定其波高与浓度的关系即得该元素的含量。

还可用固定荧光法和比色法测定矿物药中放射性元素如龙骨中铀的含量。

三、常用矿物类中药

1. 朱砂 Cinnabaris　本品为硫化合物类矿物辰砂族辰砂。挖出矿石后，选取纯净者放海沙盘内，利用比重不同（朱砂比重 8.09～8.20），用水洗出杂石和泥沙，晒干，用磁铁吸尽含铁的杂质。呈大小不一的块片状、颗粒状或粉末状。鲜红色或暗红色，有光泽。体重，质脆，条痕红色。无臭无味。其中呈细小颗粒或粉末状，色红明亮，触之不染手者，习称"朱宝砂"；呈不规则板片状、斜方形或长条形，大小厚薄不一，边缘不整齐，色红而鲜艳光亮如镜面微透明，质较脆者，习称"镜面砂"；呈粒状，方圆形或多角形，色暗红或呈灰褐色，质坚，不易碎者，习称"豆瓣砂"。主产于湖南、贵州、四川等省区。以湖南辰州（今沅陵）产的为好放射性故得"辰"之名。主含硫化汞（HgS）（图 11-1）。有毒。能清心镇惊，安神解毒。

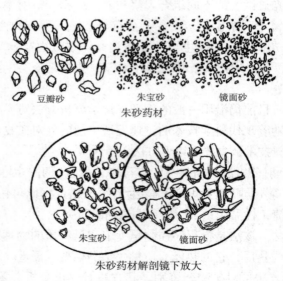

豆瓣砂　　朱宝砂　　镜面砂
朱砂药材

朱宝砂　　镜面砂
朱砂药材解剖镜下放大

图 11-1　朱砂药材及其放大图

2. 雄黄 Realgar　本品为硫化物类雄黄族雄黄。全年均可采挖，除去杂质石块、泥土，或低品位矿石浮选生产的精矿粉。呈不规则的块状或粉末，大小不一。全体呈深红色或橙红色。块状者表面常覆有橙黄色粉末，以手触之易被染成橙黄色。晶体为柱状，具金刚光泽，质脆，易碎，断面具树脂光泽或断面暗红色。条痕橙黄色。微有特异臭气，味淡，燃之易熔融成红紫色液体，并产生黄白色烟，有强烈蒜臭气（图11-2）。主产于湖南、贵州、云南等省。主含硫化砷（As_2S_2）。尚含少量铝、铁、钙、镁等元素。有毒。能燥湿，杀虫，解毒，祛痰，截疟。

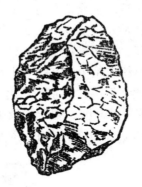

图11-2 雄黄

3. 自然铜 Pyritum 本品为硫化物类矿物黄铁矿族黄铁矿。全年可采。拣取黄铁矿石，去净杂石、沙土及黑锈后，敲成小块。多呈方块形，直径 $0.2 \sim 2.5$cm。表面亮黄色，有金属光泽，有的表面显棕褐色（系氧化物，即氧化铁所致），无金属光泽，具棕黑色或绿色细条纹及砂眼。立方体相邻晶面上条纹相互垂直，是其重要特征。条痕绿黑色或棕红色。体重，质坚硬或稍脆，易砸碎，断面黄白色，有金属光泽或棕褐色，可见银白色亮星。无臭无味（图11-3）。灼烧后，产生蓝色火焰并产生刺激性的二氧化硫气体。主产于四川、广东、云南、湖南、广东、河北、辽宁等省。主含二硫化铁（FeS_2）。尚含少量铝、钙、钛、硅等元素。能散瘀止痛，续筋接骨。

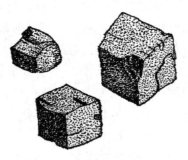

图11-3 自然铜

4. 磁石 Magnetitum 本品为氧化物类矿物尖晶石族磁铁矿。采后除去杂质和铁锈。呈不规则块状或略带方形，多具棱角，大小不一。表面灰黑色或棕褐色，具金属光泽，或覆有少许棕色粉末而无光泽。体重，质坚硬，难破碎，断面不整齐，具磁性，日久磁性渐弱。有土腥气，无味。主产于河北、山东、辽宁等省。含四氧化三铁（Fe_3O_4）。其中含 FeO 31%、Fe_2O_3 69%。此外还有少数尚含

MgO 约 10%，Al_2O_3 约 15%。能潜阳纳气，镇惊安神。

5. 赭石 Haematitum 本品为氧化物类矿物刚玉族赤铁矿。全年可采，采后，选取表面有钉头状突起部分的称"钉头代赭石"，除去泥土、杂石。多呈不规则扁平状，大小不一。全体棕红色或铁青色，表面附有少量棕红色粉末，有的具金属光泽。一面有圆形乳头状的"钉头"，另一面与突起的相对应处有同样大小的凹窝。质坚硬，不易砸碎，断面显层叠状，且每层均依"钉头"而呈波浪状弯曲，用手抚摸，则有红棕色粉末粘手，在石头上摩擦呈樱桃红色。气微，味淡（图11-4）。主产于河北、山西、河南、山东、湖南、四川、广东等省。主含三氧化二铁（Fe_2O_3），其次为中等量的硅酸、铝化物及少量的镁、锰、碳酸钙及黏土等。含铁量一般为 40%～60%。能镇逆，止血，平肝。

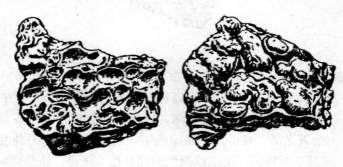

图11-4 赭石

6. 信石 Arsenicum Sublimatum 本品为天然的砷华矿石，或由毒砂（硫砷铁矿，FeAsS）、雄黄加工制造而成。加工方法很多，目前较新的方法：取纯净雄黄，砸成 10cm 左右的块，使雄黄燃烧，生成气态的三氧化二砷及二氧化硫，通过冷凝管道，使三氧化二砷得到充分冷凝，即为信石。商品分红信石及白信石两种，白信石极为少见，药用以红信石为主。其加工制品为砒霜。红信石（红砒）呈不规则的块状，大小不一。粉红色，具黄色与红色彩晕，略透明或不透明，具玻璃样光泽或无光泽。质脆，易砸碎，断面凹凸不平或呈层状纤维样的结构。无臭。本品极毒，不能口尝。白信石（白砒）为无色或白色，其余特征同红信石。主产于江西、湖南、广东等省。主含三氧化二砷（As_2O_3）。常含 S、Fe 等杂质，故呈红色。有大毒！蚀疮去腐，平喘化痰，截疟。

7. 轻粉 Calomelas 本品为用升华法制成的氯化亚汞结晶。将胆矾和食盐放瓷盆中，加少量水混合后，加入水银，搅拌成糊状，再加红土拌成软泥状，捏成团，放在铺有沙土平底锅中，上盖瓷缸盆，密封，加热，经 10 小时后，启开瓷缸盆，刷下轻粉，拣出杂质即得。也有将硫酸汞与汞混合，合成为硫酸亚汞，再加食盐升华而成；或将食盐溶液与硝酸亚汞、硝酸混合，即得氯化亚汞沉淀。为白色有光泽的鳞片状或雪花状结晶，或结晶性粉末。质轻，无臭，无味。遇光颜色缓缓变暗。主产于湖北、天津、湖南等省。主含氯化亚汞（Hg_2Cl_2）。本品含氯化亚汞（Hg_2Cl_2）不得少于99.0%。有毒。外用杀虫，攻毒，敛疮；内服祛痰消积，逐水通便。

8. 炉甘石 Calamina　本品为碳酸盐类矿物方解石族菱锌矿。全年均可采掘，挖出后，拣净杂石，去净泥土即得。呈不规则块状，表面灰白色、淡红色或黄褐色，凹凸不平，多孔，似蜂窝状，显粉状。体轻，质松，易碎。断面灰白色或淡棕色，颗粒状，并有细小孔。有吸湿性。无臭，味微涩。主产于湖南、广西、四川等省区。主含碳酸锌（$ZnCO_3$），并含少量铁、钴、锰等碳酸盐及微量镉、铟等离子。煅烧后碳酸锌分解成氧化锌，为治疗目疾的有效成分。能解毒明目去翳，收湿止痒敛疮。

9. 赤石脂 Halloysitum Rubrum　本品为硅酸盐类矿物多水高岭石族多水高岭石。采挖后，除去杂质。炮制品有煅赤石脂、醋赤石脂。药材呈不规则块状。粉红色、红色至紫红色，或有红白相间的花纹。质较软，滑腻如脂，易碎，断面有的具蜡样光泽。吸水性强。具黏土气，味淡，嚼之无沙粒感。产于山西、河南、福建、江苏、陕西、湖北。主含水合硅酸铝 $Al_4(Si_4O_{10})(OH)_8 \cdot 4H_2O$。尚含铁、钙、镁、钠、钾、碳、磷等。能涩肠，止血，生肌敛疮。

10. 青礞石 Lapis Chloriti　本品为变质岩类黑云母片岩或绿泥石化云母碳酸盐片岩。全年可采，挖出后，除去杂石和泥沙。黑云母片岩为片状或片状集合体。呈不规则扁块状或长斜块状，无明显棱角。褐黑色或绿黑色，具玻璃样光泽。质软，易碎，断面呈较明显的层片状。碎粉主要为绿黑色片（黑云母），有似星点样的闪光。绿泥石化云母碳酸盐片岩为鳞片状和粒状集合体。呈灰色或绿灰色。夹有银色或淡黄色鳞片，具光泽。质松，易碎，粉末为灰绿色鳞片（绿泥石化云母片）和颗粒（主为碳酸盐），片状者具星点样闪光。遇盐酸发生气泡，加盐酸后泡沸激烈。气微，味淡。主产于河北、河南、浙江、湖南、湖北等省。黑云母片岩主要含铁、镁、铝的硅酸盐。绿泥石化云母碳酸盐片岩主要含铁、镁、铝的硅酸盐及钙、镁的碳酸盐。能坠痰下气，平肝镇惊。

11. 金礞石 Lapis Micae Aureus　本品为变质岩类蛭石片岩或水黑云母片岩。采挖后，除去杂质及泥沙。药材为鳞片状集合体。呈不规则块状或碎片，碎片直径 $0.1 \sim 0.8cm$，块状者直径 $2 \sim 10m$，厚 $0.6 \sim 1.5cm$，无明显棱角。标黄色，带有金黄色或很白色光泽。质脆，易碎。碎片金黄色，有闪光，具滑腻感。无臭，味淡。产于河南、河北、山西。主要成分为 $(Mg,Fe)_2[(Si,Al)_4O_{10}](OH)_2 \cdot 4H_2O$。能坠痰下气，平肝镇惊。

12. 滑石 Talcum　本品为硅酸盐类滑石族滑石。习称"硬滑石"。挖出矿石后，去净泥沙和杂石。呈扁平形、斜方形或不规则块状，大小不一。白色、黄白色或淡蓝灰色。具蜡样光泽，薄片半透明或微透明。质较软而细腻，条痕白色，指甲可刮下白粉，触之有滑润感，无吸湿性，置水中不崩散。无臭，无味。主产于山东、江苏、陕西、辽宁、江西、浙江、福建、广西壮族自治区等。主含水合

硅酸镁 $Mg_3(Si_4O_{10})(OH)_2$ 或 $3MgO–4SiO_2H_2O$，通常一部分 MgO 被 FeO 所替换，并常含有 Al_2O_3 等杂质。能利水通淋，清热解暑。外用作为撒布剂与赋形剂。

13. 石膏 Gypsum Fibrosu 本品为硫酸盐类矿物硬石膏族石膏。全年可采，一般多在冬季采挖，挖出后，去净泥土和杂石。呈长块状或不规则块状（为纤维状结晶的聚合体），大小不一。全体类白色；常有夹层，内藏有青灰色或灰黄色片状杂质。体重，质软，易纵向断裂；纵断面具纤维状纹理，并显绢丝样光泽。无臭，味淡（图 11–5）。主产于湖北省应城。主要为含水硫酸钙（$CaSO_4 \cdot 2H_2O$），其中 CaO 32.0%，SO_3 46.6%。另外，尚含 0.1%～1% 的铁，0.001%～0.01% 的锰、钠、铜、钴、镍等元素。生石膏能清热泻火，除烦止渴；煅石膏收湿，生肌，敛疮止血。

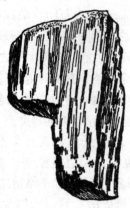

图11–5　石膏

14. 芒硝 Natrii Sulfas 本品为硫酸盐类芒硝族矿物芒硝，经加工精制而成。取天然产的芒硝（俗称"土硝"），加水溶解，放置，沉淀，滤过，滤液加热浓缩，放冷后析出结晶，习称"朴硝"或"皮硝"。再将朴硝重新结晶即为芒硝。呈棱柱状、长方体或不规则的结晶，两端不整齐，大小不一。无色透明，暴露空气中则表面渐风化而覆盖一层白色粉末（无水硫酸钠）。具玻璃样光泽，质脆，易碎，条痕白色。断口不整齐，无臭，味苦、咸。全国大部分地区均有生产。多产于海边碱土地区，矿泉、盐场附近及潮湿的山洞中。主含硫酸钠（$Na_2SO_4 \cdot 10H_2O$），常夹杂微量氯化钠。能软坚泻下，清热泻火。

15. 胆矾 Chalcanthitum 本品为天然的胆矾矿石或为人工制成的含水硫酸铜。全年可采制，天然者可在开采铜、铅、锌矿时选取蓝色半透明的结晶；或用硫酸作用于铜片、氧化铜而人工制得。目前的商品多为人工制品。药材呈不规则的块状结晶体，大小不一。深蓝色或淡蓝色，微带浅绿。晶体具玻璃光泽，半透明至透明。质脆，易碎，碎块呈棱柱状。断面光亮，条痕无色或带浅蓝色，断口贝壳状。无臭，味酸涩。主产于云南、山西等省。主含硫酸铜（$CuSO_4 \cdot 5H_2O$）。性寒，有毒。能涌吐风痰，收敛。

16. 硫黄 Sulfur　本品为自然元素类硫族自然硫或含硫矿物加工制得。全年可采。挖取呈泥状之硫黄矿石放入罐内，加热熔化，除去杂质，倒入模型内，冷却后，打成碎块。呈不规则块状，大小不一。黄色或略呈绿黄色，表面不平坦，常有细砂孔。有光泽。质脆易碎，断面常呈针状结晶形，具特异的臭气，味淡。主产于山西、河南、山东等省。主含硫（S）。常含碲、硒，有时杂有沥青、黏土等。本品含硫不得少于98.5%。有毒。外用驱虫。内用补火助阳。

17. 龙骨 Os Draconis　本品为古代哺乳动物如三趾马、犀类、鹿类、牛类、象类等的骨骼化石或象类门齿的化石。前者习称"龙骨"，后者习称"五花龙骨"。挖出后除去泥沙及杂质。五花龙骨极易破碎，常用毛边纸粘贴。炮制品有煅龙骨。药材呈骨骼状或已破碎呈不规则块状，大小不一。表面白色，灰白色，多较光滑，有的具纵纹裂隙或棕色条纹和斑点。质硬，不易破碎，断面不平坦，有的中空，吸湿性强，舐之粘舌。五花龙骨呈不规则块状，大小不一；全体呈淡灰白色或淡黄棕色，夹有红、白、黄、蓝、棕、黑或深浅粗细不同的纹理。表面光滑，略有光泽，有的有小裂隙。质硬，较酥脆，易片状剥落，吸湿性强，舐之粘舌。无臭、无味。主产于山西、内蒙古、陕西等省区。主要含碳酸钙（$CaCO_3$）、磷酸钙[$Ca_3(PO_4)_2$]，并含少量的铁、钾、钠等。能镇惊安神，收敛涩精；外用生肌敛疮。

18. 龙齿 Dens Draconis　本品为龙骨原动物的牙齿化石。采挖后，除去泥沙及牙床。炮制品有煅龙齿。呈较完整的齿状或破碎的块状，分为犬齿及臼齿。犬齿呈圆锥状，略弯曲，直径 0.5 ~ 3.5cm，近尖端处中空。臼齿呈圆柱形或方柱形，略弯曲，一端较细，一般长 2 ~ 20cm，直径 1 ~ 9cm。多有深浅不同的棱。其中呈青灰色或暗棕色者，习称"青龙齿"，呈黄白色者，习称"白龙齿"，有的表面具光泽的珐琅质，质坚硬，断面粗糙，凹凸不平或有不规则的凸起棱线。有吸湿性。无臭，无味。产于山西、河南、河北、陕西、内蒙古等地。主含磷灰石（磷酸钙）。具镇惊安神、除烦热等功效。

19. 紫石英 Fluoritum　本品为氟化物类萤石族矿物萤石。采挖后，除去杂石。炮制品有煅紫石英、醋紫石英。为块状或粒状集合体，呈不规则块状，具棱角。紫色或绿色，深浅不匀，条痕白色。半透明至透明，有玻璃样光泽。表面常有裂纹。质坚硬，易击碎，断面多不平坦。气无，味淡。主产于浙江、山东、甘肃、江苏、湖北等省。主含氟化钙（CaF_2）。尚含少量二氧化硅（SiO_2）、三氧化二铁（Fe_2O_3）及微量稀土元素。能镇静安神，温肺，暖宫。

20. 禹余粮 Limonitum　本品为氢氧化物类矿物褐铁矿。采挖后，除去杂石。炮制品有煅禹余粮。为块状状集合体，呈不规则的斜方块状，长 5 ~ 10cm，厚 1 ~ 3cm。表面红棕色、灰棕色或浅棕色，多凹凸不平或附有黄色粉末。断面多显深棕色或淡棕色或浅黄色相间的层纹，各层硬度不同。质松部分指甲可划动。体重，质硬。无臭，无味，嚼之无砂粒感。主产于河南、江苏。主含碱式氧化铁

［FeO（OH）］，尚含少量二氧化硅（SiO_2）、三氧化二铁（Fe_2O_3），另含锰、镁、钛、磷等元素。能涩肠止泻，收敛止血。

21. 钟乳石 Stalactitum 本品为碳酸盐类方解石族矿物方解石。采挖后，除去杂石，洗净，晒干。炮制品有煅钟乳石。为钟乳状集合体，略呈圆锥形或圆柱形。表面白色、灰白色或棕黄色，粗糙，凹凸不平。体重，质硬，断面较平整，白色至浅灰白色，对光观察具闪星状的光亮，近中心常有一圆孔，圆孔周围有多数浅橙黄色同心环层。无臭，味微咸。主产于广西、广东、湖北、四川、贵州、云南、山西、陕西等省。主含碳酸钙（$CaCO_3$），尚含少量镁、铝、铁、锶及微量铅、锌、锰、硼、钛等。能温肺，助阳，平喘，制酸，通乳。

22. 皂矾（绿矾）Melanteritum 本品为硫酸盐类矿物水绿矾的矿石，是硫酸铁溶液在氧气不足的条件下结晶而成。不出现于硫化物矿床氧化带的上部，而是存在于氧化带下部半分解黄铁矿矿石的裂隙中，亦常见于煤矿层的黏土矿物质中。采挖后，除去杂石。为不规则碎块。浅绿色或黄绿色，半透明，具光泽，表面不平坦。质硬脆，断面具玻璃样光泽。有铁锈气，味先涩后微甜。主产于山东、湖南、江西、甘肃、陕西、河南、浙江等省。主含天然硫酸亚铁。能解毒燥湿，杀虫补血。

23. 白矾 Alumen 本品为硫酸盐类矿物明矾石经加工提炼制成。除去杂质，用时捣碎；也有将采得的明矾石用水溶解，滤液加热浓缩，放冷后析出结晶。炮制品有枯矾。为不规则块状或颗粒状。无色或淡黄色，透明或半透明。表明略平滑或凹凸不平，具细密纵棱，有玻璃样光泽。质硬而脆。气微，微酸、微甘而极涩。主产于浙江、安徽、山西、湖北、福建、河北、河南等省。主含硫酸铝钾［$KAl（SO_4）_2 \cdot 12H_2O$］。外用解毒杀虫，燥湿止痒；内服止血止泻，祛除风痰。

24. 花蕊石 Ophicalcitum 本品为变质岩类岩石蛇纹大理岩。采挖后，除去杂石及泥沙。炮制品有煅花蕊石。为粒状和致密块状的集合，呈不规则的块状，具棱角，而不锋利。白色或浅灰色，其中夹有点状或条状的蛇纹石，呈浅绿色或淡黄色，习称"彩晕"，对光观察有闪星状光泽。体重，质硬，不易破碎。无臭，味淡。遇冷稀盐酸即泡沸。主产于陕西、河南、河北、浙江、湖南、广西、四川、云南、辽宁。主含碳酸钙（$CaCO_3$），次含羟硅酸镁［$Mg_3（Si_2O_5）（OH）_4$］。尚含少量铝、铁等元素。能化瘀止血。

附　录

附录 1　中药功效分类表

		药材名	入药部位	基原	科名
解表药	发散风寒药	桑叶	叶	桑 *Morus alba* L	桑科
		细辛	根及根茎	华细辛 *Asarum sieboldii* Miq	马兜铃科
				北细辛 *Asarum heterotropoides* F. Schmidt var. *mandshuricum*（Maxim.）Kitag	马兜铃科
		杜衡	根及根茎	杜衡 *Asarum forbesii* Maxim	马兜铃科
		白芷	根	杭白芷 *Angelica dahurica*（Fisch.ex Hoffm.）Benth. et Hook. f. ex Franch. et Sav. 'Hangbaizhi'	伞形科
				白芷 *Angelica dahurica*（Fisch.ex Hoffm.）Benth. et Hook. f. ex Franch. et Sav	伞形科
		藁本	根及根茎	藁本 *Ligusticum sinense* Oliv	伞形科
				辽藁本 *Ligusticum jeholense*（Nakai et Kitagawa）Nakai et Kitagawa	伞形科
		羌活	根及根茎	羌活 *Notopterygium incisum* Ting ex H. T. Chang	伞形科
		防风	根	防风 *Saposhnikovia divaricata*（Trucz.）Schischk	伞形科
		香薷	地上部分	石香薷 *Mosla chinensis* Maxim	唇形科
		荆芥	地上部分	荆芥 *Nepeta cataria* L.	唇形科
		荆芥穗	花穗		
		紫苏叶	叶	紫苏 *Perilla frutescens*（L.）Britt	唇形科
		紫苏梗	茎		

续表

		药材名	入药部位	基原	科名
解表药	发散风寒药	苍耳子	果实	苍耳 *Xanthium sibiricum* Patrin ex Widder	菊科
		香茅	根茎	香茅 *Cymbopogon citratus*（DC.）Stapf	禾本科
		芸香草	茎叶	芸香草 *Cymbopogon distans*（Nees）Wats.	禾本科
		生姜	根茎	姜 *Zingiber officinale* Rosc	姜科
		辛夷	花蕾	望春花 *Magnolia denudata* Desr	木兰科
				白玉兰 *Michelia alba* DC	木兰科
	发散风热药	升麻	根茎	升麻 *Cimicifuga foetida* L	毛茛科
		葛根	根	野葛 *Pueraria lobata*（Willd.）Ohwi	豆科
		葛花	花蕾		
		柴胡	根	柴胡 *Bupleurum chinense* DC	伞形科
		滇柴胡	根	竹叶柴胡 *Bupleurum marginatum* Wall. ex DC	伞形科
		蔓荆子	果实	蔓荆 *Vitex trifolia* L	马鞭草科
				单叶蔓荆 *Vitex trifolia* L. var. *simplicifolia* Cham	马鞭草科
		薄荷	地上部分	薄荷 *Mentha haplocalyx* Briq	唇形科
		白马骨	全株	白马骨 *Serissa serissoides*（DC.）Druce	茜草科
		牛蒡子	果实	牛蒡 *Arctium lappa* L	菊科
		菊花	花序	菊 *Chrysanthemum morifolium* Ramat	菊科
		一枝黄花	全草	一枝黄花 *Solidago decurrens* Lour	菊科
清热药	清热泻火药	青葙子	种子	青葙 *Celosia argentea* L	苋科
		决明子	种子	决明 *Cassia tora* Linn	豆科
		萝芙木	根	萝芙木 *Rauvolfia verticillata*（Lour.）Baill.	夹竹桃科
		夏枯草	果穗	夏枯草 *Prunella vulgaris* L	唇形科
		栀子	果实	栀子 *Gardenia jasminoides* Ellis	茜草科
		王瓜	果实	王瓜 *Trichosanthes cucumeroides*（Ser.）Maxim.	葫芦科
		天花粉	块根	栝楼 *Trichosanthes kirilowii* Maxim	葫芦科
				中华栝楼 *Trichosanthes rosthornii* Harms	葫芦科
		淡竹叶	茎叶	淡竹叶 *Lophatherum gracile* Brongn.	禾本科
		芦根	根茎	芦苇 *Phragmites australis*（Cav.）Trin. ex Steud.	禾本科
		知母	根茎	知母 *Anemarrhena asphodeloides* Bunge	百合科
	清热燥湿药	黄连	根茎	黄连 *Coptis chinensis* Franch	毛茛科
		豪猪刺	根	豪猪刺 *Berberis julianae* Schneid	小檗科
		功劳木	茎干	阔叶十大功劳 *Mahonia bealei*（Fort.）Carr	小檗科
		苦参	根	苦参 *Sophora flavescens* Ait	豆科

续表

	药材名	入药部位	基原	科名
清热燥湿药	白鲜皮	根皮	白鲜 *Dictamnus dasycarpus* Turcz	芸香科
	关黄柏	茎皮	黄檗 *Phellodendron amurense* Rupr	芸香科
	秦皮	枝皮或干皮	梣 *Fraxinus chinensis* Roxb	木犀科
	龙胆	根及根茎	龙胆 *Gentiana scabra* Bunge	龙胆科
	青叶胆	全草	青叶胆 *Swertia mileensis* T. N. Ho et W. L. Shi	龙胆科
	黄芩	根	黄芩 *Scutellaria baicalensis* Georgi	唇形科
清热药	鱼腥草	地上部分	蕺菜 *Houttuynia cordata* Thunb	三白草科
	三白草	地上部分	三白草 *Saururus chinensis*（Lour.）Baill	三白草科
	金荞麦	根茎	金荞麦 *Fagopyrum dibotrys*（D. Don）Hara	蓼科
	拳参	根茎	拳参 *Polygonum bistorta* L	蓼科
	青黛	叶或茎叶经加工制得的干燥粉末或团块	蓼蓝 *Polygonum tinctorium* Ait	蓼科
	白头翁	根	白头翁 *Pulsatilla chinensis*（Bunge）Regel	毛茛科
	八角莲	根茎	八角莲 *Dysosma versipellis*（Hance）M. Cheng ex Ying	小檗科
	大青叶	叶	菘蓝 *Isatis indigotica* Fortune	十字花科
	板蓝根	根		
	山豆根	根及根茎	柔枝槐 *Sophora tonkinensis* Gagnep	豆科
	地锦草	全草	地锦 *Euphorbia humifusa* Willd. ex Schlecht	大戟科
	余甘子	果实	余甘子 *Phyllanthus emblica* Linn	大戟科
	叶下珠	全草	叶下珠 *Phyllanthus urinaria* L	大戟科
	连翘	果实	连翘 *Forsythia suspensa*（Thunb.）Vahl	木犀科
	双蝴蝶	果实	双蝴蝶 *Tripterospermum chinense*（Migo）H. Smith	龙胆科
	长春花	全草	长春花 *Catharanthus roseus*（L.）G. Don	夹竹桃科
	兰香草	全草	兰香草 *Caryopteris incana*（Thunb.）Miq.	马鞭草科
	大青叶	叶	大青 *Clerodendrum cyrtophyllum* Turcz.	马鞭草科
	马缨丹	根、叶	马缨丹 *Lantana camara* L	马鞭草科
	马鞭草	地上部分	马鞭草 *Verbena officinalis* L	马鞭草科
	半枝莲	全草	半枝莲 *Scutellaria barbata* D. Don	唇形科
	锦灯笼	带果实的宿萼	酸浆 *Physalis alkekengi* L	茄科
	白英	全草	白英 *Solanum lyratum* Thunb	茄科
	龙葵	全草	龙葵 *Solanum nigrum* L	茄科
	白花蛇舌草	全草	白花蛇舌草 *Hedyotis diffusa* Willd	茜草科

清热解毒药

续表

		药材名	入药部位	基原	科名
清热药	清热解毒药	忍冬藤	藤茎	忍冬 *Lonicera japonica* Thunb	忍冬科
		金银花	花蕾或带初开的花		
		山银花	花蕾或带初开的花	灰毡毛忍冬 *Lonicera macranthoides* Hand.–Mazz	忍冬科
		荚蒾	茎、叶	荚蒾 *Viburnum dilatatum* Thunb.	忍冬科
		雪胆	块根	雪胆 *Hemsleya chinensis* Cogn. ex Forbes et Hemsl.	葫芦科
		罗汉果	果实	罗汉果 *Siraitia grosvenorii*（Swingle）C. Jeffrey ex Lu et Z.Y. Zhang	葫芦科
		王瓜根	块根	王瓜 *Trichosanthes cucumeroides*（Ser.）Maxim.	葫芦科
		野菊花	花序	野菊 *Chrysanthemum indicum* L	桔梗科
		半边莲	全草	半边莲 *Lobelia chinensis* Lour	桔梗科
		北败酱	全草	苦荬菜 *Ixeris polycephala* Cass	菊科
		千里光	地上部分	千里光 *Senecio scandens* Buch.–Ham.ex D.Don	菊科
		苦菜	全草	苦苣菜 *Sonchus oleraceus* L	菊科
		漏芦	根	祁州漏芦 *Stemmacantha uniflora*（L.）Dittrich	菊科
		蒲公英	全草	蒲公英 *Taraxacum mongolicum* Hand.–Mazz	菊科
		黄鹌菜	全草	黄鹌菜 *Youngia japonica*	菊科
		重楼	块茎	七叶一枝花 *Paris polyphylla* Smith var. *chinensis*（Franch.）Hara	百合科
		土茯苓	块茎	光叶菝葜 *Smilax glabra* Roxb.	百合科
		黄姜	根茎	盾叶薯蓣 *Dioscorea zingiberensis* C. H.Wright	薯蓣科
		射干	根茎	射干 *Belamcanda chinensis*（L.）DC	鸢尾科
		川射干	根茎	鸢尾 *Iris tectorum* Maxim.	鸢尾科
		赤芍	根	芍药 *Paeonia lactiflora* Pall	芍药科
		牡丹皮	根皮	牡丹 *Paeonia suffruticosa* Andr	芍药科
		十大功劳	根、茎、叶	阔叶十大功劳 *Mahonia bealei*（Fort.）Carr	小檗科
		含羞草	全草	含羞草 *Mimosa pudica* Linn.	豆科
		木芙蓉花	花	木芙蓉 *Hibiscus mutabilis* Linn	锦葵科
		木芙蓉叶	叶		
		地骨皮	根皮	枸杞 *Lycium chinense* Mill.	茄科
		鲜地黄	块根	地黄 *Rehmannia glutinosa*（Gaetn.）Libosch. ex Fisch. et Mey	玄参科
		生地黄	块根		
		玄参	块根	玄参 *Scrophularia ningpoensis* Hemsl	玄参科
		王瓜子	种子	王瓜 *Trichosanthes cucumeroides*（Ser.）Maxim.	葫芦科

		药材名	入药部位	基原	科名
清热药	清虚热药	白薇	根及根茎	白薇 *Cynanchum atratum* Bunge	萝藦科
		地骨皮	根皮	宁夏枸杞 *Lycium barbarum* L	茄科
		胡黄连	根茎	胡黄连 *Picrorhiza scrophulariiflora* Pennell	玄参科
		青蒿	地上部分	黄花蒿 *Artemisia annua* L	菊科
泻下药	攻下药	大黄	根及根茎	药用大黄 *Rheum officinale* Baill	蓼科
				掌叶大黄 *Rheum palmatum* L	蓼科
				唐古特大黄 *Rheum tanguticum* Maxim. ex Balf	蓼科
		芦荟	叶的汁液浓缩干燥物	芦荟 *Aloe vera* var. *chinensis*（Haw.）Berg	百合科
	润下药	火麻仁	种子	大麻 *Cannabis sativa* L	桑科
		蓖麻子	种子	蓖麻 *Ricinus communis* L	大戟科
	峻下逐水药	巴豆	果实	巴豆 *Croton tiglium* L	大戟科
		巴豆霜	巴豆的炮制加工品		
		甘遂	块根	甘遂 *Euphorbia kansui* T. N. Liou ex S. B. Ho	大戟科
		千金子	种子	续随子 *Euphorbia lathylris* L	大戟科
		京大戟	块根	大戟 *Euphorbia pekinensis* Rupr	大戟科
		红大戟	块根	红大戟 *Knoxia valerianoides* Thorel ex Pitard	茜草科
祛风湿药	祛风寒湿药	川乌	母根	乌头 *Aconitum carmichaelii* Debx	毛茛科
		威灵仙	根及根茎	威灵仙 *Clematis chinensis* Osbeck	毛茛科
		木瓜	果实	皱皮木瓜 *Chaenomeles speciosa*（Sweet）Nakai	蔷薇科
		楤木	根皮和茎皮	楤木 *Aralia chinensis* L.	五加科
		九眼独活	根茎	土当归 *Aralia cordata* Thunb	五加科
		刺楸	根皮或树皮	刺楸 *Kalopanax septemlobus*（Thunb.）Koidz.	五加科
		闹羊花	花	羊踯躅 *Rhododendron molle*（Blume）G.Don	杜鹃花科
		独活	根	重齿当归 *Angelica biserrata*（Shan et Yuan）Yuan et Shan	伞形科
		徐长卿	根及根茎	徐长卿 *Cynanchum paniculatum*（Bunge）Kitagawa	萝藦科
		三花莸	全草	三花莸 *Caryopteris terniflora* Maxim.	马鞭草科
		铜锤玉带草	全草	铜锤玉带草 *Pratia nummularia*（Lam.）A. Br. et Aschers.	桔梗科
	祛风湿热药	桑枝	嫩枝	桑 *Morus alba* L	桑科
		云实	根皮	云实 *Caesalpinia decapetala*（Roth）Alston	杜仲科
		秦艽	根	秦艽 *Gentiana macrophylla* Pall	龙胆科
		络石藤	带叶藤茎	络石 *Trachelospermum jasminoides*（Lindl.）Lem	夹竹桃科

		药材名	入药部位	基原	科名
祛风湿药	祛风湿热药	娃儿藤	根	娃儿藤 *Tylophora ovata*（Lindl.）Hook. ex Steud	萝藦科
		臭梧桐	叶	海州常山 *Clerodendrum trichotomum* Thunb	马鞭草科
		丝瓜络	成熟果实的维管束	丝瓜 *Luffa cylindrica*（L.）Roem	葫芦科
		豨莶草	地上部分	豨莶草 *Siegesbeckia orientalis* L	菊科
		穿山龙	根茎	穿龙薯蓣 *Dioscorea nipponica* Makino	薯蓣科
	祛风湿强筋骨药	木馒头（薜荔果）	花序托	薜荔 *Ficus pumila* L	桑科
		五加皮	根皮	细柱五加 *Acanthoppanax gracilistylus* W. W. Smith	五加科
		树参（枫荷梨）	根、茎或树皮	树参 *Dendropanax dentiger*（Harms）Merr.	五加科
		红杜仲	茎皮和根皮	杜仲藤 *Parabarium micranthum*（A. DC.）Pierre	夹竹桃科
		千年健	根茎	千年健 *Homalomena occulta*（Lour.）Schott	天南星科
化湿药		厚朴	茎皮	凹叶厚朴 *Magnolia officinalis* Rehd. et Wils. subsp. *biloba*（Rehd. et Wils.）Law	木兰科
				厚朴 *Magnolia officinalis* Rehd. et Wils	木兰科
		厚朴花	花蕾	凹叶厚朴 *Magnolia officinalis* Rehd. et Wils. subsp. *biloba*（Rehd. et Wils.）Law	木兰科
				厚朴 *Magnolia officinalis* Rehd. et Wils	木兰科
		藿香	地上部分	藿香 *Agastache rugosa*（Fisch. et Mey.）O.Ktze.	唇形科
		广藿香	地上部分	广藿香 *Pogostemon cablin*（Blanco）Bent	唇形科
		苍术	根茎	茅苍术 *Atractylodes lancea*（Thunb.）DC	菊科
		佩兰	地上部分	佩兰 *Eupatorium fortunei* Turcz	菊科
		草豆蔻	种子	草豆蔻 *Alpinia katsumadai* Hayata	姜科
		豆蔻	果实	白豆蔻 *Amomum kravanh* Pierre ex Gagnep	姜科
		草果	果实	草果 *Amomum tsaoko* Crevost et Lemarie	姜科
		砂仁	果实	阳春砂 *Amomum villosum* Lour	姜科
利水渗湿药	利水消肿药	荠菜	全草	荠菜 *Capsella bursapastoris*（Linn.）Medic	十字花科
		香加皮	根皮	杠柳 *Periploca sepium* Bunge	萝藦科
		冬瓜子	种子	冬瓜 *Benincasa hispida*（Thunb.）Cogn	葫芦科
		冬瓜皮	果皮		
		薏苡仁	种子	薏苡 *Coix lacryma-jobi* L. var. *ma-yuen*（Roman.）Stapf	禾本科
		玉米须	花柱	玉米 *Zea mays* L.	禾本科

续表

		药材名	入药部位	基原	科名
利水渗湿药	利尿通淋药	苘麻子	种子	苘麻 *Abutilon theophrasti* Medicus	锦葵科
		冬葵子	种子	冬葵 *Malva crispa* Linn	锦葵科
		通草	茎髓	通脱木 *Tetrapanax papyrifer*（Hook.）K. Koch	五加科
		绵萆薢	根茎	福州薯蓣 *Dioscorea futschauensis* Uline ex R. Knuth	薯蓣科
		粉萆薢	根茎	粉背薯蓣 *Dioscorea hypoglauca* Palibin	薯蓣科
	利湿退黄药	虎杖	根及根茎	虎杖 *Reynoutria japonica* Houtt	蓼科
		积雪草	全草	积雪草 *Centella asiatica*（L.）Urban	伞形科
		连钱草	地上部分	活血丹 *Glechoma longituba*（Nakai）Kupr	唇形科
		茵陈	地上部分	茵陈蒿 *Artemisia capillaris*	菊科
		马蔺子	种子	马蔺 *Iris lactea* Pall. var. *chinensis*（Fisch.）Koidz.	鸢尾科
温里药		附子	子根	乌头 *Aconitum carmichaelii* Debx	毛茛科
		八角茴香	果实	八角 *Illicium verum* Hook. f	木兰科
		吴茱萸	果实	吴茱萸 *Evodia rutaecarpa*（Juss.）Benth	芸香科
		花椒	果实	花椒 *Zanthoxylum bungeanum* Maxim	芸香科
		椒目	种子		
		小茴香	果实	小茴香 *Foeniculum vulgare* Mill	伞形科
		铃兰	全草及根	铃兰 *Convallaria majalis* Linn.	百合科
		大高良姜	根茎	大高良姜 *Alpinia galanga*（L.）Willd.	姜科
		红豆蔻	果实		
		高良姜	根茎	高良姜 *Alpinia officinarum* Hance	姜科
		干姜	根茎	姜 *Zingiber officinale* Rosc	姜科
行气药		青木香	根	马兜铃 *Aristolochia debilis* Sieb. et Zucc	马兜铃科
		梅花	花蕾	梅 *Armeniaca mume* Sieb	蔷薇科
		玫瑰花	花蕾	玫瑰花 *Rosa rugosa* Thunb	蔷薇科
		枳实	幼果	酸橙 *Citrus aurantium* L	芸香科
		枳壳	果实		
		佛手	果实	佛手柑 *Citrus medica* L. var. *sarcodactylis* Swingle	芸香科
		陈皮	外果皮	橘 *Citrus reticulata* Blanco	芸香科
		青皮	果皮		
		橘红	外果皮		
		橘络	维管束		
		橘核	种子		
		橘叶	叶		

	药材名	入药部位	基原	科名
行气药	枸橘叶	叶	枸橘 *Poncirus trifoliata*（L.）Raf	芸香科
	木香	根	木香 *Aucklandia lappa* Decne. Sabina saltuaria（Rehd. et Wils.）Cheng et W. T. Wang	菊科
消食药	无花果	果实	无花果 *Ficus carica* L	桑科
	莱菔	鲜根	萝卜 *Raphanus sativus* L.	十字花科
	地骷髅	开花结果后的老根		
	莱菔子	种子		
	山楂	果实	山里红 *Crataegus pinnatifida* var. major N. E. Brown	蔷薇科
			山楂 *Crataegus pinnatifida* Bunge	蔷薇科
	隔山消	块根	耳叶牛皮消 *Cynanchum auriculatum* Royle ex Wight	萝藦科
	鸡屎藤	全草及根	鸡矢藤 *Paederia scandens*（Lour.）Merr.	茜草科
	稻芽	发芽后炮制品	稻 *Oryza sativa* L.	禾本科
驱虫药	博落回	全草	博落回 *Macleaya cordata*（Willd.）R. Br.	罂粟科
	乌桕	根皮及叶	乌桕 *Sapium sebiferum*（L.）Roxb.	大戟科
	南鹤虱	种子	野胡萝卜 *Daucus carota* L.	伞形科
止血药	羊蹄	块根	羊蹄 *Rumex japonicus* Houtt	蓼科
凉血止血药	地榆	根	地榆 *Sanguisorba officinalis* L.	蔷薇科
	槐花	花	槐 *Sophora japonica* Linn.	豆科
	槐角	果实		
	大蓟	地上部分	大蓟 *Cirsium japonicum* Fisch. ex DC.	菊科
	小蓟	地上部分	小蓟 *Cirsium setosum*（Willd.）MB.	菊科
	白茅根	根茎	白茅 *Imperata cylindrica* Beauv. var. major（Nees）C. E. Hubb.	禾本科
	羊耳蒜	带根全草	羊儿蒜 *Liparis japonica*（Miq.）Maxim.	兰科
化瘀止血药	羊角纽花	种子的丝状绒毛	羊角拗 *Strophanthus divaricatus*（Lour.）Hook. et Arn.	夹竹桃科
	地笋	根茎	毛叶地笋 *Lycopus lucidus* Turcz. var. *hirtus* Regel.	唇形科
	山莨菪根	根	山莨菪 *Anisodus tanguticus*（Maxim.）Pascher	茄科
	茜草	根及根茎	茜草 *Rubia cordifolia* L.	茜草科
收敛止血药	鸡冠花	花序	鸡冠花 *Celosia cristata* L.	苋科
	仙鹤草	地上部分	龙芽草 *Agrimonia pilosa* Ldb.	蔷薇科
	枸橘核	种子	枸橘（枳）*Poncirus trifoliata*（L.）Raf.	芸香科
	枳根皮	根皮		

续表

		药材名	入药部位	基原	科名
止血药	收敛止血药	三七	根	三七 *Panax pseudoginseng* Wall. var. *notoginseng*（Burkill）Hoo et Tseng	五加科
		三七花	花序		
		紫珠	根、茎、叶	紫珠 *Callicarpa bodinieri* Levl	马鞭草科
		白及	块茎	白及 *Bletilla striata*（Thunb.）Reichb. f.	兰科
	温经止血药	艾叶	叶	艾蒿 *Artemisia argyi* Levl. et Van.	菊科
活血化瘀药	活血止痛药	天仙藤	地上部分	马兜铃 *Aristolochia debilis* Sieb. et Zucc.	马兜铃科
		夏天无	块茎	伏生紫堇 *Corydalis decumbens*（Thunb.）Pers.	罂粟科
		延胡索	块茎	延胡索 *Corydalis yanhusuo* W. T. Wang ex Z. Y. Su et C. Y. Wu	罂粟科
		山楂叶	叶	山里红 *Crataegus pinnatifida* var. major N. E. Brown	蔷薇科
				山楂 *Crataegus pinnatifida* Bunge.	蔷薇科
		川芎	根茎	川芎 *Ligusticum chuanxiong* Hort.	伞形科
		八厘麻子	果实	羊踯躅 *Rhododendron molle*（Blume）G. Don	杜鹃花科
		羊角拗子	种子	羊角拗 *Strophanthus divaricatus*（Lour.）Hook. et Arn.	夹竹桃科
		接骨木	全株	接骨木 *Sambucus williamsii* Hance	忍冬科
		姜黄	茎枝	姜黄 *Curcuma longa* L	姜科
		郁金	块根	广西莪术 *Curcuma kwangsiensis* S. G. Lee et C. F. Liang	姜科
				温郁金 *Curcuma wenyujin* Y. H. Chen et C. Ling	姜科
	活血调经药	牛膝	根	牛膝 *Achyranthes bidentata* Blume	苋科
		川牛膝	根	川牛膝 *Cyathula officinalis* Kuan	苋科
		桃仁	种子	桃 *Amygdalus persica* L.	蔷薇科
		桃枝	茎枝		
		月季花	花	月季花 *Rosa chinensis* Jacq.	蔷薇科
		鸡血藤	藤茎	密花豆 *Spatholobus suberectus* Dunn	豆科
		杜鹃根	根	杜鹃 *Rhododendron simsii* Planch.	杜鹃花科
		马鞭草	地上部分	马鞭草 *Verbena officinalis* L.	马鞭草科
		益母草	地上部分	益母草 *Leonurus artemisia*（Laur.）S. Y. Hu	唇形科
		茺蔚子	果实		
		丹参	根及根茎	丹参 *Salvia miltiorrhiza* Bunge	唇形科
		红花	不带子房的管状花	红花 *Chelonopsis pseudobracteata* var. *rubra* C. Y. Wu et H. W. Li	菊科
		西红花	柱头	番红花 *Crocus sativus* L	鸢尾科

续表

		药材名	入药部位	基原	科名
活血化瘀药	活血疗伤药	儿茶	去皮枝、干的干燥煎膏	儿茶 *Acacia catechu*（Linn. f.）Willd.	豆科
		苏木	心材	苏木 *Caesalpinia sappan* Linn.	豆科
		北刘寄奴	全草	阴行草 *Siphonostegia chinensis* Benth.	玄参科
		陆英	全株	陆英 *Sambucus chinensis* Lindl.	忍冬科
		龙血竭	树脂	剑叶龙血树 *Dracaena cochinchinensis*（Lour.）S. C. Chen	百合科
	破血消癥药	莪术	根茎	广西莪术 *Curcuma kwangsiensis* S. G. Lee et C. F. Liang	姜科
				蓬莪术 *Curcuma phaeocaulis* Val.	姜科
		水红花子	果实	红蓼 *Polygonum orientale* L.	蓼科
化痰药	温化寒痰药	猫爪草	块根	小毛茛 *Ranunculus ternatus* Thunb.	毛茛科
		白芥子	种子	白芥 *Sinapis alba* L.	十字花科
		皂荚	果实	皂荚 *Gleditsia sinensis* Lam	豆科
		猪牙皂	不育果实		
		白前	根及根茎	柳叶白前 *Cynanchum stauntonii*（Decne.）Schltr. ex Levl.	萝藦科
		旋覆花	花序	旋覆花 *Inula japonica* Thunb.	菊科
		水菖蒲	根茎	菖蒲 *Acorus calamus* L.	天南星科
		天南星	根茎	东北天南星 *Arisaema amurense* Maxim	天南星科
				天南星 *Arisaema erubescens*（Wall.）Schott	天南星科
				异叶天南星 *Arisaema heterophyllum* Bl	天南星科
		虎掌南星	块茎	掌叶半夏 *Pinellia pedatisecta* Schott.	天南星科
		半夏	块茎	半夏 *Pinellia ternata*（Thunb.）Brei	天南星科
		白附子	块茎	独角莲 *Typhonium giganteum* Eng	天南星科
	清化热痰药	八角莲	根茎	六角莲 *Dysosma pleiantha*（Hance）Woods.	小檗科
				八角莲 *Dysosma versipellis*（Hance）M. Cheng ex Ying	小檗科
		蔊菜	全草	蔊菜 *Rorippa indica*（L.）Hiern.	十字花科
		朝天子	果实	木槿 *Hibiscus syriacus* Linn.	锦葵科
		紫花前胡	根	紫花前胡 *Peucedanum decursivum*（Miq.）Maxim.	伞形科
		前胡	根	白花前胡 *Peucedanum praeruptorum* Dunn.	伞形科
		瓜蒌	果实	中华栝楼 *Trichosanthes kirilowii* Maxim.	葫芦科
				栝楼 *Trichosanthes rosthornii* Harms	葫芦科

续表

		药材名	入药部位	基原	科名
化痰药	清化热痰药	瓜蒌子	种子	中华栝楼 *Trichosanthes kirilowii* Maxim.	葫芦科
				栝楼 *Trichosanthes rosthornii* Harms	葫芦科
		瓜蒌皮	果皮	中华栝楼 *Trichosanthes kirilowii* Maxim.	葫芦科
				栝楼 *Trichosanthes rosthornii* Harms	葫芦科
		桔梗	根	桔梗 *Platycodon grandiflorus*（Jacq.）A. DC.	桔梗科
		竹茹	茎秆中间层	青竿竹 *Bambusa tuldoides* Munro	禾本科
				大头典竹 *Dendrocalamopsis beecheyana*（Munro）Keng var. *pubescens*（P. F. Li）Keng	禾本科
				淡竹 *PhylLostachys nigra*（Lodd.）Munro var. *henonis*（Mitf.）Stapf ex Rendle	禾本科
		贝母	鳞茎	川贝母 *Fritillaria cirrhosa* D. Don	百合科
				梭砂贝母 *Fritillaria delavayi* Franch	百合科
				甘肃贝母 *Fritillaria przewalskii* Maxim	百合科
				暗紫贝母 *Fritillaria unibracteata* Hsiao et K. C. Hsia	百合科
		浙贝母	鳞茎	浙贝母 *Fritillaria thunbergii* Miq	百合科
		黄药子	块茎	黄独 *Dioscorea bulbifera* L	薯蓣科
	止咳平喘药	天仙子	种子	莨菪 *Hyoscyamus niger* L.	茄科
		鼠曲草	全草	鼠曲草 *Gnaphalium affine* D. Don	菊科
		桑白皮	根皮	桑 *Morus alba* L.	桑科
		马兜铃	果实	马兜铃 *Aristolochia debilis* Sieb. et Zucc.	马兜铃科
		南葶苈子	种子	播娘蒿 *Descurainia sophia*（L.）Webb. ex Prantl	十字花科
		北葶苈子	种子	葶苈 *Draba nemorosa* Willd	十字花科
		苦杏仁	种子	杏 *Armeniaca vulgaris* Lam.	蔷薇科
		枇杷叶	叶	枇杷 *Eriobotrya japonica*（Thunb.）Lindl.	蔷薇科
		绣线菊	根、嫩叶	绣线菊 *Spiraea salicifolia* L.	蔷薇科
		玫瑰茄	根、种子	玫瑰茄 *Hibiscus sabdariffa* Linn.	锦葵科
		小叶枇杷	叶及嫩枝	烈香杜鹃 *Rhododendron anthopogonoides* Maxim.	杜鹃花科
		满山红	叶	兴安杜鹃 *Rhododendron dauricum* L.	杜鹃花科
		岭南杜鹃	叶	岭南杜鹃 *Rhododendron mariae* Hance	杜鹃花科
		牡荆子	种子	牡荆 *Vitex negundo* L. var. *cannabifolia*（Sieb.et Zucc.）Hand.–Mazz.	马鞭草科
		紫苏子	种子	紫苏 *Perilla frutescens*（L.）Britt.	唇形科
		洋金花	花	白花曼陀罗 *Physochlaina infundibularis* Kuang	茄科
		紫菀	根及根茎	紫菀 *Aster tataricus* L. f.	菊科

续表

	药材名	入药部位	基原	科名
安神药	首乌藤	茎藤	何首乌 *Fallopia multiflora*（Thunb.）Harald.	蓼科
	合欢皮	茎皮	合欢 *Albizia julibrissin* Durazz.	豆科
	合欢花	花蕾		
	天仙子	种子	莨菪 *Hyoscyamus niger* L.	茄科
平抑肝阳药	罗布麻叶	叶	罗布麻 *Apocynum venetum* L.	夹竹桃科
息风止痉药	枳茹	树皮屑	枸橘 *Poncirus trifoliata*（L.）Raf.	芸香科
	钩藤	带钩茎枝	钩藤 *Uncaria rhynchophylla*（Miq.）Miq.ex Havil.	茜草科
	天麻	块茎	天麻 *Gastrodia elata* Bl	兰科
开窍药	石菖蒲	根茎	石菖蒲 *Acorus tatarinowii* Schot	天南星科
补虚药	黄芪	根	蒙古黄芪 *Astragalus membranaceus*（Fisch.）Bge. var. *mongholicus*（Bge.）Hsiao	豆科
			膜荚黄芪 *Astragalus membranaceus*（Fisch.）Bge.	豆科
补气药	甘草	根及根茎	甘草 *Glycyrrhiza uralensis* Fisch.	豆科
	刺五加	根及根茎或茎	刺五加 *Acanthopanax senticosus*（Rupr. Maxim.）Harms	五加科
	人参	根及根茎	人参 *Panax ginseng* C. A. Mey.	五加科
	红参			
	人参叶	茎叶		
	竹节参	根茎	竹节参 *Panax japonicus* C. A. Mey.	五加科
	西洋参	根	西洋参 *Panax quinquefolium* L.	五加科
	明党参	根	明党参 *Changium smyrnioides* Wolff	伞形科
	绞股蓝	全草	绞股蓝 *Gynostemma pentaphyllum*（Thunb.）Makino	葫芦科
	四叶参	根	羊乳 *Codonopsis lanceolata*（Sieb. et Zucc.）Trautv.	桔梗科
	党参	根	党参 *Codonopsis pilosula*（Franch.）Nannf.	桔梗科
	蓝花参	根	蓝花参 *Wahlenbergia marginata*（Thunb.）A. DC.	桔梗科
	白术	根茎	白术 *Atractylodes macrocephala* Koidz.	菊科
	山药	根茎	薯蓣 *Dioscorea opposita* Thunb	薯蓣科
	盘龙参	根	绶草 *Spiranthes sinensis*（Pers.）Ames	兰科
补阳药	楮实子	果实	构树 *Broussonetia papyrifera*（Linn.）L'Hér. ex Vent.	桑科
	淫羊藿	叶	淫羊藿 *Epimedium brevicornu* Maxim.	小檗科
	杜仲	树皮	杜仲 *Eucommia ulmoides* Oliver	杜仲科
	杜仲叶	叶		
	沙苑子	种子	扁茎黄芪 *Astragalus complanatus* R. Br.	豆科

续表

	药材名	入药部位	基原	科名
补阳药	补骨脂	果实	补骨脂 *Psoralea corylifolia* Linn.	豆科
	棉籽	种子	草棉 *Gossypium herbaceum* Linn.	锦葵科
	巴戟天	根	巴戟天 *Morinda officinalis* How	茜草科
	益智	果实	益智 *Alpinia oxyphylla* Miq	姜科
	手参	块茎	手参 *Gymnadenia conopsea*（L.）R .Br.	兰科
补血药	何首乌	块根	何首乌 *Fallopia multiflora*（Thunb.）Harald.	蓼科
	白芍	根	芍药 *Paeonia lactiflora* Pall.	芍药科
	当归	根	当归 *Angelica sinensis*（Oliv.）Diels	伞形科
	白首乌	块根	泰山白首乌 *Cynanchum bungei* Decne.	萝藦科
	熟地黄	块根	地黄 *Rehmannia glutinosa*（Gaetn.）Libosch. ex Fisch. et Mey.	玄参科
补虚药 / 补阴药	桑葚	果穗	桑 *Morus alba* L.	桑科
	北沙参	根	珊瑚菜 *Glehnia littoralis* Fr. Schmidt ex Miq.	伞形科
	杜鹃	根	杜鹃 *Rhododendron simsii* Planch.	杜鹃花科
	女贞子	果实	女贞 *Ligustrum lucidum* Ait.	木犀科
	枸杞子	果实	宁夏枸杞 *Lycium barbarum* L.	茄科
	南沙参	根	沙参 *Adenophora stricta* Miq.	桔梗科
	墨旱莲	地上部分	旱莲草 *Eclipta prostrata*（L.）L.	菊科
	天冬	块根	天门冬 *Asparagus cochinchinensis*（Lour.）Merr.	百合科
	百合	鳞茎	百合 *Lilium brownii* F. E. Brown var. *viridulum* Baker	百合科
			卷丹 *Lilium lancifolium* Thunb.	百合科
			细叶百合 *Lilium pumilum* DC	百合科
	山麦冬	块根	短葶山麦冬 *Liriope muscari*（Decne.）Baily	百合科
			湖北麦冬 *Liriope spicata*（Thunb.）Lour. var. *prolifera* Y. T. Ma	百合科
	麦冬	块根	麦冬 *Ophiopogon japonicus*（L. f）Ker–Gawl.	百合科
	黄精	根茎	多花黄精 *Polygonatum cyrtonema* Hua	百合科
			滇黄精 *Polygonatum kingianum* Coll. et Hemsl.	百合科
			黄精 *Polygonatum sibiricum* Red.	百合科
	玉竹	根茎	玉竹 *Polygonatum odoratum*（Mill.）Druce	百合科
	石斛	草质茎	束花石斛 *Dendrobium chrysanthum* Lindl	兰科
			流苏石斛 *Dendrobium fimbriatum* Hook	兰科
			美花石斛 *Dendrobium loddigesii* Rolfe	兰科
			细茎石斛 *Dendrobium moniliforme*（L.）Sw	兰科
			石斛 *Dendrobium nobile* Lindl	兰科

续表

		药材名	入药部位	基原	科名
补虚药	补阴药	铁皮石斛	草质茎	铁皮石斛 *Dendrobium officinale* Kimura et Migo	兰科
		石仙桃	假鳞茎或全草	石仙桃 *Pholidota chinensis* Lindl.	兰科
收涩药	固表止汗药	颠茄草	全草	颠茄 *Atropa belladonna* L.	茄科
		浮小麦	轻浮瘪瘦果实	小麦 *Triticum aestivum* L.	禾本科
	敛肺涩肠药	北五味子	果实	五味子 *Schisandra chinensis* Baill.	木兰科
		南五味子	果实	华中五味子 *Schisandra sphenanthera* Rehd. et Wils.	木兰科
		乌梅	果实	梅 *Armeniaca mume* Sieb.	蔷薇科
	固精缩尿止带药	罂粟壳	果实	罂粟 *Papaver somniferum* L	罂粟科
		覆盆子	果实	掌叶覆盆子 *Rubus chingii* Hu	蔷薇科
		金樱子	果实	金樱子 *Rosa laevigata* Michx.	蔷薇科
		金樱根	根		
涌吐药		藜芦	根及根茎	藜芦 *Veratrum nigrum* L.	百合科
攻毒杀虫止痒药		木鳖子	种子	木鳖 *Momordica cochinchinensis*（Lour.）Spreng.	葫芦科
		木槿皮	茎皮或根皮	木槿 *Hibiscus syriacus* Linn.	锦葵科
		蛇床子	果实	蛇床 *Cnidium monnieri*（L.）Cuss.	伞形科
拔毒化腐生肌药		毛茛	全草	毛茛 *Ranunculus japonicus* Thunb	毛茛科

附录 2　中草药资源普查方法

一、普查方法选取的原则

传统野外调查方法与现代科技相结合的原则，以传统野外调查方法为基础，运用先进适用的现代技术和方法（影像、全球卫星定位系统、遥感、地理信息系统、计算机网络）来开展普查以确保普查基础数据的准确性和客观性，提高普查的效率和质量。

二、普查方法确定

对普查区域内野外调查方案进行设计，确定普查区域内具体的调查路线及抽样方案，保证中药资源调查的科学性，提高调查结果的可靠性。

三、普查方法

（一）传统野外调查方法

1. 线路调查　通过线路调查可以对调查地区中药资源分布的范围、气候特征、地形地貌、植被类型、土壤类型以及中药资源种类和分布的一般规律进行全面了解，获取中药资源品种、分布等相关信息。该方法适用于所有品种，但费时费力，效率低，成本高，对资源分布不均，而且区域资源储量和种类较少的情况较为适用。

2. 样方调查　通过野外调查，获取普查区域内药用植物的种类、分布和蕴藏量等数据信息；拍摄野生药用植物的照片、影像（录音），获取影音资料；采集药用植物的标本、样品、种子，获取实物资料。

（1）野生药用植物资源调查方案设计　主要包括选择代表区域、样带、样地和样方 4 个阶段。代表区域和样带设置在野外调查前完成，样地和样方设置在野外调查过程中完成。填报代表区域、样带、样地和样方相关的信息数据库。

1）代表区域　根据当地中药资源和环境特征进行代表区域划分，采用抽样法初步确定代表区域目录。通过查阅文献、走访调查，结合历史经验，明确各代表区域内中药资源种类数量及分布；分析当地植被类型图、土地利用分类图，获取当地植被分布信息；选取植被分布多，中药资源种类多、分布密集的区域作为野外调查的代表区域。代表区域所含野生药用资源基本可代表当地野生药用资源，每个代表区域内的自然生态环境特征尽可能一致，各代表区域间的自然生态环境特征有所差异。

2）样带　一定地区内按照环境因子或人为活动梯度设置的具有一定长度和宽度的带状区域，其中包括一定的定位观测和野外实验地点。为调查人员实际调查过的区域。在代表区域内进行样带设置，样带的选择要有代表性，样带需涵盖代表区域内所有植被类型。包括调查线路和样带设计两部分内容。调查线路设置根据各代表区域间和区域内的交通情况，代表区域和乡镇的分布，将各个代表区域进行连线，安排野外调查行程。样带设置是在代表区域内，依据中药资源分布、种类和数量多少，植被类型和抽样要求，参考交通可达性进行样带设置。

3）样地　是样带上为了进行野生药用植物调查，根据系统抽样法限定的地段及范围。在样带内采用系统抽样法设置样地。在预先设定好的调查样带上，依据植被类型、可达性、地形和地势，按等间距进行样地设置。地形和地势图可通过县国土局协调获取，也可通过 DEM 数据获取。一般要求调查样地适当多，样地之间距离大于 1 千米，每个样地至少调查 5 套样方。

4）样方　在样地内采用分层和随机抽样法进行样方设置。在样地内根据中药资源的数量和分布，随机设置 5 套样方。每套样方有 6 个不同大小的样方，包括 1 个 10m×10m 主要用于调查乔木的样方；1 个 5m×5m 主要用于调查灌木的样方；4 个 2m×2m 主要用于调查草本的样方。每套样方内的 6 个样方采用固定编号，其中 10m×10m 样方的编号为 1，5m×5m 样方的编号为 2，2m×2m 样方的编号为 3、4、5、6；6 个样方的位置关系如附图 1。

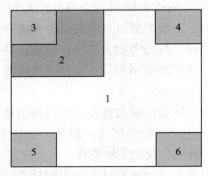

附图1　样方示意图

普查过程中的资料和数据多以表格的形式记录。常见的表格：中药资源普查样地及样方地理位置和生态环境信息记录表，见附表 2-1。普查调查药用植物资源信息记录表，见附表 2-2。样方内药用植物（原植物数量）信息记录表，见附表 2-3。野生重点调查药用植物（单株）的药材重量记录表，见附表 2-4。

附表 2-1　中药资源普查样地及样方地理位置和生态环境信息记录表

样地信息：

	代表区域名称					
基本信息	代表区域编号					
	样带名称					
	样带编号					
	样地名称					
	小地名					
	样地编号					
	调查时间					
	调查人员姓名					
	照片编号					
每个样地内 5 套样方的信息						
基本信息	顺序号	第 1 套	第 2 套	第 3 套	第 4 套	第 5 套
	调查时间					
	植被类型					
	土地利用类型					

	GPS 点号					
地形地势	经度					
	纬度					
	海拔					
	坡度					
	坡向					
	坡位					
群落照片编号	样方1（乔木）					
	样方2（灌木）					
	样方3（草本）					
	样方4（草本）					
	样方5（草本）					
	样方6（草本）					

附表 2-2 普查调查药用植物资源信息记录表

样地名称或顺序号：

	科中文名称					
基源信息	科拉丁名称					
	种中文名称					
	种拉丁名					
	植物个体照片名称					
药材信息	药材名称					
	药材别名					
	入药部位					
	入药部位照片名称					
标本实物	标本凭证顺序号					
	标本凭证照片号					
	标本实物类型					
	特征描述					
位置	样方号（样方内）					
	GPS 点号（样方外）					
备注						

附表 2–3 样方内药用植物（原植物数量）信息记录表

代表区域编号：_____ 样带编号：_____ 样地顺序号：_____ 样方编号：第_____套

序号	种 中文名称	植物 株数	植物 照片名称	标本 顺序号	标本 照片名称
1					
2					
3					
4					
5					
6					
7					
8					
9					
10					

附表 2–4 野生重点调查药用植物（单株）的药材重量记录表

代表区域编号：_____ 样带编号：_____ 样地顺序号：_____

药材	药材名					
	入药部位					
基原植物	种中文名					
	植物个体	1	2	3	4	5
	入药部位 照片名称					
	样方编号 （可以不填）					
生物量 （灌木、乔木）	入药部分鲜重					
	入药部分干重					
草本 （生物量）	地上部分鲜重					
	地下部分鲜重					
	入药部分干重					
药材标本	药材编号					
	特征描述					
	药材照片					
备注						

（2）栽培药用植物资源普查　栽培药用植物多数属大宗中药材，因此，调查栽培药用植物资源的分布、蕴藏量、生产中的关键技术环节以及生产中存在的问题对于掌握中药资源的特征具有重要意义。

通过走访调查和现地调查，明确栽培药用植物资源的分布地区信息、分布面积、估算其蕴藏量。同时就品种选育、田间管理、病虫害与防治、产地加工等相关情况进行记录，旨在为今后国家栽培药材生产布局的制定、中药材栽培产业发展方向的掌控、优质药材栽培技术体系的建立等提供基础数据，最终为全国药用植物资源区域性开发和合理保护、利用提供科学依据。

1）调查工作　分走访调查和现地调查两大部分。

①走访调查：通过走访调查地的药监局、药材收购站、药材栽培合作社、栽培农户等，对栽培品种类型、分布范围、栽培历史、栽培面积、抗性、群众评价、保护管理方面存在的问题以及资源流失情况和途径进行详细记录。

②现地调查：对栽培药用植物资源进行现地调查时，首先要对栽培地的大气环境、土壤质量、灌溉水质进行调查和检测，是否符合国家的相关标准。并需要调查记载以下内容：栽培物种、种子来源（产地）和处理方法、播种期、播种方式、播种深度、播种量、育苗方式、育苗密度、间苗时间、移栽种植需调查记载移栽种苗的方法、行株距等。尚需调查记载在栽培过程中施肥、灌溉和病虫害防治等情况，如灌溉方式、灌溉次数、灌溉量、灌溉时间、排水方式及时间，施肥方式、肥料种类、施肥量、施肥时间、病虫害发生种类、发生时间、危害程度、防治方法，使用农药的种类、浓度、时间、中耕、除草、整枝修剪等。还需调查采收时间、方式、产地加工情况及在田间挖取一定数量的样方，以计算产量（单株产量、亩产量、总产量）。如果栽培的木本药材，还需测定其药材储蓄量。市场情况调查包括年收购量、收购价格、利用现状（用途、潜在利用价值）、药材质量（种质退化情况、药材有效成分种类及含量、农药残留量等）。并要收集药材样品包括生药及腊叶标本。现地调查方式包括踏查和详查。

踏查也称概查，在调查地区没有较详细的资料时，应首先对调查地区进行踏查；其目的在于对调查地区的栽培药用植物资源的种类、分布范围、边界、气候、地形、植被、土壤等的一般规律进行全面了解。从调查全局来讲，是认识整个调查地区，选择重点取样区域的过程；从调查局部来讲，是认识取样区域，选择具体调查样地的过程；踏查应与有关专业人员和熟悉当地情况的生产技术人员共同进行，以便更好地了解情况，少走弯路。

详查是在踏查研究的基础上，对具体的栽培药用植物种质资源的调查，其内容主要包括栽培品种及其农艺性状、栽培历史、单位面积产量、栽培面积、正常年产量（不包括外地流入量）、正常年收购量（不包括外地流入量）、病虫害及农药使用污染情况、药材质量状况等，拍摄照片并填写相关的调查表；其目的是详细掌握目标物种的植物学、生物学特性，药材栽培情况及市场情况等。具体调查多是在样方内进行的，样方的设置应根据所调查物种的不同选择不同的设置方法。

2）样方设置原则

①必要性原则：栽培中药材主要是依靠当地该种中药材的历史产量及农民和专家的经验估算亩产量。当专家的估算结果与收集的资料或信息的出入较大时，才有必要通过样方调查估算该种中药材的亩产量。对栽培中药材而言，样方调查作为一种辅助手段，只在必要时用。

②代表性原则：选择的样方必须具有代表性，选择样方前应对所调查区域的生态环境有一定的了解，所选样方应位于代表当地主要生态类型的栽培地中，如果当地生态环境变化较大，则需在不同生态类型中分别设置样方。通常，草本样方面积设为（1～4）m×（1～4）m，灌木样方面职设为（4～10）m×（4～10）m，乔木样方面积设为（20～50）m×（20～50）m。样方设置数目可根据专家预测值和调查数据间的差距自行设定，只要根据所设样方数获得的资料可以完成对预测值和调查值之间误差修订即可。通常，二者差距较小时，样方数较少；当二者差距大时，可适当增加样方数。

③样方设置方法

样线法：样线的设置是随机选定一块代表地段，如栽培地的一个畦。并在该地段的一侧拉一条线作为基线，然后沿基线用随机取样的方法选出若干个待测点作为样线的起点，然后沿着各起点分别拉线即为样线，之后开始进行调查。样线的长度和取样数目，草本：6 条 10m 样线；灌木：10 条 30m 样线；乔木：10 条 50m 样线。在样线两侧 0.5m 范围内记录所调查物种的个体数。

样方法：样方通常为方形或长方形。选取的基本方法为在一块样地单位上选定一个样点，从样点中心水平向两个相互垂直方向引线，量取所需的长度，之后计算样方对角线长度，从样点中心引线，则四点可构成所需大小的样方。

全查法：对于分布面积小的种类，采用直接计数的方法统计其种群数量，并记录相关信息。

④数据采集与记录：数据采集与记录常以表格的形式记录。栽培药用植物资源实地调查表，见附表 2-5。栽培药用植物资源走访调查表，见附表 2-6。

附表 2-5　栽培药用植物资源实地调查表

表格编号：_____　调查人：_____　调查日期：_____
调查地点：_____省_____市（州）_____县_____乡（镇）_____村/屯（小地名）
栽培单位或个人名称_____　栽培时间：_____
调查方式：样线（带）调查□　样方调查法□
调查面积：_____ m× _____ m

物种名称	中文名		来源	科中文名	
	别名			科拉丁名	
				属中文名	
	药材名			属拉丁名	
	商品名			学名	
药用部位		种源类型		良种选育	
用途		潜在用途			
产地	经度		土壤类型		初霜期	
	纬度		土壤质量		终霜期	
	海拔		灌溉水质量		栽培时间	
	生态环境		空气质量		栽培面积	
性状	习性		形态特征			
	特殊性状		生物学特征			
	播种期		生长期		结果期	
	移栽期		开花期		收获期	
主要病虫害	名称		发生时间			
	防治措施		农药名称		农药用量	
产量	株高（cm）		植株数量		总产量	
	胸径（cm）		单株产量（g）		年收购量	
	基径（cm）		亩产量		收购价格	
采收			加工			
质量	种质退化情况		农药残留			
	有效成分		含量			
备注					

附表 2-6 栽培药用植物资源走访调查表

表格编号：＿＿＿＿＿＿＿＿

调查地点：＿＿＿＿＿省＿＿＿＿＿市（州）＿＿＿＿＿县＿＿＿＿＿乡（镇）＿＿＿＿＿村/屯（小地名）

访问单位：＿＿＿＿＿＿＿＿＿＿＿＿＿＿＿＿＿ 访问对象：＿＿＿＿＿＿＿＿＿＿＿＿＿＿＿＿＿

职业：＿＿＿＿＿＿＿＿＿＿＿ 联系方式：＿＿＿＿＿＿＿＿＿＿＿＿＿＿

访问人：＿＿＿＿＿＿＿＿＿＿＿＿

序号	药材名	别名	中文名	品种类型	分布范围	栽培历史	栽培面积	抗性	群众评价	资源流失情况	资源流失途径	备注
1												
2												
3												
4												
5												
6												
7												
8												

3. 座谈访问　座谈访问可获取资源分布、开发利用、资源变化、用药经验等相关信息。该方法对访问者和被访问者的要求较高，大部分访问调查的结果难以进行定量分析。

（二）现代技术方法

1. 3S 技术　3S 技术是全球定位系统（GPS）、地理信息系统（GIS）和遥感（RS）的简称。全球定位系统是具有在海、陆、空全方位进行实时三维导航与定位能力的新一代卫星导航与定位系统，是以卫星为基础的无线电定位、导航系统。地理信息系统是以地理坐标为依据，对空间数据和属性数据（中药资源数据信息）进行管理和分析的工具。遥感技术则是实现遥感所采取的各种技术手段的总称，包括摄影和测量、图像矫正和解析、RS 软件等技术。

主要用途：应用 GPS 可以进行样方的精确定位和样地面积的确定，辅助进行中药资源的动态监测；应用 GIS 可以将普查数据空间化，并实现这些空间数据的管理、分析、信息发布和生成专题地图（直观可视化管理），辅助进行中药资源的动态监测；应用 RS 可以辅助确定调查样点、辅助确定中药资源的分布面积、对特定调查区域进行抽样监测、结合地面调查完成大面积分布或特定生境分布的中药资源的调查、辅助进行中药资源的动态监测。

应用程度：根据其他行业普查中的经验，GPS 和 GIS 在中药资源普查中普遍需要，每个普查队均需配备 GPS；而在后期数据汇总时，所有的普查数据汇总均需用到 GIS 技术。由于中药资源分布的特殊性，RS 的应用受到一定限制。根据其他行业应用 RS 的经验：在经济和农业普查中 RS 会用到总工作量 10% ～ 20% 的领域。因此，GPS、GIS 在中药资源普查中 100% 要用到，RS 在中药资源普查中用到 5% ～ 10% 的程度比较合适。

使用对象：GPS 的使用对象为普查队，GIS 的使用对象为普查数据管理机构，RS 的使用对象为国家层面的专业技术队伍和动态监测机构。

2. 计算机网络技术　主要用于全国中药资源普查数据汇总、数据共享服务等。使用范围：普查整个过程。

3. 数据库技术　由专业的软件开发单位和专家委员会，共同开发建立专门的中药资源专题数据库和数据管理系统。主要用于全国中药资源普查数据的收集汇总、保存、管理和应用服务等。

此外，数据库技术、计算机网络技术、地理信息系统、全球卫星定位系统、遥感等现代技术的应用，需要建立统一的数据标准和数据编码。RS 技术需要专业的遥感方面的技术人员队伍，才能应用于中药资源普查。应用遥感技术进行调查的中药材目录，应由专家委员会论证确定。

附录 3　药用植物标本的采集、制作和保存方法简介

一、药用植物标本的采集

（一）采集工具和用品

1. 采集工具

（1）采集箱或采集袋　采集箱用薄白铁板（或塑料）制成，长约 50cm，宽约 20cm，高约 40cm，顶部加活页制成活门，箱的两端装扣环，用以安装背带。采集袋是根据需要购买适合的编织袋。采集箱优于采集袋。

（2）标本夹（由两块组成一幅）　分为大小两种规格。大号长 43cm，宽 39cm；小号长 42cm，宽 30cm。两种规格标本夹的制作是在 5cm×6cm 的木方上（长度依规格而定），钉上 5 根宽 1 ～ 1.5cm 木条（长度依规格而定）。另外还有用于野外的便携式标本夹，用数条宽 3 ～ 4cm 的五合板做横衬、在横衬的两面钉上数条宽度相等的五合板条，在缝隙处传上小帆布带，大小参照上面两种规格。

2. 用品　小刀、长砍刀、枝剪、剪刀、长柄修枝剪、修枝锯、斧头（或弓锯）、铁锹（或挖掘工具）、小铲子、凿子、铁锤、防刺手套、GPS、钢卷尺、皮尺、手持扩大镜、气压表、文具、照相机、望远镜、参考书、牛皮纸袋（大中小号）、雨具、水壶、照明用具、工作记录本及一般野外必备药品等。

（二）标本采集

首先要观察四周，熟悉生境，了解各物种的多度和可采度，然后再采集真正能代表调查点植物特征的材料作为标本。要确定采集植株的哪些部分以及怎样使整个植株的形态、大小和其他特征在标本内得到最真实的反映，好的标本应包括各种器官和各发育阶段的大量样本。为了保存尽可能多的信息，要对采集材料进行选择。采集时必须保证植株的完整性，采齐植物的根、茎、叶、花和果实，特别是花和果实应采到。若在采集时无花、果，应在以后设法补采，补采时确定与原采植物为同一植物（可在原采植株上做上标识，等开花及果实成熟时采集）。

草本植物的采集一般连根挖起（包括草质藤本）。木本植物的采集选取具有花、果且叶片完整的枝条剪下，其长度为 25～30cm。若植株上叶片的差异很大，或具刺时，应一并采集。药用部位是根或树皮的，应采一小块树皮或一小段根，附在同一标本上。雌雄异株植物应分别采集，分别编号，并标注两者的关系。雌雄同株植物，应采齐两种花，放在同一标本上，编一个号。蕨类植物的采集连同地下部分、营养叶、孢子叶一起采集或采集整株。寄生植物的采集连同寄生植物的一部分一起采集和压制，注明两者的关系。种子采集时，种子应装入纸袋内，在压制时附于标本上。

标本采集后的理想做法是在野外随即进行干燥，或将标本放在标本夹中。实际上，在野外很少能有充足的时间来这样做，而往往是先把标本放在聚乙烯塑料袋中以加快采集，随后再来压制，但二者之间的间隔要越短越好。不同调查点的标本应装在不同的塑料袋里，并分别记载各自的内容。小而易碎的植物标本要细心处理，先放在小塑料袋内，再将这些小袋放入大袋中。同一物种或相近种类的标本也要分别放置，以避免混淆。

采集标本的首要目的是进行种类鉴定，但标本在干燥后有些特征易消失、损毁或不易观察，或采集的标本缺少部分鉴别特征，最终导致无法对标本进行鉴定。因此，对于一些特殊类群的植物，在采集标本时要对某些部位进行专门的采集或特殊保存，对一些特殊性状要仔细记录。

采集注意事项：保护资源，不可乱采，珍稀濒危种类，不采或少采。在野外工作特别在山区应有数人结伴而行，同时注意防火、防蛇、防虫、防野兽等。

（三）标本记录与编号

1. 标本记录　标本的记录一般与标本的压制同时进行，包括填写采集记录本和号牌。采集记录本所列项目较多，应尽量逐项详细填写，采集地点写明市（县）、乡（镇）、村甚至更小的地名。号牌填写的内容应与采集记录本对应的项目内容相同，标本的记录应用铅笔书写。植物的生长环境、地理位置、形态特征（体高、质地、颜色、特殊气味、有无乳汁或水液、毛茸情况、是否被粉等），应在野外采集时记录在工作记录本上。

2. 标本编号　可采用标本采集地区地名拼音缩写加采集时间（年月），后面写上标本编号，每号标本采集记录本上的编号和号牌上的编号应完全相同。

二、标本的制作

（一）腊叶标本的制作

1. 标本的整理　压制时，将标本夹其中的一块平放，在夹板上铺数层吸水纸（把纸折成与夹板大小相等），把经过修剪的标本平展在吸水纸上，同时在采集记录本上（统一格式）逐项纪录，并在标本上挂上号牌（统一格式）。叶片整理平整，标本从下向上有数片叶翻转背面朝上；落下的花、果装入纸袋，写上该标本的编号，与标本放在一起；果实或种子过大的，可以刨成 2～3 片；肥厚多汁的植物或块茎，根茎，鳞茎，可切开或在沸水中烫过后再压；藤本或过长的草本植物可折成"N"形或"M"形；叶片较大的植物，在一个层面压不下，可将叶片分成 2～3 段分别压制，每一段系上甲、乙、丙或 A、B、C 同一编号的号牌，或者剪去叶片的一半，应保留叶尖；若为羽状复叶或羽状裂的大型叶，可将一侧的小叶或裂片剪短，小叶的叶柄或裂片的基部保留一部分，复叶顶端的小叶或顶端的裂片，不可剪掉。压制过程中每份标本上覆盖层数吸水纸（吸水纸的层数视标本水分多少而定）。每一号标本压 3～5 份或更多。所有标本整理完毕后，将标本夹的另一块压在上面，用绳子捆紧，放在通风处或阳光下晒。

2. 标本干燥　将已准备好的标本置于吸水纸内，采集号应写在跟着标本的标签上，可以在吸水纸也写上采集号。采自大植物的材料，如棕榈和树蕨的叶子，剪成的各部分要按顺序编码。标本在装订前，应一直置于吸水纸中放置于标本夹内。标本的干燥可只依靠干燥纸吸水，也可将标本夹置于温和（35～45℃）的热源上直至标本干燥，但不要将其烤得太干变脆。开始时温度过高，也会把标本"捂熟"（可通过褪色和"煮青菜"的气味而辨别），特别是没有经常换纸，或者夹的是肉质植物的时候更是如此。每个标本夹均应定时检查其松紧程度，并变换方向以使受热均匀。如果标本夹太松可能会导致过度的变形或皱缩，并使材料丢失（必要的话应多用一张吸水纸在反方向把标本包住）。每天至少检查两次，必要时应换纸。利用第一次换纸的机会，可重新整理标本，以达到最佳效果。一般在开始两天内，1 天换纸 2～3 次，往后 1 天 1 次，直至标本干燥，如遇长期阴雨天，可将标本连同标本夹一起放入烘箱内烘干。换纸时先用干的吸水纸覆盖在标本上，然后连已湿的吸水纸和标本一起拿起反铺在干吸水纸上，像第一次一样将标本夹捆紧。换下的吸水纸及时晒干或烘干，以备后用。经过一段时间的压制，标本逐渐干燥，可将完全干了的标本取出，未干的标本继续压。取出的干标本打包，放在通风干燥处。

3. 标本消毒　标本装订前要进行性消毒处理，方法是用升汞（$HgCl_2$）和

95% 的乙醇配成 20% ～ 50% 的升汞乙醇溶液，将消毒溶液倒在容器中（用瓷器、玻璃器皿或搪瓷器皿，忌用金属器皿），把标本放入溶液中浸泡 5 分钟，用镊子（竹制或木制）将标本取出，放在干吸水纸上吸干溶液。注意操作时戴口罩和胶皮手套，完毕后立即洗手。

4. 标本装订　准备台纸（规格是 40cm×29cm 或 38.5cm×27cm，以厚卡片纸为佳），将经过处理的标本放在适当的位置上，留出右下角和左上角（贴定名签和采集记录本记录签），用植物胶（或纸条、或细线）将标本固定于台纸上。装订标本时注意：①要使标本的花、果等重要部分暴露在外，叶片具有正反两面。②标本上掉下的花、果实、叶片等，装入纸袋内，与标本一统贴在台纸上，纸袋上注明采集人和标本标号。③特别小的标本，用纸袋包装，然后贴在台纸上。④特别大的标本，在一张台纸上容纳不下，可分贴于两张或更多张台纸上，在每张台纸上都注明同一采集人及同一编号。

5. 腊叶标本鉴定　参照《中国植物志》《高等植物图鉴》等工具书，鉴定到种，定出学名，鉴定结果写于定名签上，将定名标签贴在台纸右下角，把从野外记录本上抄下的记录签贴在台纸左上角。

（二）药用植物浸制标本的制作

1. 制作流程　固定液的配制→标本的采集→标本的清洗→标本的整理→标本的固定→放入固定液中→标本瓶的清洗→将标本放入瓶内→保存液→擦干瓶口水分→蜡封→保存。

2. 固定液的配制

（1）固定液 1（过饱和的甲醛硫酸铜液）　在甲醛液里不断加入硫酸铜，边加边搅拌，直至过饱和。然后加少许的硼酸、碘化钾等试剂。

（2）固定液 2（饱和的乙酸铜原液）　1：1 水和冰醋酸，配成 50% 的乙酸溶液，再逐渐放进硫酸铜碎块，不断搅拌，制成饱和的乙酸铜原液。

（3）固定液 3（饱和的乙醇硫酸铜液）　95% 乙醇 + 硫酸铜 +40% 甲醛 + 氯化钠 + 甘油 + 硼酸 + 蒸馏水，制成过饱和的硫酸铜原液。

（4）固定液 4（改良的固定液）　95% 乙醇 50mL+ 硫酸铜 50g+ 新鲜的大蒜汁100mL + 氯化钠 10g+ 甘油 50mL + 硼酸 10g+ 蒸馏水至 2000mL，制成固定液。

3. 标本的采集　采集新鲜完整的药用植物标本，采集时注意标本的完整性尽量带花或果实。

4. 标本的清洗、整理、固定　将采集的标本清洗去掉泥沙，虫卵。对已清洗干净的标本进行整理，剪去病枝、枯枝、烂叶、残花等。剪成长短根据标本瓶的高度而定，将整理好的标本固定在长度相当的玻璃条上。

5. 固定液保色　放入固定液中，注意要把标本与固定液接触完全。时间 1 ～15 天。

6. 标本瓶的处理　根据要采集到标本的大小、形状备好标本瓶，洗净、消毒、擦干，以备用。

7. 保存液的配制　5% 的福尔马林液；亚硫酸 75mL + 甘油 18mL + 蒸馏水至 2000mL；福尔马林 20mL+ 硼酸 15g+ 蒸馏水至 2000mL；福尔马林 50mL+ 甘油 25mL+ 蒸馏水至 2000mL；亚硫酸 100mL+ 乙醇 100mL+ 蒸馏水至 2000mL；亚硫酸 50 ～ 100mL+ 蒸馏水至 2000mL。

8. 装瓶与封口　将固定好的标本取出，放入保存液的标本瓶内，整理。将瓶口擦净、盖严，把石蜡切碎，放在烧杯中加热溶化，用毛笔涂到瓶口与瓶盖间裂缝处。

9. 其他辅助材料　2 ～ 3mm 厚的透明玻璃片，玻璃刀，线绳，量筒，量杯，玻璃棒，剪刀等。

10. 注意事项　固定液的配制是关键，标本采集整理是前提，保存液的配制是保障，瓶口的密封与否关乎成败。

浸制标本能完好地保持药用植物茎、叶、花、果的原形、原色，使植物各部分器官特征显而易见。

三、标本的保存

（一）腊叶标本的保存

上好台纸的腊叶标本应放在木制或金属制的标本柜中保存，为了减少标本的磨损，入柜的标本最好用牛皮纸做成的封套按属套好，在封套的右上角写上属名、科名，以便查阅。依照《中国植物志》所采用的系统排列保存标本，如标本被灰尘污染，用软毛刷或橡皮泥清洁。标本柜内每格放入防潮剂和防虫药物，标本室要定期进行有害生物的防治。

（二）浸制标本的保存

液浸标本保存在标本瓶中并加以密封。标本搬运时注意不要晃动，瓶口蜡封不能漏气，宜集中放在避光处的柜橱内长期保存，要避免反复移动或强烈震动。保存液短缺或混浊变质时，需及时查明原因。保存的地方温差不要太大，特别不要上冻。

主要参考文献

[1] 刘春生.药用植物学 [M].10 版.北京：中国中医药出版社，2016.

[2] 姚振生.药用植物学 [M].2 版.北京：中国中医药出版社，2007.

[3] 熊耀康，严铸云.药用植物学 [M].北京：人民卫生出版社，2012.

[4] 中国科学院《中国植物志》编辑委员会.中国植物志 [M].北京：科学出版社，2004.

[5] 王国强.全国中草药汇编 [M].3 版.北京：人民卫生出版社，2014.

[6] 国家中医药管理局《中华本草》编委会.中华本草 [M].上海：上海科学技术出版社，1999.

[7] Chinese Academy of Science Flora of China Editorial Board *Flora of China*，Vol.72，Science Press，Beijing，1988.